Taschenbücher Allgemeinmedizin
Stoffwechsel · Ernährung · Endokrinium

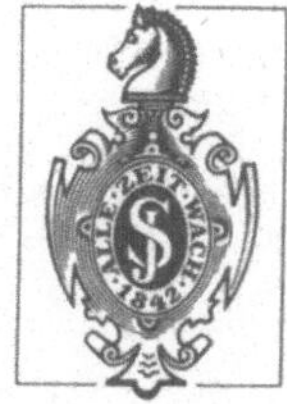

Stoffwechsel
Ernährung
Endokrinium

Von H. J. Bauer · P.-U. Heuckenkamp
H. J. Karl · P. May · E. Standl
G. Wolfram · N. Zöllner

Bandherausgeber N. Zöllner und G. Wolfram

Mit 11 Abbildungen

Springer-Verlag
Berlin · Heidelberg · New York 1975

Library of Congress Cataloging in Publication Data
Main entry under title: Stoffwechsel, Ernährung, Endokrinium. (Taschenbücher
Allgemeinmedizin). Bibliography: p. Includes index. 1. Metabolism, Disorders of.
2. Nutrition disorders. 3. Glands, Ductless-Diseases. I. Bauer, Helmut J. II. Zöllner,
Nepomuk. III. Wolfram, Günther, 1936– [DNLM: 1. Diabetes mellitus. 2. Hyper-
lipemia. 3. Gout. WD200 S873]
RC627.54.S76.   616.3'9.   75-28178

ISBN-13: 978-3-540-07475-5   e-ISBN-13: 978-3-642-80980-4
DOI: 10.1007/ 978-3-642-80980-4

Vorwort

Der Stoffwechsel und seine Regulierung durch Hormone haben in den letzten fünfzehn Jahren eine außerordentliche Bedeutung, speziell im Bereich der Präventivmedizin erlangt. Die Framingham-Studie und viele andere Untersuchungen haben bewiesen, wie sehr metabolische Störungen die Lebenserwartung eines großen Teils der Bevölkerung beeinträchtigen. Da die Präventivmedizin und die damit verbundene Beratungsfunktionen immer mehr zu den Aufgaben des Allgemeinarztes gehören, mußte ein eigener Band für die praktisch wichtigen Stoffwechselstörungen eingerichtet werden. Aus den gleichen Gründen mußten die prophylaktisch und therapeutisch wichtigsten Aspekte der Ernährungsberatung mit aufgenommen werden.

Die Beraterfunktion des Hausarztes umfaßt in der heutigen Zeit eines rasch wechselnden Lebensmittelangebotes und eines zunehmenden Interesses an Ernährungsfragen auch die Ernährungsberatung. Das Kapitel über Ernährungsberatung und die zugehörigen Tabellen sollen dazu beitragen.

München, im Herbst 1975 N. Zöllner und G. Wolfram

Inhalt

Eberhard Standl

Peter May

Günther Wolfram

VIII

X

Zeichenerklärung:
► diagnostische Angaben
● Laborangaben
■ Therapieangaben

Verzeichnis der Mitarbeiter

Dr. H. J. Bauer
I. Medizinische Klinik
der Universität,
D-8000 München 2,
Ziemssenstraße 1

Priv.-Doz.
Dr. P.-U. Heuckenkamp,
Medizinische Poliklinik
der Universität,
D-8000 München 2,
Pettenkoferstraße 8a

Professor Dr. H. J. Karl,
Leitender Oberarzt der
I. Medizinischen Klinik
der Universität,
D-8000 München 2,
Ziemssenstraße 1

Professor Dr. P. May,
Direktor der Urologischen
Abteilung,
Städtisches Krankenhaus,
D-8600 Bamberg

Dr. E. Standl,
Oberarzt der
III. Medizinischen Abteilung
Städtisches Krankenhaus
München-Schwabing,
D-8000 München 40,
Kölner Platz 1

Priv.-Doz. Dr. G. Wolfram,
Oberarzt der
Medizinischen Poliklinik
der Universität,
D-8000 München 2,
Pettenkoferstraße 8a

Professor Dr. N. Zöllner,
Vorstand der Medizinischen
Poliklinik der Universität,
D-8000 München 2,
Pettenkoferstraße 8a

Eberhard Standl

I. Diabetes mellitus

1. Definition

Der Diabetes mellitus ist eine erblich bedingte, chronische Stoffwechselkrankheit und beruht auf einem relativen oder absoluten Insulinmangel. Die metabolischen Erscheinungen umfassen eine Erhöhung der Blutglucosekonzentration sowie Veränderungen im Fett- und Eiweißstoffwechsel. Spätkomplikationen können entstehen in Form des vasculären Syndroms und der Neuropathie. Die Gefäßschäden, die sich in eine unspezifische, vorzeitig und verstärkt auftretende Makroangiopathie und die diabetestypische Mikroangiopathie unterteilen lassen, bestimmen letztlich die Prognose der Zuckerkrankheit.

2. Klassifizierung

Für praktische Belange können 3 Stadien des Diabetes mellitus voneinander abgegrenzt werden: Prädiabetes bzw. potentieller Diabetes, subklinischer Diabetes und manifester Diabetes. Die Phase des *Prädiabetes* erstreckt sich vom Augenblick der Konzeption eines Menschen bis zur ersten faßbaren Störung seines Kohlenhydratstoffwechsels im Sinne eines Diabetes. Prädiabetes bedeutet also die potentielle Gefahr, infolge der genetischen Konstellation zuckerkrank zu werden. Dies trifft nach Schätzungen der Erbforscher auf ein Viertel aller deutschen Bundesbürger zu. Allerdings gibt es bislang keinen laborchemischen Nachweis für das Vorliegen eines Prädiabetes. So verbleiben viele Menschen zeitlebens in diesem potentiellen Stadium der Zuckerkrankheit, ohne je davon zu erfahren. Nur in Ausnahmefällen, z.B. wenn beide Eltern oder ein eineiiger Zwilling des Betreffenden bereits zuckerkrank sind, kann mit an Sicherheit grenzender Wahrscheinlichkeit ein potentieller Diabetes diagnostiziert werden. Außerordentlich bedeutsam ist die Tatsache, daß potentiell diabetische Frauen übergewichtige Kinder mit über 4000 g gebären, ohne daß sie an einer nachweisbaren Störung des Kohlenhydratstoffwechsels leiden. Jede Mutter eines bei Geburt übergewichtigen Kindes ist daher verdächtig, im Laufe ihres Lebens einen Diabetes zu entwickeln.

Von einem *subklinischen Diabetes* spricht man dann, wenn derzeit zwar kein manifester Diabetes mit spontan erhöhten Blutglucosewerten vorliegt, aber früher vorgelegen hat – beispielsweise unter der metabolischen Belastung einer Adipositas, einer Schwangerschaft, einer schweren Infektion oder einer Operation (latenter Diabetes nach WHO-Definition) – oder wenn ein Provokationstest in Form einer Glucosebelastung oder eines Tolbutamidtests unter standardisierten Bedingungen pathologisch ausfällt. Für die Praxis erscheint es nicht notwendig, dieses Stadium der laborchemisch nachgewiesenen Gefahr manifest zuckerkrank zu werden, noch weiter zu unterteilen. Wichtig aber ist, daß der subklinische Diabetes sowohl in das Stadium des *manifesten Diabetes* übergehen als auch sich wieder aus diesem Stadium zurückentwickeln kann, z.B. nach Gewichtsabnahme. Zusammenfassend sind die einzelnen Stadien nochmals schematisch und nach ihrer Häufigkeit in der gesamten Bevölkerung dargestellt.

Schema 1

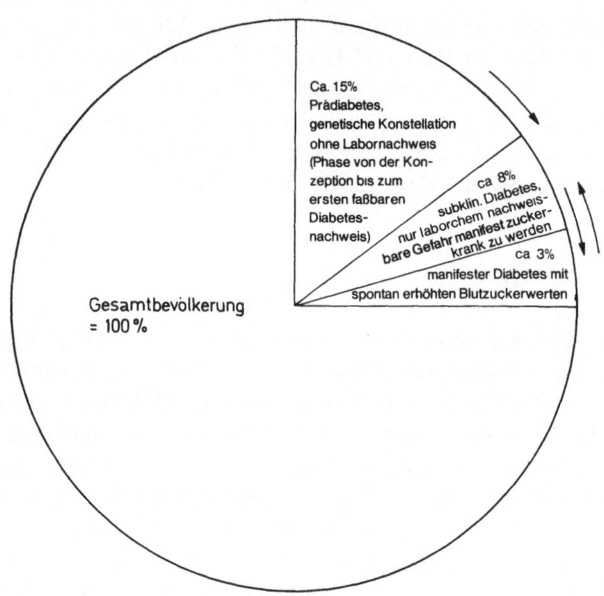

Man unterscheidet zwei Typen von manifestem Diabetes: den kindlichen oder jugendlichen Diabetes und den Erwachsenendiabetes. Das 40. Lebensjahr bildet in der Regel die Grenze zwischen den beiden Diabetestypen, doch kommen weite Überlappungen vor; die Extremfälle Erwachsenendiabetes im kindlichen Alter und juveniler Diabetes im Greisenalter gibt es durchaus. Die wichtigsten Kriterien der beiden Typen sind in Tabelle 1 aufgeführt.
Auf etwa 8 bis 10 Erwachsenendiabetiker kommt ein Diabetiker vom juvenilen Typ. Über 80% aller Erwachsenendiabetiker sind übergewichtig. Mit zunehmendem Übergewicht steigt die Diabetesmorbidität drastisch an, sie beträgt bei einem Übergewicht von 40 Prozent das Zehnfache der Rate bei Normalgewichtigen (s. auch Schema 2).

2

Tabelle 1. Praktisch wichtige Kriterien des Diabetes

vom juvenilen Typ	vom Erwachsenentyp
– asthenischer Körperbau	– sthenischer Körperbau
– absoluter Insulinmangel	– relativer Insulinmangel
– ausgeprägte Ketoseneigung	– geringe Ketoseneigung
– insulinempfindlich	– häufig insulinunempfindlich
– oft akuter oder subakuter Beginn	– meist allmählicher Beginn
– (Pat. meist von vornherein nicht übergewichtig)	– meist gutes Ansprechen auf Gewichtsreduktion
– kein Ansprechen auf Sulfonylharnstoffe	– meist gutes Ansprechen auf Sulfonylharnstoffe
– Tendenz zur labilen Stoffwechsellage	– meist stabile Stoffwechsellage

Schema 2. Diabeteshäufigkeit bei zunehmendem Übergewicht

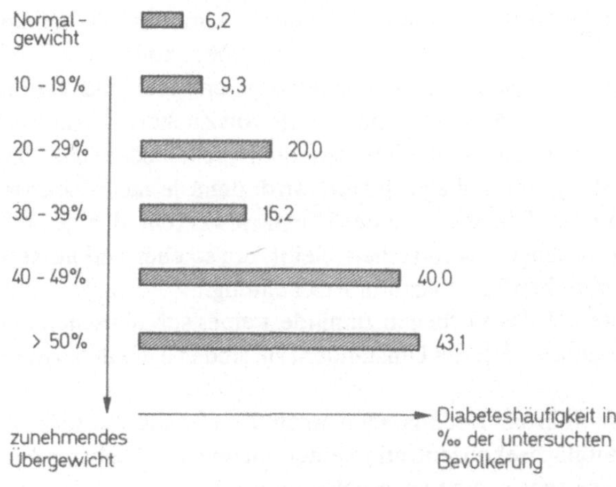

3. Diagnose

Für die Diagnose eines manifesten Diabetes mit spontaner Hyperglykämie ist die Messung von mindestens zwei pathologisch erhöhten, *postprandialen Blutzuckerwerten* ausschlaggebend. Der Blutglucosespiegel überschreitet beim Gesunden postprandial 140 mg% „wahre" Glucose — enzymatisch bestimmt — in der Regel nicht; Werte über 160 mg% sind dringend diabetesverdächtig, falls keine der noch zu erörternden Einschränkungen zutrifft. Nüchternblutzuckerwerte sollten zur Diagnostik nicht herangezogen werden, sie können noch normal ausfallen, obwohl bereits ein manifester Diabetes mellitus vorliegt. Es hat sich in der Praxis als recht vorteilhaft erwiesen, den Blutglucosespiegel eine

Stunde nach einer kohlenhydratreichen Mahlzeit, z.B. mit 2 Brötchen, zu bestimmen. Ergeben sich dann noch Zweifel, wird eine orale Glucosebelastung unter genormten Bedingungen durchgeführt. Nicht geeignet, einen Diabetes mellitus definitiv zu diagnostizieren oder auszuschließen, ist die Untersuchung des Harns auf Glucose, so wertvoll dieser Test für eine Vororientierung oder Reihenuntersuchung ist. Die Diagnose eines Diabetes mellitus ist in klassischen Fällen mit

► Polyurie,
► Polydipsie,
► Adynamie und
► Gewichtsverlust

nicht zu verfehlen. Bei vielen Erwachsenendiabetikern jedoch wird die Diagnose mehr oder weniger zufällig anläßlich einer Routineuntersuchung gestellt. Da bei diesem Diabetestyp die Krankheit of schleichend einsetzt, können sich solche Patienten erstaunlich gut an jahrelange Hyperglykämie und Glucosurie adaptieren. Daran denken und bei jeder sogenannten ärztlichen Durchuntersuchung einen postprandialen Blutzuckerwert bestimmen, könnte die Dunkelziffer an bislang nicht diagnostizierten Diabetikern entscheidend vermindern. Immerhin entfällt auf jeweils zwei bekannte Fälle von Zuckerkrankheit ein noch nicht entdeckter. Dabei ist es für den Patienten recht bedeutsam, daß sein Diabetes möglichst frühzeitig diagnostiziert wird, denn je mehr Zeit zwischen der Manifestation eines Diabetes und der Diagnose vergeht, d.h. je länger die manifeste Stoffwechsellage unkontrolliert bleibt, um so eher und ausgeprägter treten die angiopathischen Spätfolgen in Erscheinung.
Verdachtsmomente auf das Vorliegen zumindest eines subklinischen Diabetes mellitus ergeben sich aus vielerlei Umständen; sie sind in Tabelle 2 zusammengefaßt.
Falls bei den aufgeführten Bedingungen nicht bereits die Bestimmung der postprandialen Blutglucosekonzentration einen manifesten Diabetes aufdeckt, muß eine orale Glucosebelastung angeschlossen werden.
Bei der einzeitigen *oralen Glucosebelastung* erhält der nüchterne Patient, der vorher wenigstens drei Tage lang kohlenhydratreich (etwa 250 g Kohlenhydrate pro Tag) ernährt worden sein soll, 100 g Glucose in 400 ml Wasser oder Tee gelöst oder ein dieser Glucosemenge entsprechendes Oligosaccharidgemisch (unter dem Namen Dextro-OGT erhältlich). Eine Unterdosierung ist nicht ausgeschlossen, wenn man nur 50 g Glucose verabreicht. Der Blutzucker wird nüchtern, nach 30, 60, 90 und 120 min gemessen. Der Proband soll während des Tests weder liegen noch sich körperlich betätigen. Bei stationären Patienten sind die Ergebnisse nur bedingt verwertbar.
Wenn der Maximalwert über 180 mg%, vor allem aber, wenn der 2-Std-Wert mehr als 140 mg wahre Glucose beträgt, besteht dringender Diabetesverdacht. Maximalwerte unter 160 mg% und 2-Std-Werte unter 120 mg% belegen, daß

Tabelle 2. Verdächtige Umstände auf das Vorliegen zumindest eines subklinischen Diabetes mellitus

Klinische Diabetessymptome: Polyurie, Polydipsie, Adynamie und Gewichtsverlust
Glucosurie
   Bericht über früher festgestellte Hyperglykämie oder Glucosurie
Familiäre Diabetesbelastung
Familiäre Häufung von Gefäßkrankheiten oder Angiopathie
   des Patienten
Adipositas
Hyperlipidämie
Hyperuricämie
Fettleber und Lebercirrhose
Geburt übergewichtiger Kinder über 4000 g
Häufige Komplikationen während Schwangerschaften
Infektionskrankheiten der Haut
wie
   Balanitis
   Vulvitis
   Vaginitis
   Furunkulose
   Hautpilzerkrankungen
Generalisierter Pruritus
Ungeklärte Neuropathie
Plötzliche Refraktionsänderung der Augen oder Beeinträchtigung der Sehkraft
Dauertherapie mit Cortisonpräparaten, Diuretica und − selten − Ovulationshemmern

Tabelle 3. Kriterien zur Auswertung der oralen Glucosebelastung (Angaben für „wahre Glucose", gemessen im Capillarblut)

	2-Std-Wert	Maximalwert
normal	< 120 mg%	< 160 mg%
verdächtig	120−140 mg%	160−180 mg%
sicher pathologisch	> 140 mg%	> 180 mg%

Außerdem soll die Harnzuckerausscheidung 2 Std nach der Belastung überprüft werden; beim Stoffwechselgesunden wird im Regelfall keine Glucose ausgeschieden.

derzeit keine diabetische Stoffwechselstörung vorliegt. In den Zwischenbereichen ist der Test hinsichtlich seiner Aussagekraft überfordert.

Für den *intravenösen Tolbutamidtest* gelten die gleichen Vorbedingungen wie für die orale Glucosebelastung. Auch der Tolbutamidtest besitzt eine zuverlässige diagnostische Treffsicherheit, in Grenzfällen zeigt jedoch eine orale Glucosebelastung häufiger einen subklinischen Diabetes an. Umgekehrt ist bei hepatisch bedingten Störungen des Kohlenhydratstoffwechsels oder bei veränderten Resorptionsverhältnissen infolge einer Magenresektion oder einer Hyperthyreose der Tolbutamidtest der oralen Glucosebelastung überlegen; er erweist sich unter diesen Umständen als weniger störanfällig.

Zur praktischen Durchführung wird zunächst der Nüchternblutzucker als Doppelwert abgenommen — als Doppelwert deshalb, weil der Nüchternausgangswert zur Auswertung gleich 100% gesetzt wird und eine Fehlbestimmung das gesamte Testergebnis verfälschen könnte — und anschließend 1 g Tolbutamid intravenös gespritzt. Im Normalfall ist der Blutzucker nach 20 min zumindest auf 80% und nach 30 min auf unter 77% des Ausgangswerts abgefallen. Auffallend niedrige Ausgangswerte (< 60 mg%) bewirken oft einen fälschlich pathologischen Testausfall. Bei Verdacht auf ein Inselzelladenom darf der Test nur unter stationären Bedingungen und in Anwesenheit eines Arztes durchgeführt werden, damit im Falle einer schweren Hypoglykämie sofort alle notwendigen Maßnahmen eingeleitet werden können.

Nicht jeder Verdacht auf Diabetes kann sofort mit Hilfe eines der beiden beschriebenen Provokationstests abgeklärt werden. Schwere Erkrankungen, wie hochfieberhafte Infekte, Herzinfarkt oder Apoplexie, sowie die körperliche Inaktivität von bettlägerigen Patienten oder auch eine Commotio cerebri können zwar die Manifestation eines Diabetes begünstigen, weil sie über hormonale und metabolische Mechanismen erhöhte Anforderungen an die körpereigene Insulinsekretion stellen, meistens aber sind die Blutzuckerwerte nur vorübergehend und geringgradig pathologisch erhöht. Da diese Faktoren auch die Provokationstests beeinflussen, kann nicht sofort entschieden werden, ob nur eine vorübergehende, situationsbedingte Hyperglykämie oder ein beginnender Diabetes vorliegt. Sicherlich müssen unter diesen Bedingungen auftretende, leicht erhöhte Blutglucosespiegel überwacht werden, die endgültige Klärung kann jedoch erst nach der Genesung des Patienten ambulant erfolgen.

Tabelle 4. Praktisch wichtige Hinweise zur Diagnostik

▶ Daran denken — hohe Dunkelziffer an nicht diagnostizierten Diabetikern. Zu jeder ärztlichen Durchuntersuchung gehört eine postprandiale Blutzuckerbestimmung

▶ Klassische Symptome: Polyurie, Polydipsie, Adynamie und Gewichtsverlust

▶ Verdachtsmomente (s. Tabelle 2) beachten

▶ Postprandiale Hyperglykämie bei zweimaliger Kontrolle. Enzymatische Bestimmung der „wahren" Glucose

● Postprandialer BZ > 160 mg% $=$ diabetesverdächtig

● Postprandialer BZ < 140 mg% $=$ kein Hinweis für manifesten Diabetes

▶ Nüchternblutzuckerwert und Bestimmung der Harnglucose zur Diagnostik nicht geeignet

▶ In Zweifelsfällen, vor allem bei Verdachtsmomenten nach Tabelle 2, muß eine orale Glucosebelastung mit 100 g Glucose oder ein Rastinontest durchgeführt werden.

4. Differentialdiagnose

An praktisch wichtigen Zustandsbildern sind vom Diabetes mellitus abzugrenzen

Renale Glucosurien
Beschleunigte Resorption
z. B. nach Magenresektion
Nicht glucosebedingte Mellliturien.

Bei renalen Glucosurien sind die gemessenen Blutglucosewerte nicht erhöht, orale Glucosebelastung und Tolbutamidtest fallen normal aus. Eine beschleunigte Resorption nach einer Magenresektion spiegelt sich bei der oralen Glucosebelastung in einem charakteristischen Kurvenverlauf wider; bis zu einer Stunde nach dem Glucosetrunk liegen die Blutzuckerkonzentrationen im oberen Normbereich oder sind mäßig pathologisch erhöht, die dann stark in Gang kommende Insulinfreisetzung kann eine Hypoglykämie zwischen der zweiten und vierten Stunde nach Belastung bewirken. Zur endgültigen Klärung sollte ein Tolbutamidtest durchgeführt werden, der normale Verhältnisse anzeigt.

Cave! Bei unsachgemäßer Behandlung solcher magenresezierter Patienten mit oralen Antidiabetica können unter Umständen schwere Hypoglykämien auftreten.

Nichtdiabetische Mellliturien sind mit den glucosespezifischen Teststreifen einfach festzustellen. Diese verfärben sich nicht, wenn andere Zucker als Glucose im Urin ausgeschieden werden.

Bei differentialdiagnostischen Überlegungen zum Diabetes mellitus müssen auch sekundäre Diabetesformen in Erwägung gezogen werden. Ob es sich dabei um einen tatsächlich sekundären Diabetes handelt oder ob die Grundkrankheit nur das Manifestwerden eines erblich bedingten Diabetes begünstigt, ist noch nicht in jedem Fall eindeutig entschieden, letztlich aber für den Patienten auch unerheblich, denn sein Diabetes muß nach den gleichen Kriterien behandelt werden. Trotzdem bringt es für den Patienten natürlich Vorteile, wenn anläßlich der Entwicklung seines Diabetes auch die zugrundeliegende primäre Erkrankung diagnostiziert und − soweit möglich − behandelt wird. Letzteres kann auch den Schweregrad des Diabetes günstig beeinflussen.

Eine akute psychische Streßsituation als Ursache eines permanenten sekundären Diabetes mellitus wird nach den Erfahrungen der beiden Weltkriege allgemein nicht mehr akzeptiert. Wenn begutachtet werden soll, ob ein körperliches Trauma einen dauerhaften Diabetes verursacht hat, gelten strenge Richtlinien. In Frage kommen nur Traumen des Pankreas, und zwar als Ursachen, welche die Manifestation eines erblich bedingten Diabetes auslösen können. Dabei muß der Diabetes innerhalb von 3 Monaten nach dem Trauma aufgetreten sein, bei Verletzungen des Pankreas müssen sieben Achtel der Bauchspeicheldrüse ausgeschaltet worden sein.

Abgesehen von einer Dauertherapie mit kontrainsulär wirkenden Hormonen

Tabelle 5. Wichtige Ursachen für „sekundäre" Diabetesformen

Lebercirrhose
Hämochromatose
chronisch rezidivierende Pankreatitis
Pankreascarcinom
Hormonelle Dauerbehandlung mit bzw. endokrinologische Krankheiten
mit einer Erhöhung von
   Cortison
   ACTH
   Adrenalin
   Wachstumshormon
   Glukagon
   Thyroxin

wie Cortison oder ACTH, können längerzeitige Behandlungen mit Saluretica vom Thiazidtyp und chemisch nahe verwandte Medikamente die Manifestation eines Diabetes begünstigen.

Diabetesgefährdete Patienten sollten daher nicht ohne strenge Indikation mit diesen Substanzen behandelt werden. Auch mit oralen Antidiabetica eben noch kompensierbare zuckerkranke Patienten können unter der Medikation mit den genannten Hormonen oder mit Saluretica so entgleisen, daß sie auf Insulin umgestellt werden müssen. In jedem Fall muß der Stoffwechsel während einer solchen Therapie eingehend überwacht werden.

5. Das diabetische Koma

Das diabetische Koma ist für den in der Praxis tätigen Arzt vor allem ein diagnostisches Problem, das zusätzlich Sofortmaßnahmen am Krankenbett erfordert. Die eigentliche Therapie muß dann nach der umgehenden Einweisung ins Krankenhaus erfolgen.

Ein praktisch absoluter Mangel an Insulin kennzeichnet das diabetische Koma. Diesen Zustand können unter ungünstigen Umständen Diabetiker sowohl vom Erwachsenen- als auch vom juvenilen Typ entwickeln; letztere ungleich häufiger. Die Progression zum Vollbild des Koma kann auch bei bisher gesunden Menschen innerhalb von nur wenigen Tagen eintreten, so daß nicht selten die Diagnose eines Diabetes mellitus erst im Koma gestellt wird.

Entscheidende Hinweise liefert meist schon die Anamnese, bei bewußtseinsgetrübten Patienten die Fremdanamnese. Ein diabetisches Koma entsteht nie ganz abrupt, sondern zumindest über Stunden. Ein Diabetiker, der bewußtlos aufgefunden wird und sich noch eine halbe Stunde zuvor bei offensichtlichem Wohlbefinden mit einem Arbeitskollegen angeregt unterhalten hat, befindet sich nicht im diabetischen Koma, sondern im hypoglykämischen Schock. Neben den Symptomen des entgleisten Diabetes — Polyurie, Polydipsie, Adynamie und

eventuell Gewichtsverlust — warnen in der Regel Übelkeit, Erbrechen und
peritonitische Bauchschmerzen den Patienten und seine Umgebung vor der
drohenden Gefahr. Diese abdominelle Symptomatik darf nicht als chirurgischer
Notfall mißdeutet werden. Nicht jeder hochgradig ketoacidotische Patient muß
auch gleichzeitig voll komatös sein. Gerade junge Menschen können dabei
zunächst noch einigermaßen frisch wirken.

Tabelle 6. Klinisch feststellbare Symptome beim diabetischen Koma

> ▶ Anamnese bzw. Fremdanamnese mit Übelkeit, Erbrechen und peritonitisarti-
>   gen Bauchschmerzen neben Polyurie, Polydipsie, Adynamie und evtl. Ge-
>   wichtsverlust; Entwicklung allmählich, über Stunden
> ▶ Trockene Haut
> ▶ Weiche Bulbi
> ▶ Vertiefte, sog. Kußmaulsche Atmung
> ▶ Tachykardie
> ▶ Flacher Puls
> ▶ Normaler bis niedriger Blutdruck
> ▶ Acetongeruch

Ergänzend zur Anamnese und zum körperlichen Untersuchungsbefund kann
mit einfachen Hilfsmitteln die Diagnose unmittelbar am Krankenbett gesichert
werden. Die erhöhten Blutglucosewerte sind im Schnelltest (Dextrostix, Hämoglucotest) innerhalb von Minuten zu verifizieren. Der Harn — nötigenfalls mit
dem Katheter gewonnen — zeigt eine starke gleichzeitige Glucos- und Azeton-
urie (Testverfahren Clinistix, Glucotest, S-Glucotest und Diastix für Glucose,
sowie Ketostix, Acetest, Ketur-Test und Keto-Merckognost für Aceton). Entsprechende Teststreifen bzw. -tabletten gehören also in jeden ärztlichen Not-
fallkoffer.
Wenn die Diagnose des diabetischen Koma mit Sicherheit gestellt ist, sollte
umgehend die Therapie mit Insulin- und Flüssigkeitssubstitution anlaufen. Bei
Erwachsenen könnten z.B. je 50 Einheiten Altinsulin intravenös und intramus-
kulär als Initialdosis verabreicht werden; während des sofortigen Transports in
die Klinik ist eine Infusion von mindestens 500 ml physiologischer Kochsalzlö-

Tabelle 7. Maßnahmen am Krankenbett beim diabetischen Koma

> ▶ Diagnose der Hyperglykämie (Dextrostix, Hämoglucotest)
> ▶ Diagnose der Glucosurie — evtl. Katheterharn (Clinistix, Glucotest, Diastix,
>   S-Glucotest)
> ▶ Diagnose der Ketonurie (Ketostix, Acetest, Ketur-Test, Keto-Merckognost)
> ■ Bei Erwachsenen mit gesicherter Diagnose je 50 E Alt-Insulin i.v. und i.m.
> ■ Während des sofortigen Transports in die Klinik Infusion von mindestens 500
>   ml physiologischer Kochsalzlösung

sung indiziert. Man sollte sich jedoch nicht unnötig mit der Beschaffung von Infusionslösungen aufhalten und damit womöglich die Krankenhauseinweisung verzögern.

Es ist früher empfohlen worden, in Zweifelsfällen, ob ein diabetisches Koma oder ein hypoglykämischer Schock vorliegt, 20 bis 30 g Glucose intravenös zu injizieren. Diese Maßnahme sollte eigentlich im Zeitalter der Schnelltests im Arztkoffer überflüssig geworden sein; sie schadet aber auch nicht, wenn sie bei einem komatösen hyperglykämischen Diabetiker angewandt wird.

6. Diagnostik bei bekanntem Diabetes mellitus

6.1. Laborchemische Untersuchungen zur Kontrolle der Stoffwechselführung

In diesem Abschnitt geht es um die laborchemischen Voraussetzungen der Stoffwechselführung, nicht um die Kontrolle des Diabetes selbst, die unter Abschn. 8. abgehandelt wird. Zur laborchemischen Therapiekontrolle bei bekannter Zuckerkrankheit kommen fast ausschließlich die Untersuchungen des Harns auf Glucose und Aceton, sowie postprandiale Blutglucosebestimmungen in Betracht. Dabei muß man sich von dem Vorurteil freimachen, daß die Messung des Blutzuckers zur Beurteilung der Stoffwechselsituation eine generell wichtigere Methode darstellt als die Ermittlung der im Harn ausgeschiedenen Glucosemenge. Das Gegenteil trifft zu. Die Bestimmung der Glucoseausscheidung in einem über 24 Std, eventuell auch fraktioniert gesammelten Harn gibt im allgemeinen wichtigere Aufschlüsse über die Stoffwechselsituation als die nur als Stichproben mit Augenblickswert anzusehenden Kontrollen der Blutglucose.

Für die ärztlichen Stoffwechselüberprüfungen hat sich der in Tabelle 8 dargestellte dreigleisige Untersuchungsmodus als recht aussagekräftig erwiesen.

Die aus diesem Untersuchungsmodus gewonnene Information wird durch ein Blutzuckertagesprofil in der Regel nur unwesentlich erweitert; die Mehrbelastung für Arzt und Patient steht dazu in keinem Verhältnis. Mehrere Blutzuckerbestimmungen pro Tag sollten nur bei einer Neueinstellung des Stoffwechsels oder zur Aufdeckung von fraglichen Hypoglykämien durchgeführt werden.

Verzichtet werden sollte auch auf die alleinige Bestimmung des Nüchternblutzuckers zur Beurteilung der Stoffwechselverhältnisse. Man erhält damit kein repräsentatives Bild. Der Diabetes soll ja auch postprandial – und das ist die meiste Zeit des Tages – gut kompensiert sein und nicht nur im Sonderfall des Hungerns.

Zur Bestimmung der „wahren Blutglucosekonzentration" sollten heute nur noch die sehr vereinfachten enzymatischen Labormethoden herangezogen werden. Die früher ausschließlich benutzten Reduktionsmethoden nach Hage-

Tabelle 8. Praktische Durchführung einer ärztlichen Laboruntersuchung zur Stoffwechselkontrolle

● 1. Quantitative Messung der Glucosurie in 24 Std. eventuell nach Tageszeiten unterteilt	– Vortesten mit Teststreifen, bei Glucosegehalt über 0,5% polarimetrische Bestimmung
● 2. Eine postprandiale Blutzuckerbestimmung 1 Std nach dem Frühstück	– „wahre Glucose" mit enzymatischem Labortest
● 3. Kontrolle des Harns auf Aceton	– mit Schnellmethoden Acetest, Ketostix, Keturtest oder Ketomerckognost

Nicht durchgeführt werden sollten – außer in Sonderfällen – Blutzuckertagesprofile oder die ausschließliche Bestimmung des Nüchternblutzuckers, die Messung des Blutzuckers mit nichtenzymatischen Methoden sowie die alleinige Bestimmung des Harnzuckers in %.

dorn-Jensen oder Crecelius-Seifert, sowie auch der Furfurolnachweis mit Ortho-Toluidin, sind unspezifisch und bergen zu viele Fehlermöglichkeiten. Noch nicht für den Routinebetrieb einsatzfähig sind die ebenfalls auf enzymatischer Basis arbeitenden Schnellmethoden Dextrostix und Hämoglucotest, auch wenn in letzter Zeit die Entwicklung von Reflektometern die Ablesegenauigkeit verbessert hat. Die Zuverlässigkeit der Methoden ist aber groß genug, wenn es gilt, eine rasche Aussage in Notfällen, beispielsweise bei einer Hypoglykämie oder einem diabetischen Koma, zu treffen.

Bei der Messung der Glucosurie in der ärztlichen Praxis ist es sinnvoll, zunächst den Harn qualitativ mit einer enzymatischen Teststreifenmethode (Clinistix, Glucotest, Diastix) zu untersuchen. Nur wenn dabei ein Glucosegehalt von über 0,5% festgestellt wird, ist die aufwendigere quantitative Bestimmung mit einem Polarimeter erforderlich. Alle quantitativen Harnzuckeranalysen haben das exakte Sammeln des Harns zur Voraussetzung, da erst die Multiplikation der Glucosekonzentration mit dem Harnvolumen die Gesamtglucosemenge in Gramm pro Zeiteinheit ergibt.

Bei der häuslichen Harnzuckerselbstkontrolle durch den Patienten haben neben den bereits genannten, enzymatischen Schnelltests auch die Reduktionsmethoden mit Clinitesttabletten oder Glycurator-Reagens ihren festen Platz. Für die ärztliche und häusliche Kontrolle der Acetonurie gleichgut geeignet sind die zeitsparenden Verfahren mit Acetesttabletten, Ketostix, Keto-Merckognost oder dem Ketur-Test.

Alle angeführten Nachweismethoden für Glucose im Harn können unspezifisch beeinflußt werden. Die Reduktions- und Polarisationsmethoden zeigen auch Melliturien anderer Genese an. Die Reduktionsproben können durch andere reduzierend wirkende Substanzen, wie Medikamente und Reinigungsmittel, sowie endogene Abbauprodukte in höheren Konzentrationen verfälscht werden. Dazu gehören Ascorbinsäure, Salicylate, Pyrazolone, Barbitursäure, Te-

tracycline, Penicilline, Streptomycin, INH und PAS. Von den normalen Harn-
bestandteilen wirken höhere Konzentrationen von Kreatinin und Harnsäure
reduzierend.

Sehr hohe Urinkonzentrationen von optisch aktiven Pharmaka, wie Penicillin,
Tetracycline oder Ascorbinsäure, stören auch bei der Polarimetrie. Die enzymatisch arbeitenden Teststreifen sind zwar glucosespezifisch, können aber trotzdem unter Umständen falsch negative Ergebnisse anzeigen, so z.B. wenn der
Teststreifen zu lang in den Harn getaucht wird, da die ablaufende Reaktion
sauerstoffabhängig ist. Ebenso können zu niedrige Temperaturen – wenn der
Urin im Kühlschrank aufbewahrt wird – allzu hoher Aciditätsgrad, Harnsäure-
oder Ascorbinsäuregehalt des Urins falsch negative Resultate bedingen. Zu
hohe Konzentrationen werden durch peroxydhaltige Reinigungsmittel (Harn-
sammelgefäße!) vorgetäuscht.

6.2. Blutchemische Routine- bzw. sonstige Vorsorgemaßnahmen

Die häufig gehörte Aussage, gut eingestellte Diabetiker seien bedingt gesund,
darf nicht zu dem Trugschluß verführen, man könne sich bei solchen Patienten
ausschließlich auf die Überwachung des Kohlenhydratstoffwechsels beschrän-
ken. Im Gegenteil, im Gefolge des Diabetes mellitus können weitere Erkrankungen sowie Spätkomplikationen auftreten, die durch regelmäßige Laborkontrollen oder einfache klinische Maßnahmen frühzeitig zu diagnostizieren und
zum Teil recht erfolgreich zu therapieren sind. Die mindestens einmal pro Jahr
vorzunehmende Bestimmung von Cholesterin und Triglyceriden deckt die oft
gleichzeitig – besonders bei ungenügender Stoffwechselkontrolle – sekundär
bestehende Hyperlipidämie auf und kann als zusätzliches Maß zur Beurteilung
der Diabeteseinstellung herangezogen werden. Ebenfalls alljährlich sollte der
Augenhintergrund augenärztlich untersucht werden; falls eine Retinopathie
sich entwickelt, in viertel- bis halbjährlichen Abständen. Zur Diagnostik der
diabetischen Nephropathie, einschließlich der pyelonephritischen Komponente,
sind jährliche Kontrollen des Harnstatus sowie des Serumharnstoffs bzw. des
-kreatinins angezeigt.
In Anbetracht der Häufigkeit makroangiopathischer Störungen bei Diabetikern
gehört zur Basisuntersuchung bei jedem Zuckerkranken ein Gefäßstatus, der
zumindest bei den über 35jährigen alle 2 Jahre wiederholt werden muß. Einen
guten Überblick über den Zustand des Gefäßsystems verschaffen neben der
Blutdruckmessung und der Auskultation des Herzens, die Ableitung eines
EKG's, sowie die Palpation und Auskultation beider Carotiden und der Arte-
rien an den Extremitäten. Ebenfalls alle 2 Jahre sollte eine grob orientierende
Untersuchung des peripheren Nervensystems vorgenommen werden.
Auf die Risiken von Übergewichtigkeit, die bei über 80 Prozent der Erwach-
senendiabetiker besteht, wird gesondert in Kap. VIII, Abschn. 4 hingewiesen.

Dort sind auch in diesem Zusammenhang zusätzlich notwendig werdende Untersuchungen und Maßnahmen aufgeführt.

Die Möglichkeit von sekundär zu einer Grundkrankheit ausgelösten Diabetesformen und die Bedeutung der Diagnose dieser primären Krankheit wurden bereits in diesem Kapitel unter Abschn. 4 erörtert.

Tabelle 9. Einfache Laborkontrollen und klinische Maßnahmen zur Frühdiagnose komplizierender Krankheiten bei Diabetikern (alleinige Stoffwechselüberwachung ist nicht ausreichend!)

jährlich
▶ Messung von Cholesterin und Triglyceriden im Serum
▶ augenärztliche Untersuchung — bei beginnender Retinopathie in viertel- oder halbjährlichem Abstand
▶ Überprüfung des Harnstatus und des Harnstoffs bzw. Kreatinins im Serum

alle 2 Jahre, vor allem bei über 35 Jahre alten Patienten
▶ Gefäßstatus, einschließlich RR-Messung, Auskultation des Herzens, EKG, Palpation und Auskultation der Carotiden und der Extremitätenarterien
▶ grob orientierende Untersuchung des peripheren Nervensystems.

Auf die Risiken eines häufig zusätzlich bestehenden Übergewichts wird in Kap. VIII, Abschn. 4 hingewiesen.
Die differentialdiagnostischen Notwendigkeiten bei sog. sekundären Diabetesformen sind in diesem Kapitel unter Abschn. 4 erörtert.

7. Therapie

Die für den Patienten wohl einschneidendste therapeutische Maßnahme bedeutet die Entscheidung, er müsse zur Diabeteseinstellung ins Krankenhaus. Dafür gibt es eindeutige Kriterien. Alle Patienten, die erstmals oder erneut auf Insulin eingestellt werden sollen, sind auf jeden Fall in eine entsprechende Klinik einzuweisen. Dies gilt sowohl für juvenile Diabetiker zur Ersteinstellung, als auch für Erwachsenendiabetiker, die mit Diät und blutzuckersenkenden Tabletten nicht mehr ausreichend kompensiert werden können, als auch erst recht für alle Zuckerkranke, deren Stoffwechsel so entgleist ist, daß ein diabetisches Koma droht.

Ambulant zu behandeln sind im Prinzip alle Patienten, die nicht oder nicht sofort eine Insulinbehandlung benötigen, also das Gros der zahlreichen, zumeist älteren und adipösen Erwachsenendiabetiker, sowie die insulinspritzenden Patienten nach der Entlassung aus dem Krankenhaus. Allerdings darf man sich nicht vorschnell dazu entschließen, eine Ersteinstellung bei einem frisch entdeckten Erwachsenendiabetiker selbst vorzunehmen, auch wenn der Diabetes mehr oder weniger zufällig diagnostiziert wurde. Jede Ersteinstellung setzt die Möglichkeit einer ausführlichen Diätberatung, einer ausreichenden laborchemischen Kapazität und einer Unterweisung über allgemeine Diabetesprobleme voraus. Wer diese Möglichkeiten nicht hat, sollte einen speziell darauf eingerichteten Kollegen um Unterstützung bitten, denn der Mißerfolg oder Erfolg der Ersteinstellung entscheidet oftmals den gesamten weiteren Krankheitsverlauf. Die Gefährdung für den Patienten besteht weniger darin, daß er in ein diabetisches Koma geraten könnte, sondern im frühzeitigen und ausgeprägten Auftreten von Spätkomplikationen. Um diese Folgeschäden der Zuckerkrankheit durch eine bestmögliche Stoffwechselführung zu verhindern, sind die regelmäßigen Besuche aller Diabetiker in der Sprechstunde ihres behandelnden Arztes notwendig. Dabei kann nicht selten durch eine geringe Änderung der Insulindosis, durch eine Anpassung der oralen Antidiabetica oder durch eine Überprüfung und eventuelle Korrektur des Kostplans oder der Lebensgewohnheiten eine dauerhafte Beruhigung des Stoffwechselmusters erreicht und damit sogar einem unnötigen Krankenhausaufenthalt vorgebeugt werden.

Tabelle 10. Stationäre oder ambulante Behandlung?

Indikationsstellung
- Insulinbedürftige Patienten müssen zur Erst- oder Neueinstellung ins Krankenhaus.
- Ambulant zu behandeln sind mit Diät allein oder mit Diät und oralen Antidiabetica einstellbare Erwachsenendiabetiker bei der Ersteinstellung und zur Dauerkontrolle sowie insulinspritzende Patienten nach der Krankenhausentlassung zur Dauerkontrolle.

Die Therapie des Diabetes mellitus stützt sich auf die drei Säulen:
Diät,
Insulin bzw. orale Antidiabetica
und körperliche Bewegung.
Dabei schließen sich diese Behandlungsarten keineswegs aus, sondern ergänzen sich wechselseitig. Erst die stabile Abstimmung der drei Faktoren aufeinander ermöglicht eine gute Stoffwechseleinstellung.

7.1. Diät

Diät ist die Grundlage jeder Diabetesbehandlung; sie verfolgt bei Diabetikern ein doppeltes Ziel: einmal ein normales Körpergewicht zu erreichen und aufrechtzuerhalten, zum anderen die blutzuckersenkende Wirkung von Insulin oder oralen Antidiabetica durch eine entsprechende Kohlenhydratzufuhr abzudecken. Der erste Punkt, auf die Alltagsproblematik angewandt, bedeutet, daß die vielen übergewichtigen Erwachsenendiabetiker, die oftmals ihren erblich bedingten Diabetes nur unter der Last der Adipositas manifestieren, auf ein normales Körpergewicht abnehmen müssen. Dadurch entwickelt sich die Stoffwechselstörung recht häufig in das subklinische Stadium zurück, ein Vorgang,

14

der wirksam der Entstehung von Spätschäden vorbeugt. Man kann also sagen, jeder übergewichtige Diabetiker sei noch nicht suffizient therapiert.

Wie ein ausgewogener, caloriengerechter Kostplan aufgestellt wird, welche Kenntnisse in der Ernährungslehre dabei notwendig sind und welche anderweitigen Maßnahmen dazugehören, ist ausführlich in Kap. VIII unter Absch. 5 dargestellt. Für die Diabetesdiät gelten die gleichen Richtlinien, denn sie ist keine außergewöhnliche Kostform, sondern eine normale Ernährungsweise, wie sie von jedem, gleich ob übergewichtig oder nicht, zur Verhütung von Gefäßschäden befolgt werden könnte. Die im Kapitel Adipositas abgedruckten Tabellen ermöglichen auch eine Kostverordnung für normal- und untergewichtige Patienten und beinhalten für Diabetiker einen Vorschlag zur Verteilung der Kohlenhydratzufuhr auf 6–7 Mahlzeiten.

Mit dieser Maßnahme wird auch der zweite Zielpunkt der Diabetesdiät, nämlich die Abdeckung der blutzuckersenkenden Wirkung von Insulin und oralen Antidiabetica, gewährleistet. Tagesbeispiele für eine Diabeteskost von 1400 und 1700 Calorien finden sich im Anhang zu diesem Kapitel.

So müssen nur noch einige, der Diabeteskost eigentümliche Probleme erörtert werden. Das für die Reduktionskost von Adipositaskranken zumindest wünschenswerte Prinzip, reinen Zucker, d.h. Rohr-, Trauben- und Malzzucker, sowie die damit zubereiteten Speisen und Getränke zu meiden, gilt für die Diabetesdiät als striktes Gebot. Andernfalls würde der Blutglucosespiegel stark ansteigen. Auch die als Diabetikerzucker bezeichneten Fructose, Sorbit und Xylit dürfen nicht beliebig zugeführt werden. Sie enthalten ebensoviel Calorien pro Gramm wie andere Kohlenhydrate und müssen daher von den vielen adipösen Diabetikern im täglichen Gesamtcalorienplan unbedingt berücksichtigt werden; zum zweiten werden sie ab einer gewissen Menge sehr rasch in der Leber in Glucose übergeführt, so daß sie die Blutzuckerkonzentration erhöhen. Deshalb dürfen auch normalgewichtige Diabetiker von diesen Zuckeraustauschstoffen nicht mehr als täglich 60 g auf mindestens 3 Portionen verteilt zu sich nehmen, ganz zu schweigen von den unangenehm laxierenden Nebenwirkungen von Sorbit und Xylit bei nicht wenigen Personen, wenn sie in größeren Mengen zugeführt werden. Als calorienarmer Brotaufstrich werden von vielen Patienten mit Zuckeraustauschstoffen gesüßte Marmeladen sehr geschätzt. In erster Linie jedoch sollten Diabetiker ihr Süßungsbedürfnis mit calorienfreiem Saccharin und Cyclamat befriedigen.

Alkoholische Getränke sind nicht in jeder Form für Zuckerkranke zuträglich, wenn man einmal die allgemeinen Probleme, die übermäßiger Alkoholgenuß für jeden Menschen mit sich bringt, unberücksichtigt läßt. Zusätzliche Alkoholcalorien können eine angestrebte Gewichtsreduktion unmöglich machen; außerdem enthalten viele alkoholische Getränke rasch resorbierbare Kohlenhydrate, die sich auf den Blutzuckerspiegel auswirken. Für Diabetiker nicht geeignet sind dabei Liköre, süße Schnäpse, Südwein, üblicher Sekt und normales Bier jeglichen Brautyps. Erlaubt sind dagegen Diätbiere mit weniger als 0,75% Kohlenhydratgehalt, sowie Weine mit einer Restsüße von unter 4 Gramm pro Liter und einem Alkoholgehalt von weniger als 12 Prozent, sofern ihr Kohlenhydrat- und Caloriengehalt im Diätplan berücksichtigt werden. Dies gilt ebenso für Apfelwein als auch für die konzentrierten Alkoholika wie Weinbrand, Cognac, Whisky, Gin, Rum und Arrak.

Die Erfahrung lehrt, daß eine Diät nur dann erfolgreich einzuhalten ist, wenn sie täglich berechnet wird. Der Patient muß dazu angeleitet werden, wie das auch bereits ganz generell in Kap. VIII, Abschnitt 5 zum Ausdruck kommt. Besonders kritisch für Diabetiker ist es, täglich die Menge und die Verteilung der Kohlenhydrate zu befolgen, weil nur dadurch die richtige Abstimmung zwischen Nahrungszufuhr und blutzuckersenkender Medikation gewährleistet ist. Zur Erleichterung dieser täglichen Aufgabe ist die Hilfsgröße der Broteinheit (= BE) erdacht worden. Eine BE entspricht 12 g Kohlenhydraten, die beispielsweise in 25 g Brot, 60 g Kartoffeln oder 100 g Apfel enthalten sind. Das Austauschen der kohlenhydrathaltigen Nahrungsmittel nach BE mit Hilfe einer Kohlenhydrat-Austausch-Tabelle für Diabetiker hat sich in der Praxis gut bewährt. Der Patient soll angewiesen werden, zumindest ein Drittel seiner BE's in Form von Obst und Gemüse zu sich zu nehmen.

Jeder Diabetiker muß ab dem Zeitpunkt der Diagnose seiner Krankheit eine Diät einhalten. Während Patienten vom juvenilen, insulinbedürftigen Diabetestyp ihre erste Diätverordnung in der Klinik erhalten, ist bei Patienten, die nicht sofort Insulin benötigen — also in den meisten Fällen von Erwachsenendiabetes — in der Regel ein in der Praxis tätiger Arzt dafür verantwortlich. Gerade bei diesem nicht insulinspritzenden Diabetikerklientel ist es wichtig, die Effektivität

Tabelle 11. Hinweise bei der Kostverordnung für Diabetiker

- Aufstellen einer caloriengerechten Diät nach den Richtlinien im Kapitel Adipositas, Abschnitt 5. Siehe dort auch Abriß der Ernährungslehre (s. S. 128 ff.).
- Sollgewicht anstreben oder halten.
- Viele kleine Mahlzeiten (6–7) zur Abdeckung der blutzuckersenkenden Wirkung von Insulin oder Sulfonylharnstoffen.
- Absolutes Verbot von Glucose, Saccharose und Maltose.
- Zuckeraustauschstoffe enthalten ebenfalls Calorien; Süßen mit calorienfreien Süßstoffen ist deshalb für Adipöse günstiger.
- Alkoholika sind begrenzt erlaubt, wenn sie keine für Diabetiker verbotene Zucker enthalten und die Calorien im Diätplan angerechnet werden.
- Die Diät muß täglich berechnet werden.
- Evtl. Austauschen der Kohlenhydrate nach BE (1 BE = 12 g Kohlenhydrate).
- Aufteilung der täglichen Fettmenge in Streich-, Koch- und verstecktes Fett gemäß Kapitel Adipositas, Abschnitt 5 (s. S. 129 ff.).
- Der Patient soll zu Beginn seiner Erkrankung die Wirksamkeit und die Wichtigkeit der Diät erfahren; deshalb sollten bei nicht insulinbedürftigen nichtketotischen Patienten orale Antidiabetica erst eingesetzt werden, wenn eine ausschließliche Diätbehandlung allein nicht zum Ziel führt.

der Diabetesdiät ins rechte Licht zu rücken. Es ist durchaus legitim, nichtketotische Patienten zunächst ausschließlich mit Diät und ohne zusätzliche Gabe von oralen Antidiabetica zu behandeln. Unter dieser Maßnahme verbessert sich innerhalb einer Woche meist die Stoffwechselsituation ganz entscheidend; erst dann sollte festgelegt werden, ob zusätzlich orale Antidiabetica verabreicht werden müssen. Patienten, die auf diese Weise die Wirksamkeit der Diät demonstriert bekommen haben, sind auch zukünftig wesentlich besser motiviert, ihren Kostplan einzuhalten. Wenn allzu schnell blutzuckersenkende Tabletten verordnet werden, sind die Patienten leicht geneigt, eine Verbesserung der Stoffwechsellage allein den neuen Medikamenten zuzuschreiben.
Eine caloriengerechte Diabetesdiät müssen auch die zahlreichen subklinischen Diabetiker einhalten, wobei unter allen Umständen ein normales Körpergewicht angestrebt werden sollte. Prädiabetiker, die als solche erkannt oder vermutet werden und übergewichtig sind, erhalten eine Reduktionskost nach den im Kapitel Adipositas vorgesehenen Richtlinien.

7.2. Orale Antidiabetica

Zwei große Gruppen von blutzuckersenkenden Tabletten werden voneinander unterschieden: die Sulfonylharnstoffe (oder Sulfonamidderivate) und die Biguanide. Die Behandlung mit diesen Medikamenten ist im Prinzip für stabile, nichtketotische Erwachsenendiabetiker reserviert, die mit Diät allein nicht ausreichend kompensiert werden können. Die praktisch wichtigen Wirkungsmechanismen und Nebenwirkungen dieser Präparate sind in Tabelle 12 zusammengefaßt.
Die am häufigsten geübte Therapieform mit oralen Antidiabetica ist die Behandlung mit Diät und Sulfonylharnstoffen, deren in Deutschland gebräuchlichste Vertreter — in etwa geordnet nach zunehmendem blutzuckersenkenden Effekt – Rastinon, Redul, Glurenorm, Glutril, Pro-Diaban und Euglucon 5 sind. Die Wahl des einzelnen Präparats hängt vom Schweregrad der Stoffwechselstörung und von der individuellen Erfahrung des Therapeuten ab. Keinesfalls sollte man ohne zwingende Indikation zuerst mit dem am stärksten hypoglykämisierenden Sulfonylharnstoff Euglucon 5 beginnen. Viele der diesem Präparat zur Last gelegten Hypoglykämien sind aus einer falschen Indikationsstellung heraus entstanden. Ferner ist daran zu denken, daß einige Zeit nach Therapiebeginn mit Sulfonylharnstoffen – ca. nach 2 bis 3 Monaten – die Dosis meist reduziert werden muß, vor allem, wenn der Patient eine erwünschte Gewichtsabnahme verwirklicht. Dosierungsrichtlinien im eigentlichen Sinn können nicht angegeben werden, die Dosis muß sich am Therapieerfolg orientieren. In der Regel ist es nicht sinnvoll, mehr als 3 Tabletten eines Präparats als Erhaltungsdosis zu verabreichen; diese wird am vorteilhaftesten in Form von 2 Tabletten morgens und 1 Tablette abends eingenommen.
Auch die Monotherapie mit Biguaniden und Diät bei übergewichtigen Erwach-

Tabelle 12. Wirkung und Nebenwirkung von Sulfonylharnstoffen und Biguaniden

Wirkung und Nebenwirkung	Sulfonylharnstoffe	Biguanide
Anregung der körpereigenen Insulinsekretion	ja	nein
Direkte Hemmung der hepatischen Gluconeogenese	nein	ja
Hemmung der intestinalen Glucoseresorption	nein	umstritten
Direkte Steigerung der peripheren Glucoseutilisation	nein	möglich
Förderung der unerwünschten Hyperinsulinämie bei Adipösen	ja	nein
Förderung einer Gewichtsreduktion	nein	mäßig
Möglichkeit einer Hypoglykämie	ja*	nein
Gastrointestinale Nebenwirkungen	nein	häufig
Allergien und Schädigung der Hämatopoese	gelegentlich*	sehr selten
Förderung einer Lactatacidose	nein	sehr selten

* hängt maßgeblich vom verwendeten Sulfonylharnstoff ab

senendiabetikern hat ihre Vorzüge aus Gründen, wie sie unschwer aus der Tabelle über Wirkung und Nebenwirkungen von Sulfonylharnstoffen und Biguaniden abgelesen werden können. Auch hier ist letztlich der Behandlungserfolg ausschlaggebend. Die auf dem Markt befindlichen Retardpräparate von Biguanidderivaten unterscheiden sich nur unwesentlich in ihren blutzuckersenkenden Potenzen und in ihren Nebenwirkungen. Als Dosierung sollte anfänglich jeweils ein Dragee morgens und abends gewählt werden. Da der volle Effekt nur verzögert — nach zwei bis drei Tagen — abzusehen ist und die gastrointestinalen Nebenwirkungen eine Frage der individuellen Dosis sind, sollte die verabreichte Menge nur langsam gesteigert werden. Allerdings kann man die Dosis ohne Bedenken weiter erhöhen auf 4,5 und 6 Dragees, wenn dies für die Kompensation des Stoffwechsels notwendig ist und Magen-Darm-Unverträglichkeiten ausbleiben.

Die Domäne der Biguanidtherapie ist jedoch die kombinierte Anwendung mit Sulfonylharnstoffen bei Erwachsenendiabetikern, die mit Diät und einer Monotablettenbehandlung nicht befriedigend eingestellt werden können. Die beiden Substanzgruppen von oralen Antidiabetica vereinen ihre unterschiedlichen Ansatzpunkte zur Blutzuckersenkung vorteilhaft und bedingen auf diese Weise einen stärkeren hypoglykämisierenden Effekt. In manchen Fällen ist damit eine sonst notwendige Insulinbehandlung vermeidbar. Häufig kann im weiteren Verlauf die Dosis der einzelnen Substanzen wieder reduziert werden. Die Anwendung einer fixen Kombination der beiden Präparate ist meist nicht möglich,

18

mitunter wird diese auch von den unterschiedlichen Nebenwirkungen bestimmt.

Die gleichzeitige Behandlung mit Diät, Insulin und Biguaniden bleibt Sonderfällen vorbehalten, wiewohl sich die einzelnen therapeutischen Prinzipien sinnvoll ergänzen können. Der blutzuckersenkende Effekt von Biguaniden ist bei juvenilen Diabetikern in der Regel zu wenig ausgeprägt, als daß eine routinemäßige Kombination zu empfehlen wäre. Zur Stabilisierung labiler Diabetesfälle vom jugendlichen Typ oder bei der Behandlung einer Insulinresistenz kann eine intermittierende Biguanidverordnung zusätzlich zur Insulintherapie jedoch durchaus erfolgreich sein.

Die kombinierte Behandlung mit Insulin und Sulfonylharnstoffen hat sich nur wenig durchzusetzen vermocht. In aller Regel hat ein insulinbedürftiger jugendlicher Diabetiker eine zu geringe oder überhaupt keine endogene Insulinsekretion, so daß Sulfonylharnstoffe keine Wirkmöglichkeit haben. In Fällen, bei denen ein positiver Effekt gesehen wurde, handelte es sich zumeist um Patienten vom Erwachsenendiabetestyp, die unter einer strikten Diät und einer alleinigen, eventuell kombinierten Tablettentherapie ebenfalls einstellbar waren.

Tabelle 13. Hinweise zur Therapie mit oralen Antidiabetica

- Gefahr von Hypoglykämien durch Sulfonylharnstoffe bei falscher Indikationsstellung; nicht ohne zwingenden Grund von vornherein mit dem am stärksten blutzuckersenkenden Präparat Euglucon 5 beginnen.
- Häufig Reduktion der Sulfonylharnstoffdosis nach 2- bis 3monatiger Therapie erforderlich.
- Biguanide anfänglich niedrig (2×1) dosieren; sonst Gefahr von gastrointestinalen Nebenwirkungen. Langsame Steigerung auf bis zu 3×2 und mehr möglich.
- Kombination von Sulfonylharnstoffen und Biguaniden erbringt eine stärkere Blutzuckersenkung.
- Gleichzeitige Behandlung mit Diät, Insulin und Biguaniden nur in Sonderfällen.
- Eine Kombinationsbehandlung von Sulfonylharnstoffen mit Insulin ist in der Regel nicht sinnvoll.

7.3. Insulin

Die in der Praxis verwendeten Insuline lassen sich entsprechend ihrer Wirkcharakteristika in drei Gruppen zusammenfassen:

a) Altinsulin ist kristallines Insulin ohne weitere Zusätze; es wirkt innerhalb einer halben Stunde, maximal nach ein bis zwei Stunden und klingt nach sechs bis sieben Stunden aus. Zur Behandlung setzt man die Altinsuline – beispielsweise Insulin „Hoechst", „Horm" oder „Leo" bzw. Insulin „Novo" Actrapid – nur bei erheblich entgleister oder ausgesprochen labiler Stoffwechsellage ein,

19

weil sie schnell wirksam werden und gut steuerbar sind. Patienten in einer solchen metabolischen Phase müssen jedoch zumeist hospitalisiert werden, so daß der Anwendungsbereich von Altinsulinen in der Alltagspraxis sehr beschränkt ist.

b) Intermediärinsuline wirken zwischen 12 und 20 Std. Die verzögerte Wirkung wird durch besondere Kristallisation, Surfen- oder Protaminzusatz oder Humanglobin als Depotkörper erreicht. Beispiele für diese Insulinklasse sind Depot-Insulin „Hoechst" klar, Insulin „Novo"-Semilente, HG-Insulin „Hoechst", Depot-Insulin „Horm" oder „Leo" Retard. Bei unproblematischen Fällen von Diabetes genügt oft eine Injektion eine halbe Stunde vor dem Frühstück, bei anderen ist eine zweite Spritze vor dem Abendessen zusätzlich notwendig. Komb-Insulin „Hoechst", Insulin „Novo"-Rapitard sowie Semitard und Initard „Leo" enthalten eine Mischung von Altinsulin und verzögert wirksamen Insulinen; sie werden angewandt, wenn ein besonders rascher Wirkungseintritt eines Intermediärinsulins erwünscht ist.

c) 24 Std und länger wirkende Insuline erweisen sich in der Praxis als zu träge reagierend und zu wenig steuerbar. Da unvorhersehbare hyper- und hypoglykämische Episoden die Folgen sein könnten, sollten diese Insuline nur bei wenigen, sehr stabilen Fällen von Diabetes verordnet werden.

Die Entwicklung höher gereinigter Insulinpräparate − sogenannter MC-, CS- und CR-Insuline – haben seit Anfang der 70er Jahre neue Aspekte in die praktische Handhabung der Insulintherapie gebracht. Diabetiker, die mit diesen Insulinen vom Anfang ihrer Krankheit an behandelt werden, zeigen keine oder praktisch keine Tendenz, unerwünschte Antikörper gegen Insulin zu bilden. Damit wird gleichzeitig den meisten Fällen von sogenannter Insulinallergie, Insulinresistenz oder Lipodystrophie wirksam vorgebeugt. Insgesamt jedoch ist die Zahl der Patienten, die unter den herkömmlichen Insulinen die genannten Erscheinungen entwickeln, sehr gering. Im Hinblick auf die auch schon recht gute Verträglichkeit der bisherigen Insulinzubereitungen, ist es nicht notwendig, ab sofort jeden Patienten auf die höher gereinigten Insuline umzustellen, zumal der Gesamtbedarf für alle insulinspritzenden Diabetiker im Augenblick noch gar nicht zu decken wäre.

Grundsätzlich mit Insulin werden alle Diabetiker vom juvenilen Typ behandelt, sowie Erwachsenendiabetiker, die mit Diät und oralen Antidiabetica nicht

Tabelle 14. Vorläufig geltende Indikationen für die Anwendung von höher gereinigten Insulinen

- ■ Erstmalige Insulintherapie
- ■ Intermittierende Insulintherapie anläßlich einer Stoffwechselentgleisung oder einer Operation
- ■ Lokale Insulinunverträglichkeit, Insulinallergie und Lipodystrophie
- ■ Insulinresistenz

ausreichend zu kompensieren sind. Zur Erst- oder Neueinstellung müssen diese Patienten ins Krankenhaus.

Auf das Einhalten der Diät kann auch und gerade bei einer Insulintherapie nicht verzichtet werden (s. auch Abschn. 7.1).

Der durchschnittliche Insulinbedarf insulinspritzender Patienten liegt um 40 Einheiten pro Tag. Davon gibt es jedoch weite Abweichungen. Die Dosis läßt keine Aussage über den Schweregrad des Diabetes zu; entscheidend ist, ob die gespritzte Insulinmenge den gestörten Stoffwechsel adäquat ausgleicht. Ein juveniler Diabetiker, der nur 12 E Insulin täglich benötigt, kann nicht auf Diät und orale Antidiabetica umgestellt werden, sehr wohl dagegen ein 100 E spritzender Erwachsenendiabetiker, der bisher keine Diät befolgte, vorausgesetzt, er würde sein diätetisches Fehlverhalten ablegen.

Auch bei schon längere Zeit insulinspritzenden Patienten muß man sich in der Sprechstunde hin und wieder überzeugen, ob die Injektionstechnik ausreichend beherrscht wird, d. h. daß das Insulin richtig aufgezogen und tatsächlich subcutan injiziert wird sowie die Injektionsstellen zur Vermeidung von lokalen Veränderungen systematisch gewechselt werden. Die subcutanen Fettgewebsbezirke der Oberschenkel, der Oberarme, des Gesäßes und der Bauchdecken sind zum Spritzen besonders geeignet. Der zur Hautdesinfektion verwendete Alkohol soll gut abtrocknen, sonst kann es zu Hauterscheinungen kommen.

Nicht selten sieht sich der praktisch tätige Arzt mit Problemen konfrontiert, die aus dem Umstand der Selbstinjektion erwachsen. Insulininjektoren, die den Einstich automatisch tätigen, sind nicht in jedem Fall hilfreich, weil dadurch öfter lokale Veränderungen mitausgelöst werden; von Hand kann die Injektion individueller appliziert werden. Mitunter müssen auch Angehörige oder Gemeindeschwestern eingeschaltet werden. Für Sehbehinderte oder manuell Behinderte erweisen sich entsprechende „automatische" Spritzen jedoch häufig als recht vorteilhaft.

Die Insulinbehandlung von *zuckerkranken Kindern* erfordert Erfahrung und Zeit. Nur wer diese Voraussetzungen bieten kann, sollte die Diabetesführung von diabetischen Kindern übernehmen. Die metabolische Balance erweist sich häufig als sehr labil, vor allem, weil die körperliche Aktivität so unvorhersehbar wechseln kann. Keinesfalls darf aus Furcht vor Hypoglykämien eine freie Kost verordnet oder eine permanent ausgeprägte Hyperglykämie toleriert werden. Schwerwiegende Spätkomplikationen können sonst schon um das 20. Lebensjahr auftreten. Der tägliche Insulinbedarf ist bei Kindern meist recht gering — als grober Anhaltspunkt kann der Bereich zwischen 6 und 20 E dienen — Änderungen der Insulindosis um 1 E können die Stoffwechselsituation schon fundamental beeinflussen.

Schema 3. Differentialtherapie des Diabetes mellitus

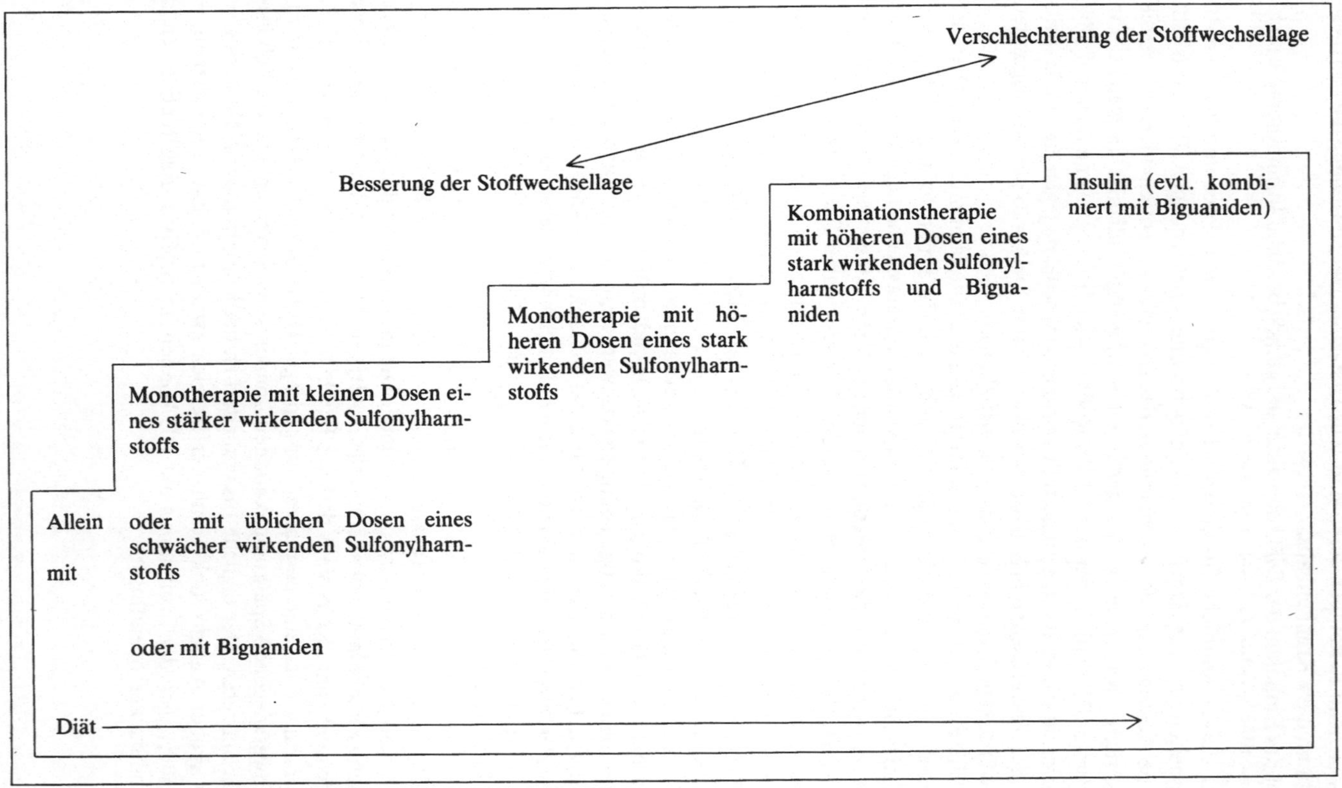

7.4. Körperliche Aktivität

Der arbeitende Muskel verbraucht insulinunabhängig Glucose. Zusätzliche körperliche Aktivität wirkt daher wie zusätzlich gespritztes Insulin. Am günstigsten für die Diabeteseinstellung wäre es, wenn die tägliche körperliche Aktivität möglichst gleichförmig und im gleichen Rhythmus ablaufen würde. Dieses Ideal läßt sich nur ungenügend auf Dauer verwirklichen. Man muß sich damit behelfen, daß die Diabeteseinstellung an vom Normalen stark abweichende körperliche Aktivitäten adaptiert werden muß. So ist extra geleistete Muskelarbeit, wenn man Hypoglykämien vermeiden will, durch außer der Reihe zugeführte Kohlenhydrate — ein bis zwei BE — oder eine vorherige Reduzierung der Insulindosis oder beides zugleich auszugleichen. Diese Regeln sind besonders bei sportlicher Betätigung, ungewohnter körperlicher Arbeit, auf Reisen und im Urlaub zu beachten. Bei wochentags körperlich schwer arbeitenden Personen, die am Wochenende ausruhen, kann es notwendig sein, für das Wochenende und die Werktage zwei verschiedene Diäten zu verordnen, so daß auch unter diesen Umständen das Gleichgewicht zwischen Diät, blutzuckersenkenden Medikamenten und der körperlichen Aktivität gewahrt bleibt.

7.5. Differentialtherapie

Die einzelnen Therapiearten des Diabetes stehen nicht einfach ohne Beziehung nebeneinander, sondern sie lassen sich in ein Stufenschema einpassen, in dem man sich je nach Besserung oder Verschlechterung der Stoffwechselsituation auf und ab bewegen kann. Die mögliche Entwicklung nach beiden Richtungen ist besonders zu beachten (s. Schema 3).

8. Kontrolle und Anpassung der Therapie

8.1. Kriterien der Stoffwechseleinstellung

Sinn der Kontrolluntersuchungen ist eine möglichst gute Einstellung des Stoffwechsels; der Idealfall ist die nur selten erreichte metabolische Normalisierung. Daran gemessen nur ein Kompromiß sind die nachfolgend angegebenen Kriterien für eine gute Einstellung, die neben den Blut- und Harnzucker- sowie Acetonuntersuchungen, wie sie in Abschn. 6.1. vorgeschlagen wurden, auch die jährlich zu überprüfenden Blutfette miteinbeziehen. Die ebenfalls angegebenen Richtwerte für eine ungenügende Stoffwechselführung sollen den Grenzbereich markieren, von dem ab ein differentialtherapeutischer Stufenschritt nach oben — entsprechend dem Schema 3 — erwogen werden muß.
Bei sehr instabilen insulinabhängigen Diabetesfällen, in der Regel Kindern und Jugendlichen, muß man noch etwas großzügigere Richtwerte gelten lassen, als

Tabelle 15. Praktische Kriterien für die Qualität der Stoffwechseleinstellung von verschiedenen Gruppen von Diabetikern

■ Für alle Gruppen gültig: ohne normales Körpergewicht gibt es keine gute Diabeteseinstellung
■ Mit Diät allein oder zusätzlich oralen Antidiabetica einstellbare Patienten

| | Einstellung | |
Art der Untersuchung	gut	ungenügend
Harnzuckerausscheidung in 24 Std	negativ	über 5 g
postprandialer BZ	< 150 mg%	> 200 mg%
Aceton im Urin	negativ	negativ/positiv
Cholesterin im Serum	< 230 mg%	> 300 mg%
Triglyceride im Serum	< 150 mg%	> 250 mg%

■ Insulinspritzende Patienten

| | Einstellung | |
Art der Untersuchung	gut	ungenügend
Harnzuckerausscheidung in 24 Std	< 15 g	> 25 g
postprandialer BZ	< 180 mg%	> 250 mg%
Aceton im Urin	negativ	negativ/positiv
Cholesterin im Serum	< 230 mg%	> 300 mg%
Triglyceride im Serum	< 150 mg%	> 250 mg%

sie hier für insulinspritzende Patienten angegeben sind, obwohl man gerade bei diesen jungen Patienten mit langer Lebenserwartung das Idealziel der metabolischen Normalisierung nicht aus den Augen verlieren sollte. Bei der Beurteilung der Fettwerte, wobei es hier um die Feststellung von sekundären Hyperlipidämien − meist Lipoproteinmuster Typ IV nach Frederickson − infolge einer ungenügenden Stoffwechseleinstellung geht, muß man den Einfluß des Lebensalters mitberücksichtigen. Eine gleichzeitig zum Diabetes mellitus bestehende renale Glucosurie kann die Richtwerte für die Harnzuckerausscheidung verändern. Die Angaben der postprandialen Blutzuckerwerte beziehen sich auf Capillarblut, zur Umrechnung auf venöses Blut müßten zwischen 10 bis 30 mg% abgezogen werden.
Ob eine Diabeteseinstellung als gut oder ungenügend anzusehen ist, läßt sich mit ärztlichen Laborkontrollen, die in mehrwöchentlichen oder -monatlichen Abständen erfolgen, nur sehr überschlagsmäßig abschätzen. Mit zur Beurteilung herangezogen werden müssen auf jeden Fall die Beobachtung der Körpergewichtskurve sowie Fragen nach Symptomen einer interkurrenten Diabetesentgleisung (Polyurie, Polydipsie) und nach eventuell aufgetretenen Hypoglykämien. Dabei muß man bei schwereren Hypoglykämien immer versuchen, die Ursache festzustellen und künftighin auszuschalten. Andererseits besteht bei

insulinspritzenden Patienten, die nie auch nur die Andeutung einer Hypoglykämie erleben, der Verdacht, sie seien nie gut eingestellt. Auch die Erkundigung,
ob der Patient seine Diät einhalten kann, gehört mit zur ärztlichen Kontrolle.
Häufig können bei dieser Gelegenheit diätetische Mißverständnisse beim Patienten ausgeräumt werden.

Tabelle 16. Praktisch wichtige Maßnahmen, die bei der ärztlichen Stoffwechselkontrolle
zusätzlich zu den Laboruntersuchungen durchzuführen sind

▶ Feststellung des Körpergewichts; Beobachtung der Tendenz des Körperge-
  wichts
▶ Fragen nach Symptomen des entgleisten Diabetes
▶ Fragen nach Hypoglykämien
▶ Frage, ob der Patient seine Diät einhalten kann.

Aber auch dieses kombiniert laborchemisch-anamnestisch orientierte ärztliche
Kontrollverfahren erbringt in der Praxis oft nicht den gewünschten Effekt einer
gleichmäßig guten Stoffwechseleinstellung.

8.2. Drei-Stufen-Kontrollplan durch Arzt und Patient

Zur Verbesserung des Therapieerfolgs und wünschenswerten Unterstützung der
ärztlichen Maßnahmen ist die kontinuierliche häusliche Mitkontrolle durch den
Patienten inauguriert worden. Die Selbstuntersuchungen des Patienten lassen
sich in ein dualistisches System mit den ärztlichen Aufgaben einpassen, wie es
nachfolgend beschrieben ist.
Als Testprinzipien kommen für die Selbstkontrolle fast ausschließlich die Feststellung der Glucoseausscheidung im Harn sowie einer eventuellen Acetonurie
in Betracht. Entsprechend den unterschiedlichen Richtwerten für eine gute
Stoffwechseleinstellung bei den verschiedenen Gruppen von Diabetikern erge-
ben sich mehrere Kategorien von Kontrollsystemen für Arzt und Patient.
Stufe 1: Zweimal wöchentliche Testung der spontanen Glucoseausscheidung im
Harn zwei Stunden nach einer Hauptmahlzeit. Prüfmethode: qualitativ mit
Teststreifen auf enzymatischer Grundlage. Für Stufe 1 sind alle Patienten geeignet, die mit Diät allein, mit Diät und oralen Antidiabetica oder mit Diät und
Insulin optimal, d.h. in der Regel harnzuckerfrei eingestellt sind. Der gewählte
Zeitpunkt zwei Stunden nach einer Hauptmahlzeit ist für eine Glucosurie am
wahrscheinlichsten. Die Patienten — sie machen das Gros aller Diabetiker aus
— suchen mit ihren in einem Kalender schriftlich niedergelegten Testergebnissen ihren behandelnden Arzt alle 4 bis 8 Wochen auf und werden dabei gleichzeitig nach den bereits genannten Richtlinien laborchemisch und anamnestisch
überwacht.

Stufe 2: Zweimal tägliche Harnglucosetestung von frisch produziertem Urin eine halbe Stunde vor dem Frühstück und dem Abendessen (d. h. meist unmittelbar vor der Insulininjektion).Prüfmethode: Semiquantitativ mit Clinitestmethode oder Verdünnungsmethode basierend auf Teststreifen. Für Stufe 2 kommen alle insulinspritzenden Patienten in Frage, die trotz aller Bemühungen beständig eine gewisse Glucosurie aufweisen. In Stufe 2 müssen auch insulinspritzende Diabetiker aufgenommen werden, die bisher in Stufe 1 eingereiht waren, wenn ihre postprandiale Glucosurie schließlich regelmäßig mehr als 0,5% beträgt. Umgekehrt ist bei Besserung der Stoffwechsellage auch ein Übergehen auf Stufe 1 möglich. In Stufe 2, in der allein das Ausmaß der Glucosurie ein Maßstab für die Qualität der Einstellung ist, sollte gewohnheitsmäßig zweimal täglich vor den Morgen- und Abendmahlzeiten getestet werden; das ist erfahrungsgemäß leichter einzuhalten, als wenn sich der Patient erst überlegen muß, ob es nicht an der Zeit wäre, wieder einmal den Harn zu prüfen. Außerdem bekommt man damit einen kontinuierlichen Überblick, ob das gespritzte Insulin bis zum Abend bzw. bis zum nächsten Morgen ausreichend wirkt. Das gilt sowohl für einmal als auch zweimal täglich insulinspritzende Patienten. Kontrollen beim Arzt, bei denen der 24-Std-Urin nicht in einer Portion, sondern in zwei oder mehr Fraktionen unterteilt untersucht werden sollte, sind in vier- bis sechswöchigen Abständen vorzusehen.

Stufe 3: In Ergänzung zu den Maßnahmen in Stufe 2 wiederholte Testung des Glucose- und Acetongehalts im 24-Std-Sammelharn in zwei oder mehr Portionen. Prüfmethoden: Clinitestverfahren, modifiziert als Zwei-Tropfen-Methode oder besser quantitativ mit der Glycurator-Methode, sowie Acetest- und Ketostixverfahren. Diese aufwendigen Untersuchungen sind in der Regel nur zeitlich begrenzt von insulinbedürftigen Diabetikern durchzuführen, wenn sie sich in einer Phase extremer Stoffwechsellabilität befinden oder wenn vorübergehend, z. B. anläßlich einer Infektion, der Diabetes entgleist ist. Allerdings darf der Zeitpunkt einer notwendigen stationären Aufnahme nicht übersehen werden. Wenn dreimal nacheinander höhere Harnzuckerkonzentrationen als 2% bei den fälligen Untersuchungen festgestellt werden, soll der Urin zusätzlich auf Ketonkörper getestet werden. (Dies gilt auch für die Patienten der Stufe 2.) Wie häufig der Arzt von Stufe-3-Patienten aufgesucht werden soll, muß individuell entschieden werden.

Insgesamt sind die drei aufgezeigten Kategorien des Kontrollsystems durch Arzt und Patient als dynamischer Drei-Stufen-Plan aufzufassen, der jeweils der entsprechenden Stoffwechselsituationen anzupassen ist. Therapeutische Konsequenzen aus den Testergebnissen sollte nicht nur der behandelnde Arzt ziehen. Besonders geschulte Patienten dürfen die Einstellung ihres Diabetes anhand der bei der Selbsttestung gewonnenen Ergebnisse in Grenzen verändern. Zu schulen sind vor allem jüngere Patienten mit einem insulinbedürftigen Diabetes und langer Lebenserwartung, die außerdem die verstandesmäßigen Voraussetzungen mitbringen, aus den durchgeführten Untersuchungen die richtigen Schlüsse

Tabelle 17. Drei-Stufen-Kontrollplan durch Arzt und Patient

	Besserung der Testergebnisse ———→ Stufe 1	Stufe 2	Verschlechterung der Testergebnisse ———→ Stufe 3
Art der Testmaßnahmen	zweimal wöchentlich Testung der Glucosekonzentration im Harn nach einer Hauptmahlzeit	zweimal täglich Testung der Glucosekonzentration im Harn jeweils ½ Std vor der Morgen- und Abendmahlzeit	in Ergänzung der Maßnahme der Stufe 2 wiederholte Testung der Glucose- und Acetonkonzentration im 24-Std-Sammelharn in 2 oder mehr Portionen
Testmethode	semiquantitativ mit Teststreifen auf enzymatischer Grundlage	semiquantitativ mit der Clinitest-Methode oder der Verdünnungsmethode auf Teststreifenbasis	Glycurator- oder 2-Tropfen-Clinitest-Methode, Ketonkörperschnelltests
Patientengruppe	harnzuckerfrei eingestellte Patienten	Patienten mit mäßiger Glucosurie	Patienten mit erheblicher Stoffwechseldekompensation
kritischer Grenzbereich der Testergebnisse*	Glucosurie (> 0,5%) bei mindestens drei aufeinanderfolgenden Tests	ständige Glucosurie (> 2%) und evtl. Acetonurie bei drei aufeinanderfolgenden Tests	ständige erhebliche Glucosurie und ausgeprägte Acetonurie
ärztliche Kontrollen mit postprandialer Blutzuckerbestimmung und Testung des 24-Std-Harns auf Glucose und Aceton	alle 4–8 Wochen	alle 4–6 Wochen; 24-Std-Harn in 2 (–4) Portionen fraktioniert	individuell zu vereinbaren; 24-Std-Harn in 2 (–4) Portionen fraktioniert

* gegebenenfalls ergänzt durch Symptome der drohenden Stoffwechselentgleisung, wie Zeichen der Ketoacidose (Übelkeit, Erbrechen, Bauchschmerzen neben Polyurie, Polydipsie und Adynamie) oder schwere, rezidivierende Hypoglykämien (Zitat aus DMW)

27

zu ziehen und die noch zu erläuternden Regeln zur Variation der Insulindosis richtig anzuwenden.
Aber auch der nicht weiter geschulte Diabetiker sollte wissen, wann er vorzeitig seinen Arzt zur Therapieüberprüfung aufsuchen muß. Die Richtlinien hierfür sind in der zusammenfassenden Tabelle 17 aufgeführt.

8.3. Anpassung der medikamentösen Therapie

Eine Änderung der Tablettendosis sollte nur vom Arzt vorgenommen werden. Entsprechend dem differential-therapeutischen Schema 3 (s. S. 22) sind die Kriterien für oral eingestellte Patienten (s. Tabelle 15, Seite 24) anzuwenden. Mit den dort genannten Richtwerten für eine ungenügende Stoffwechselkompensation korreliert in etwa die im Drei-Stufen-Plan für Stufe 1 angegebene Warngrenze einer konstanten Glucosurie von mehr als 0,5%. Nicht übersehen werden darf, daß die Entwicklung auch in Richtung „alleinige Diätbehandlung" ablaufen kann, z. B. nach Gewichtsabnahme, und daß deshalb eine Reduktion der oralen Therapie erforderlich werden kann. Die Möglichkeit von Hypoglykämien auch unter einer Therapie mit oralen Antidiabetica wurde bereits erwähnt.
Überschreiten insulinspritzende Diabetiker, die Stufe 1 oder 2 im Kontrollplan zugeordnet sind, permanent die respektiven kritischen Werte — konstante Glucosurie von 0,5 bzw. 2,0% — oder tritt bei Stufe-2-Patienten gleichzeitig starke Glucos- und Acetonurie auf — es sollten dabei Blutzuckerwerte von über 250 mg% erwartet werden — muß die nächste Insulindosis um 2 bis 4 bis 6 Einheiten erhöht werden. Alternativ kann es vorteilhaft sein, wenn bislang nur einmal täglich Insulin gespritzt wurde, eine zusätzliche Abendinsulindosis in der angeführten Größenordnung einzuführen. Sofern sich nach 24 Std die Glucosurie nicht deutlich verringert hat, wird eine nochmalige Erhöhung der Insulinmenge um 2 bis 4 bis 6 Einheiten notwendig. Voraussetzung für die genannten Maßnahmen ist also eine konstant schlechte Stoffwechselsituation, bezogen auf die jeweiligen Kontrollstufen 1 oder 2 mit gleichmäßig ausgeprägter Glucosurie. (Die angegebenen Insulinmengen dürfen nur als Anhaltspunkt, nicht als unumstößliche Größe verstanden werden. Die Dosierung muß je nach Ausmaß des bisherigen Insulinbedarfs und Insulinempfindlichkeit individuell erfolgen.)
Es gibt „Stufe-2-Diabetiker", die meistens mit einer morgendlichen Insulininjektion auskommen und nur gelegentlich am Abend eine kleine zusätzliche Insulindosis benötigen. Mit solchen Patienten kann der Arzt vereinbaren, daß sie sich bei deutlich glucosepositivem Harntest vor dem Abendessen die zweite Insulindosis verabreichen und umgekehrt bei negativem Test darauf verzichten. Selbstverständlich ist dieser Bewertungsmaßstab auch anwendbar für Diabetiker, die bereits zweimal täglich spritzen, die Abenddosis entweder zu erhöhen oder zu erniedrigen. Mit solchen Maßnahmen lassen sich auch wechselnde

körperliche Aktivitäten abfangen oder auch ein mit dem weiblichen Monatscyclus variierender Insulinbedarf.

Häufiger aber sind andere Gesichtspunkte maßgebend, d. h. die Insulindosis muß an ein generell verändertes Stoffwechselmuster adaptiert werden. Dabei ist die Stoffwechselsituation nicht permanent schlecht, sondern nur zu bestimmten Tageszeiten. Patienten, die mehrfach hintereinander — zu fordern sind zwei- bis dreimal — am Abend höhere Glucosemengen ausscheiden, müssen morgens mehr Insulin spritzen (2 bis 4 bis 6 E). Umgekehrt ist bei Patienten mit regelmäßigen Nüchternglucosurien am Morgen die abendliche Insulindosis um die entsprechende Einheitenzahl zu steigern. Das gleiche Vorgehen gilt abgestuft auf das jeweilige Ausmaß der Glucosurie auch für die — jedenfalls vorübergehend — besonders schwierig einzustellenden Patienten in Kontrollstufe 3. Für die weiteren, detaillierteren praktischen Regeln wird daher etwas global von guten und schlechten Harntests gesprochen, wobei darunter für Stufe 2 und 3 unterschiedliche Harnzuckerausscheidungen verstanden werden.

Bei einmal täglicher Insulininjektion und zwar guten Tests vor dem Abendessen, aber schlechten Tests vor dem Frühstück wird zunächst die Morgendosis um 2 bis 4 bis 6 Einheiten erhöht. Auch wenn die Testergebnisse sich nicht ändern, soll ein Tag abgewartet werden, ehe eine weitere Steigerung vorgenommen wird. Tritt jedoch bei noch schlechten Morgentests nachmittags eine Hypoglykämie auf, so darf die morgendliche Dosierung nicht angetastet werden. Vielmehr soll man zusätzlich eine kleine Abenddosis von 4 Einheiten spritzen, ohne die Morgendosis vorher zu erhöhen. Wenn die Tests vor dem Frühstück trotz dieser Maßnahme schlecht bleiben, ist eine allmähliche Erhöhung der Abenddosis angezeigt.

Konstant um die gleiche Tageszeit sich entwickelnde Hypoglykämien, machen eine Reduktion der Insulinmenge erforderlich, sofern keine diätetischen Maßnahmen zu ergreifen sind. Im Anschluß an eine Hypoglykämie auftretende gegenregulatorische Hyperglykämien (Somogyi-Effekt) mit stärkerer Glucosurie und unter Umständen sogar Acetonurie verleiten nicht selten zu Fehlentscheidungen im Hinblick auf die Insulindosis. Vor jeder Erhöhung der Insulinmenge sollte man daran denken. So darf bei schlechtem morgendlichen Testausfall nach einer nächtlichen Hypoglykämie die Abenddosis nicht noch gesteigert, sondern muß nach einem Tag Wartezeit, falls erneut Anzeichen einer Unterzuckerung sich bemerkbar machen, gesenkt werden. Im gleichen Sinn wird mit der Morgendosis verfahren, wenn nachmittags oder am frühen Abend regelmäßig Hypoglykämien entstehen. In Erwartung von stärkeren muskulären Aktivitäten darf die Insulindosis auch vorbeugend reduziert werden.

Bei interkurrenten fieberhaften Infekten muß häufiger getestet werden, mindestens viermal am Tag. Hierbei werden Patienten von Kontrollstufe 2 häufig auf Stufe 3 übergehen müssen. Entsprechend den Testergebnissen wird das Insulin nach den obigen Regeln dosiert. Keinesfalls darf das Insulin vollständig weggelassen werden, weil wegen Übelkeit nur wenig Nahrung zugeführt wird; ein

Tabelle 18. Regeln zur Anpassung der Insulindosis

1. Permanent schlechte Stoffwechsellage
   (konstante Glucosurie von über 0,5% für Stufe-1-Diabetiker bzw. 2,0% für
      Stufe-2-Diabetiker):
   Erhöhung der nächsten Insulindosis um 2 bis 6 E.
   Nochmalige Steigerung der Insulindosis, sofern sich die Glucosurie nach 24 Std
   nicht verringert. Evtl. Einführen einer zusätzlichen Abenddosis von 4 bis 6 E,
   wenn bisher nur 1 × täglich Insulin gespritzt wurde. .
2. Stoffwechsellage wechselnd (z.B. infolge wechselnder körperlicher Aktivität):
   je nach Harnzuckerausscheidung Einfügen oder Weglassen der Abendinsulindosis.
3. Stoffwechselsituation nicht permanent schlecht, sondern nur zu bestimmten
   Tageszeiten: bei regelmäßiger Glucosurie vor dem Abendessen Erhöhung der
   Morgeninsulindosis um 2 bis 6 E. Bei regelmäßiger Glucosurie vor dem Frühstück Erhöhung der Abendinsulindosis um 2 bis 6 E.
4. Stoffwechsellage kompliziert durch regelmäßig auftretende Hypoglykämien:
   Reduktion der entsprechenden Insulindosis; Fehlbeurteilung möglich, wenn
   sich im Anschluß an die Hypoglykämie ausgeprägte gegenregulatorische Hyperglykämien entwickeln.

diabetisches Koma ist auf diese Weise schon oft entstanden. Auf jeden Fall sollte
bei akuten Belastungen für den Stoffwechsel überlegt werden, ob nicht eine
Einweisung ins Krankenhaus notwendig sei. Als allgemein gültige Regel ist zu
beachten, daß Änderungen an der Insulindosis nicht aufgrund eines einzigen
schlechten Tests vorgenommen werden sollen. Eine gewisse Konstanz ist immer
abzuwarten, natürlich unter aufmerksamer Beobachtung, ob sich nicht die
Symptome eines diabetischen Komas ankündigen. Außerdem erweist es sich
meist als lohnend, die möglichen Ursachen für Stoffwechselentgleisungen zu
rekapitulieren und wenn möglich zu behandeln oder abzustellen. Die praktisch
wichtigen Umstände sind in Tabelle 19 aufgeführt.

Tabelle 19. Häufige Ursachen für eine Stoffwechselentgleisung (gültig sowohl für Hyper-
als auch Hypoglykämien)

- Diätfehler
- Fehler bei der Insulinzufuhr
- Stark schwankende körperliche Aktivität
- Interkurrente Infekte oder andere schwerere Erkrankungen
- Tatsächliche Änderung des Insulinbedarfs bei
        Gewichtsänderungen,
        unter Medikamenten (Cortison, Saluretica)
        Schwangerschaft
        Niereninsuffizienz
        Hyperthyreose
- Verlängerung oder Verkürzung des Tages beim Überschreiten von Zeitgrenzen
  bei längeren Flugreisen.

9. Komplikationen der Therapie

Hypoglykämien sind die wichtigste und häufigste Komplikation der Diabetestherapie. Mögliche Ursachen sowie eventuelle Auswirkungen auf die Dosierung
von Insulin oder oralen Antidiabetica wurden bereits unter Abschn. 7 und 8
abgehandelt. In der überwältigenden Mehrzahl der Fälle verlaufen Hypoglykämien harmlos, können ohne weiteres abgefangen werden und gefährden den
Patienten nicht. Die akute Phase der Hypoglykämie wird am besten durch die
Zufuhr von 1 bis 2 Extra-BE in Form von rasch resorbierbaren Kohlenhydraten
beendet. Ist der Patient bewußtlos, müssen mindestens 15 g Glucose i. v. verabreicht werden. Falls Glucagon (1 mg s. c. oder i. m.) verabreicht wird, das über
eine Entleerung der Glykogenspeicher den Blutglucosespiegel erhöht, muß der
Patient nach Erwachen aus der Bewußtlosigkeit unbedingt Kohlenhydrate zu
sich nehmen, andernfalls kann er in die Hypoglykämie zurückfallen.
Wird man zu einem hypoglykämischen Diabetiker gerufen, sollte man immer
versuchen, die Diagnose mittels einer Blutzuckermessung zu untermauern. Die
Teststäbchenmethoden sind im niedrigen Glucosekonzentrationsbereich recht
zuverlässig, sie eignen sich hervorragend zur schnellen Abklärung der Situation.
Manchmal kann sich hinter einem Apoplex, einer akuten psychischen Alteration
oder einer scheinbaren Alkoholintoxikation eine Hypoglykämie verbergen. Natürlich richtet auch in Zweifelsfällen die Diagnose ex juvantibus durch Zufuhr
von rasch wirksam werdenden Kohlenhydraten keinen Schaden an.
Allergische Hauterscheinungen können sowohl unter der Therapie mit Insulin
als auch mit Sulfonylharnstoffen auftreten. Ist bei insulininduzierten ausgeprägteren und dauerhaften Allergien eine Umsetzung auf entsprechende MC-Insuline ohne Erfolg, muß der Patient stationär behandelt werden. Ebenso ist mit
sulfonylharnstoffbedingten Allergien zu verfahren, falls eine Therapie mit Diät
allein oder zusätzlich Biguaniden nicht möglich erscheint. Die akuten Erscheinungen einer Allergie können in üblicher Weise behandelt werden; allerdings
sollte eine eventuell notwendige orale oder parenterale Cortisontherapie nur
unter Klinikbedingungen durchgeführt werden.
Die lokale Lipodystrophie an den Stellen der Insulininjektionen befällt bevorzugt Mädchen und junge Frauen. Eine wirklich kausale Therapie gibt es nicht.
Man muß sich damit behelfen, die Spritztechnik zu perfektionieren (jedoch
keine Spritzautomaten verwenden! Cave: Alkohol!), möglichst viele für die
Injektion geeignete Stellen (Bauchhaut, Gesäß, Bezirke also, die auch vom
Badeanzug bedeckt sind) nach Schema abwechselnd in den Spritzplan einzubeziehen und hochgereinigte Insuline zu verwenden. Die Tendenz zur Lipodystrophie schwächt sich glücklicherweise mit zunehmendem Alter ab.
Als Insulinresistenz im eigentlichen Sinn wird ein tatsächlicher Insulinbedarf
von mehr als 200 E pro Tag definiert. Solche Patienten müssen ins Krankenhaus
eingewiesen werden.

Insulinödeme können in seltenen Fällen zu Beginn einer Insulinbehandlung passager aus unbekannten Gründen auftreten. Sie sind harmlos und vergehen ohne weitere Therapie von selbst.

Gastrointestinale Erscheinungen, wie Meteorismus, Übelkeit und Diarrhoen können durch Biguanide oder Zuckeraustauschstoffe (besonders Sorbit und Xylit) verursacht sein. Sie verschwinden, wenn die Dosis reduziert wird.

Vorübergehende Refraktionsanomalien können sich als Folge von Wasser- und Elektrolytverschiebungen in der Augenlinse bei starken Blutzuckerschwankungen entwickeln. Dabei verschieben niedrige Blutzuckerwerte die Brechkraft in Richtung Hyperopie, ausgeprägte Hyperglykämien in Richtung Myopie. Vor allem lange Zeit hyperglykämisch gewesene Diabetiker sind oft über die Abnahme ihres Sehvermögens besorgt, nachdem sie endlich wieder besser, d. h. mit niedrigeren Blutzuckerwerten eingestellt werden konnten. Man muß Augenhintergrundsveränderungen ausschließen und ansonsten mindestens 6 Wochen abwarten; eine in dieser Phase neuverordnete Brille paßt schon in Kürze nicht mehr. Auch während Hypoglykämien treten Refraktionsveränderungen auf.

Tabelle 20. Komplikationen der Therapie: Richtlinien zur Bekämpfung

<table>
<tr><td>●</td><td>Hypoglykämie als häufigste Komplikation; in der Regel harmlos. Diagnose mit Blutzuckerteststreifen.</td></tr>
<tr><td>■</td><td>Zur Therapie der Hypoglykämie meist Zufuhr von 10–20 g KH (1 bis 2 Extra-BE) ausreichend; beim bewußtlosen Menschen i. v. Verabreichung von etwa 15 g Glucose. Bei Anwendung von Glucagon 1 mg s. c. oder i. m. muß der Patient anschließend unbedingt Kohlenhydrate zu sich nehmen. Bei sulfonylharnstoffinduzierten Hypoglykämien mit Bewußtseinsverlust muß der Patient zur weiteren Überwachung ins Krankenhaus.</td></tr>
<tr><td>■</td><td>Versuch mit hochgereinigten Insulinen bei Insulinallergie.</td></tr>
<tr><td>■</td><td>Bei Lipodystrophie Spritztechnik perfektionieren. Abwechseln der Injektionsstellen nach Plan. Umsetzen auf hochgereinigte Insuline.</td></tr>
<tr><td>■</td><td>Bei Insulinresistenz (Insulinbedarf > 200 E pro Tag) muß der Patient stationär behandelt werden.</td></tr>
<tr><td>▶</td><td>Gastrointestinale Beschwerden können durch Biguanide oder Zuckeraustauschstoffe verursacht sein.</td></tr>
<tr><td>▶</td><td>Harmlose Refraktionsanomalien können vorübergehend (bis zu mehrere Wochen) im Gefolge von ausgeprägten Änderungen der Blutzuckerhöhe auftreten. Stabilisierung des Diabetes abwarten, ehe eine neue Brille verordnet wird.</td></tr>
</table>

10. Spätkomplikationen und Folgekrankheiten

Vor allem die als diabetesbedingte Spätschäden aufzufassenden Gefäßkrankheiten bestimmen die Prognose und Lebenserwartung der Diabetiker. Die Tabelle 21 schlüsselt die Todesursachen aller von der „Joslin Clinic" betreuten und zwischen 1960 und 68 verstorbenen Diabetiker auf und zeigt eindrucksvoll die Bedeutung der Gefäßkrankheiten.

Tabelle 21. Todesursachen von Diabetikern (ausgedrückt in Prozent der Verstorbenen)

Gesamtzahl der Verstorbenen (1960–68)	5009
Diabetisches Koma	1,0%
Gefäßkrankheiten, alle	76,6%
kardial	53,2%
renal	8,9%
cerebro-vasculär	12,0%
peripher (Gangrän)	1,0%
Carcinom	10,8%
Infektionen, nichttuberkulös	5,4%
Tuberkulose	0,8%

Vergleichende Untersuchungen an Langzeitdiabetikern haben bewiesen, wie fundamental wichtig die Qualität der Stoffwechselführung über die Jahre bei der Entwicklung von diabetesbedingten Spätschäden ist. Zwar lassen sie sich auch durch gute Kontrolle nicht in jedem Fall verhindern, aber sie treten später und weniger ausgeprägt auf als bei dauerhaft nachlässig eingestellten Patienten. Heutzutage entspricht die Lebenserwartung von Diabetikern in etwa den Zahlen der Durchschnittsbevölkerung, vorausgesetzt der Stoffwechsel ist langfristig gut kompensiert.

Die Beziehungen zwischen Diabetes mellitus und Gefäßsystem (Mikro- und Makroangiopathie) sind in Schema 4 dargestellt.

An weiteren Komplikationen sind zu nennen die Necrobiosis lipoidica, der Pruritus genitalis sowie infektiöse Hauterkrankungen bei schlechter Stoffwechseleinstellung und die Fettleber bei nicht zur Gewichtsreduktion bereiten adipösen Diabetikern.

Dem praktisch tätigen Arzt kommt hinsichtlich der diabetesbedingten Spätschäden eine große präventiv-medizinische Bedeutung zu. Er kann durch eine Frühdiagnose des Diabetes, vielleicht noch im subklinischen Stadium, das behandlungsfreie Intervall zwischen Manifestation und Therapie der Stoffwechselstörung, das sich wegen seiner unbehandelten metabolischen Entgleisung später negativ auswirken kann, auf ein Minimum reduzieren. Er kann bei adipösen Diabetikern durch eine richtige Anleitung zur Gewichtsabnahme die manifesten Diabetessymptome unter Umständen wieder ganz zum Verschwinden bringen, was sich in der Prävention der Spätschäden niederschlägt. Er kann durch eine gute Überwachung der Diabeteseinstellung den Grad der metabolischen Kompensation langfristig sehr verbessern und damit nachweislich die Spätschäden hinauszögern oder gar ganz verhindern. Er kann durch ein routinemäßiges Vorsorgeprogramm, wie es in Abschn. 6.2 vorgeschlagen wurde, die schwerwiegendsten und lebensbestimmenden Komplikationen frühzeitig diagnostizieren und häufig damit noch eine effektive Therapie einleiten.

Schema 4

Diabet. Mikroangiopathie
Makroangiopathie bei Diabetes mellitus
Retinopathie
nodulär (Kimmelstiel-Wilson)
diffus
exsudativ
Glomerulosklerose
Nephropathie
evtl. Pyelo-nephritis
Coronarsklerose
Arterio- und Arteriolosklerose der Nierengefäße
visceral
peripher (wahrscheinlich nicht durch Angiopathie, sondern spezifisch stoffwechsel-bedingt)
Neuropathie
Gangrän
evtl. Infektion
Cerebralsklerose
Sklerose der Extremitätenarterien
ferner Gefäß-veränderungen an
Muskulatur
Haut
Conjunctiva
Placenta
Skelett

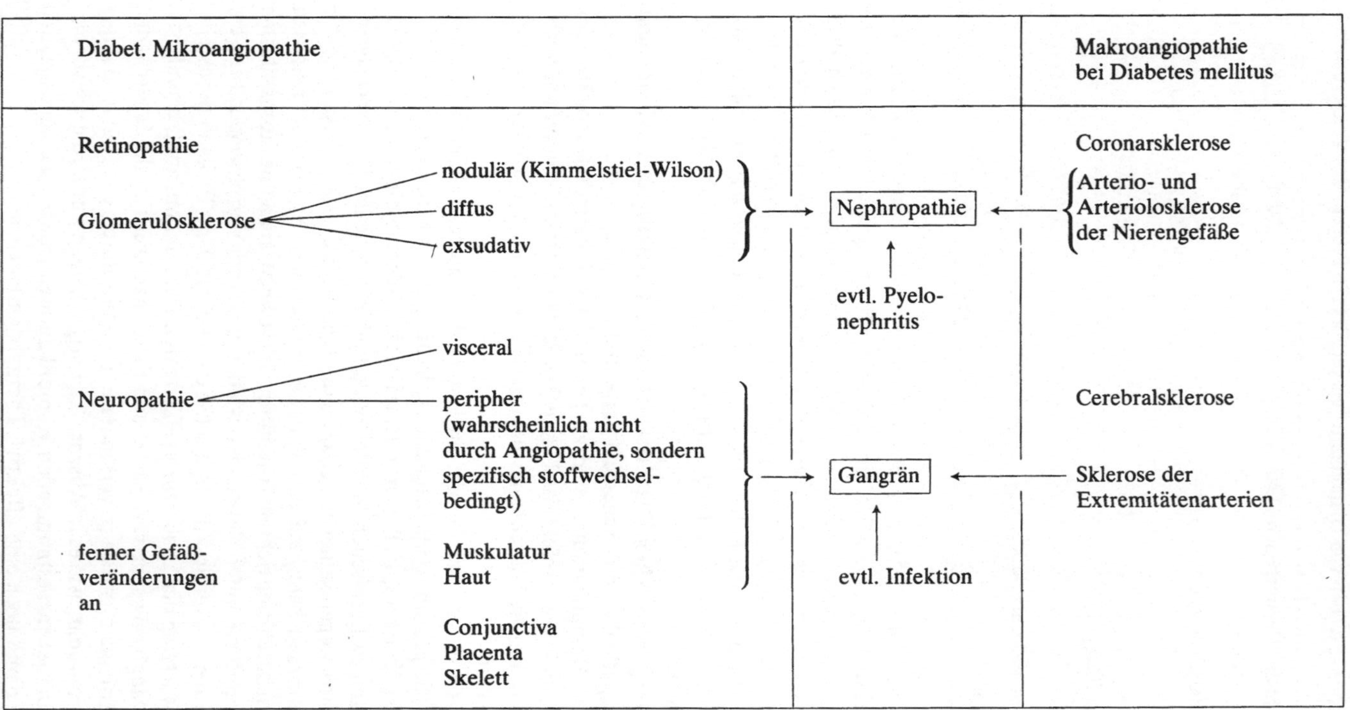

Die eigentliche Behandlung hat dann meist in enger Zusammenarbeit mit den einschlägigen Fachärzten zu geschehen. Die Therapie der Makroangiopathie an Herz, Extremitäten und Cerebrum unterscheidet sich bei Diabetikern nicht von der bei nichtzuckerkranken Patienten. Zusätzliche Risikofaktoren wie Rauchen, Übergewicht, Hyperlipidämien, Hypertonie und mangelnde Bewegung müssen ebenso möglichst ausgeschaltet werden. Auch bei Diabetikern kommen bei entsprechender Indikation gefäßrekonstruktive Maßnahmen in Frage.

Die Therapie der diabetischen Retinopathie liegt in Händen des Ophthalmologen. Er entscheidet, ob eine Lichtkoagulation am Augenhintergrund zur Anwendung kommen muß. Diese wenig eingreifende Maßnahme wird von den Patienten gut toleriert, kann meist unter ambulanten Bedingungen durchgeführt werden und stellt im Gegensatz zu allen anderen Therapieformen — abgesehen von dem folgenreichen Eingriff einer Hypophysektomie — die einzig erfolgversprechende Behandlung dar.

Der diabetischen Nephropathie kann durch die frühzeitig und nachhaltig einsetzende Bekämpfung einer eventuellen pyelonephritischen Komponente effektiv entgegengewirkt werden. Niereninsuffiziente Diabetiker sind analog zu nichtzuckerkranken Patienten mit den üblichen diätetischen und medikamentösen Verordnungen zu therapieren; sie können ebenso dialysiert werden (bei Peritonealdialyse ist die normalerweise verwendete Glucose in der Dialysierlösung gegen Sorbit auszutauschen). Transplantationen sind meist wenig erfolgreich. Sie sollten nur unter strenger Indikation durchgeführt werden, d. h. wenn die Niereninsuffizienz den übrigen Spätschäden, einschließlich Retino- und Neuropathie, weit vorausgeeilt ist.

Die periphere Neuropathie ist von Bedeutung, weil sie zu diabetesbedingten Fußproblemen und Gangrän in einem hohen Prozentsatz beitragen kann. Die sensible Propriozeption am Fuß kann so tiefgreifend gestört sein, daß der Patient keine Schmerzen als Warnsymptome wahrnimmt, wenn seinem Fuß eine Gefahr droht. Diabetiker mit hypästhetischen Füßen müssen angehalten werden, ihre unteren Extremitäten regelmäßig zu inspizieren, um Veränderungen frühzeitig festzustellen. Überhaupt sollten Diabetiker alles vermeiden, was ihre Füße eventuell verletzen kann: zu enge Schuhe und Socken, unsachgemäßes Nägelbeschneiden, selbstständige Entfernung von Hühneraugen und Hornhäuten und die unkritische Anwendung von heißen Wärmflaschen und Heizkissen oder ätzenden Hautwaschmitteln. Die Füße sollen gut gepflegt sein, Hautpilzinfektionen sollen therapiert und Hornhäute und Clavi von Fachkräften abgetragen werden. Falls trotz dieser Vorsichtsmaßregeln ein Ulcus oder eine Gangrän entsteht, gehört der Patient umgehend ins Krankenhaus.

Die an sich recht seltene viscerale Neuropathie kann Erscheinungen wie stark verzögerte Magenpassage ohne mechanisches Hindernis, nächtliche Diarrhoen oder Harnblasenparalyse hervorrufen. Die Diagnose bleibt Spezialkliniken überlassen.

Die ebenfalls seltene Necrobiosis lipoidica erfordert keine Therapie. Die betroffenen Stellen sollten jedoch vor Traumen geschützt werden, da Verletzungen in den nekrobiotischen Bereichen nur langsam heilen.

Die Fettleber bei adipösen Diabetikern ist keine Diabeteskomplikation im eigentlichen Sinn. Es handelt sich dabei um eine Mastfettleber; sie beruht also auf dem Übergewicht, häufig wohl auch auf einem Alkoholabusus. Die Therapie besteht im Ausschalten der Noxen. Wenn eine vorübergehende Diabetesentgleisung mit vermehrter Lipolyse zur Entstehung einer Fettleber beiträgt, so ist diese Komponente nur passager und nach Normalisierung der Stoffwechsellage voll reversibel. Eine etwa vorhanden gewesene Hepatomegalie kann unter diesen Umständen innerhalb von wenigen Tagen verschwinden.

Abschließend sei noch auf das Problem Diabetes und Schwangerschaft eingegangen. Die Mortalitätsrate diabetischer Schwangerer ist nicht größer als normal (häufiger allerdings als sonst treten Abgänge, Hydramnien und Gestosen auf), wohl aber ist das Kind einer diabetischen Mutter mit einer perinatalen Mortalitätsrate von ungefähr 10 Prozent belastet. Dieser Prozentsatz wird nur dann nicht überschritten, wenn erfahrene Diabetologen, Geburtshelfer und Kinderärzte eng zusammenarbeiten. Obwohl dieser gute interdisziplinäre Kontakt nur an wenigen Zentren möglich ist, sollte man doch zusehen, daß eine diabetische Schwangere den Weg dorthin frühzeitig, am besten noch vor der Gravidität findet. Das Risiko, im Laufe seines Lebens an einem Diabetes zu erkranken, ist für das Kind einer diabetischen Mutter ebenfalls ca. 10 Prozent.

Tabelle 22. Wichtige Hinweise zum Thema Spätkomplikationen und Folgeprobleme bei Diabetes

- Mehr als 3 Viertel aller Diabetiker sterben an Gefäßkrankheiten.
- Langfristig gute Stoffwechselkontrolle verhindert oder verzögert die Entwicklung von Gefäßschäden. Die präventivmedizinische Aufgabe des Arztes besteht daher in einer
    1. Frühestdiagnose des Diabetes
    2. eventuellen Rückführung eines Diabetes durch Gewichtsabnahme in ein Vorstadium
    3. langfristig guten Stoffwechselkontrolle
    4. Frühestdiagnose von Gefäßschäden.
- Zusätzliche Risikofaktoren wie Rauchen, Übergewicht, Hyperlipidämien, Hypertonie und mangelnde Bewegung müssen ausgeschaltet werden.
- Bei Retinopathie Lichtkoagulation einzig effektive Maßnahme.
- Pyelonephritische Komponente der diabetischen Niereninsuffizienz wirksam mit Antibiotica behandeln.
- Bei diabetesbedingten Fußschäden spielen neben der Angiopathie auch neuropathische Störungen eine wichtige pathogenetische Rolle.
- Die Fettleber adipöser Diabetiker ist eine Mastfettleber; sie spricht allein auf Gewichtsreduktion an.
- Diabetische Schwangere sollen im Hinblick auf das kindliche Risiko während der gesamten Schwangerschaft an Zentren versorgt werden, an denen Diabetologen, Geburtshelfer und Pädiater im Team zusammenarbeiten.

Allerdings nimmt dieses Risiko noch rapide zu, wenn auch väterlicherseits nahe Verwandte Diabetiker sind.

Ein besonderer Aspekt der Stoffwechselführung einer graviden Diabetikerin ist die erniedrigte Nierenschwelle für Glucose. Die Ergebnisse der Harnzuckertestung sind daher sehr differenziert zu bewerten. Interessant ist es, wie meist der tägliche Insulinbedarf kontinuierlich mit Fortschreiten der Schwangerschaft zunimmt, nicht selten um das Zwei- und Dreifache. Trotzdem muß der Diabetes möglichst exakt eingestellt sein. Ein diabetisches Koma während der Gravidität wirkt sich auf das werdende Kind fast immer letal aus. Hypoglykämien dagegen — auch schwereren Grades — haben auf die Entwicklung des Kindes zumeist keinen nachweisbaren Einfluß. Man muß die Schwangerschaft in der Regel 2 bis 3 Wochen vor dem normalen Geburtstermin beenden, per sectionem oder auf vaginalem Weg, um dem möglichen intrauterinen Fruchttod vorzubeugen.

Ob eine Diabetikerin Kinder bekommen soll, kann nur individuell und von der Patientin selbst nach eingehender Aufklärung über die anstehenden Probleme entschieden werden.

Tagesbeispiele für Diabetesdiät mit 1400 Kcal. und 1700 Kcal. siehe S. 207–210.

Günther Wolfram

II. Hyperlipidämie

1. Definition und Häufigkeit

1.1. Definition

Hyperlipidämien sind Störungen des Fettstoffwechsels, bei denen die Serumlipidspiegel erhöht sind und Lipide in Geweben abgelagert werden. Da die Lipide im wäßrigen Milieu des Blutes nur in Form von Lipid-Protein-Komplexen, kurz Lipoproteinen, transportiert werden können, sind bei einer Vermehrung der Lipide auch Lipoproteine vermehrt, und man spricht von einer *Hyperlipoproteinämie*. Grundsätzlich sollte man immer den Ausdruck verwenden, der die im Serum chemisch bestimmte Fraktion möglichst genau beschreibt.

Tabelle 23. Beispiele zur Benennung von Hyperlipidämien

Lipide (allgemein)	–	Hyperlipidämie
Cholesterin	–	Hypercholesterinämie
Triglyceride	–	Hypertriglyceridämie
Lipoproteine	–	Hyperlipoproteinämie
Chylomikronen	–	Hyperchylomikronämie

Man unterscheidet *primäre* Hyperlipidämien, das sind angeborene Störungen im Fettstoffwechsel, und *sekundäre* Hyperlipidämien, die durch eine andere Grundkrankheit zustandekommen. In beiden Fällen können neben der Hyperlipidämie als wichtige klinische Zeichen Xanthome an Haut und Sehnen, ein Arcus lipoides oder Abdominalkoliken auftreten. Die *wichtigste klinische Komplikation* ist bei den meisten Formen der Hyperlipidämie eine frühzeitige Arteriosklerose, die sich als Coronarkrankheit oder periphere Durchblutungsstörung manifestiert und letztlich die Prognose der Hyperlipidämie bestimmt. Da z.B. die Hypercholesterinämie das Risiko des Patienten, einen Herzinfarkt zu erleiden, deutlich erhöht, ist man heute dazu übergegangen, eine wirksame Langzeittherapie nicht erst nach Manifestation der Arteriosklerose, sondern bereits prophylaktisch bei der Diagnose Hypercholesterinämie zu beginnen.

1.2. Normalwerte

Der Begriff „Hyperlipidämie" erfordert eine Definition der normalen Serumlipidspiegel. Dabei ist die Bezeichnung „normal" im Sinne von „gesund" sehr
problematisch. Abb. 7 zeigt deutlich, daß normale Cholesterinspiegel von z. B.
225 mg% im Vergleich zu 200 mg/100 ml in epidemiologischen Untersuchungen bereits ein höheres Infarktrisiko bedeuten können.

Aus diesem Grund und da in Deutschland ausreichend umfangreiche Untersuchungen der normalen Serumlipidspiegel in repräsentativen Bevölkerungs-
gruppen fehlen, werden hier für die Praxis folgende Faustregeln als obere
Grenze der Serumlipidspiegel empfohlen: für Cholesterin im Serum 200 mg/
100 ml plus Lebensalter, für Triglyceride generell 200 mg/100 ml. Werte darüber müssen in jedem Fall kontrolliert werden und der Patient bei einer gesicherten Hyperlipidämie nach den unter Therapie ausgeführten Richtlinien
auf Dauer behandelt werden. Grundsätzlich sollte gelten, daß oberhalb eines
Cholesterinspiegels von 200 mg/100 ml der niedrigste Wert gerade gut genug
ist.

Tabelle 24. Faustregel für die *obere Grenze der Serumlipidspiegel*

●	Cholesterin:	200 mg/100 ml plus Lebensalter
●	Triglyceride:	200 mg/100 ml

1.3. Häufigkeit

Über die *Häufigkeit der Hyperlipidämien* in der Bevölkerung gibt es in Deutschland noch keine repräsentativen Zahlen. Aus der Untersuchung einzelner Be-
völkerungsgruppen darf man schließen, daß etwa *10% der Erwachsenen* erhöhte
Serumlipidspiegel haben. Nach vorläufigen Schätzungen sind etwa die Hälfte
dieser Hyperlipidämien als sekundäre Formen anzusehen. Angaben über die
relative Häufigkeit der einzelnen primären Hyperlipidämien enthält Tabelle 31.

2. Diagnose

Die Diagnose einer Hyperlipidämie stützt sich auf *erhöhte Serumlipidspiegel* und
den *Untersuchungsbefund* des Patienten. Viel häufiger als der Zufall sollten
hochwertige *Hinweise* (Tabelle 25) aus der Familienanamnese, der Anamnese
des Patienten und aus dem allgemeinen Untersuchungsbefund zur Bestimmung
von *Cholesterin* und *Triglyceriden* im Nüchternserum Anlaß geben (Tabelle 26).
Bei der *Beurteilung* von Lipidwerten sind bestimmte Voraussetzungen, wie der

zeitliche Abstand der Blutabnahme von der letzten Mahlzeit, die Einnahme von Arzeimitteln, gleichzeitig bestehende Krankheiten u. a. zu beachten, da dadurch die Serumlipidspiegel verändert werden können (Tabelle 27).

Tabelle 25. Hinweise auf eine Hyperlipidämie

► Familienanamnese:	Herz- und Gefäßkrankheiten
	Schlaganfall
	Hochdruck
	Diabetes
	Gicht
	Xanthome
	Hyperlipidämie
► Anamnese des Patienten:	Herz- und Gefäßkrankheiten
	Xanthome
	Diabetes
	Gicht
	Hochdruck
	Krankheiten von
	Leber
	Pankreas
	Schilddrüse
	Niere
	Ernährungsgewohnheiten
	Alkoholkonsum
	Fettreiche Nahrung
	Übercalorische
	Ernährung
	Arzneimittel
	z. B. Ovulationshemmer
► Befund des Patienten:	Übergewicht
	Herz- und Gefäßkrankheiten
	Xanthome (Haut, Sehnen)
	Arcus lipoides corneae (unter 40 Jahre besonders hochwertig)
	Diabetes
	Gicht
	Krankheiten von
	Leber
	Pankreas
	Schilddrüse
	Niere
	Schwangerschaft
	(physiologische Hyperlipidämie)

Als *Suchteste* sind die Bestimmungen von *Cholesterin* und *Triglyceriden* im Nüchternserum, d. h. 10 Std nach der letzten Nahrungsaufnahme, ausreichend.

Sind beide Werte normal, erübrigen sich weitere Untersuchungen in dieser Richtung (Tabelle 26).

Tabelle 26. Laboruntersuchungen im Nüchternserum zur Diagnose einer Hyperlipidämie

notwendig	nützlich	unnötig
● Cholesterin ● Triglyceride	● trübes Serum 12 Std bei + 4° C stehenlassen (Lipoprotein- elektrophorese) (Ultrazentrifuge)	Gesamtlipide Phosphatide freie Fettsäuren Fettoleranztest

Tabelle 27. Eine Hyperlipidämie ist nur gesichert, wenn:

▶ die Blutabnahme am Morgen, 10 Std nach der letzten Mahlzeit erfolgte.
▶ in den Tagen vorher die gewohnte Ernährung, einschließlich der Trinkgewohnheiten, beibehalten wurde.
▶ Arzneimittel, die den Serumlipidspiegel beeinflussen, zwei Wochen vorher
abgesetzt wurden.
▶ in den zwei Wochen vorher keine wesentliche Änderung des Körpergewichts
aufgetreten ist.
▶ in den letzten drei Monaten keine schweren Krankheiten (z.B. Herzinfarkt,
Apoplex) oder Operationen waren.
▶ die erhöhten Blutfettwerte unter den gleichen Bedingungen bei ein bis zwei
Kontrollen im Abstand von wenigstens einer Woche bestätigt werden.

*Sind Cholesterin- und Triglyceridspiegel unter diesen Bedingungen normal, erübrigen sich
weitere Untersuchungen.*

Anmerkungen zu den Methoden:

● *Cholesterin*
Cholesterin bildet in Eisessig und konzentrierter Schwefelsäure einen Farbkomplex, des-
sen Intensität der Cholesterinkonzentration proportional ist und mit einem Filterphoto-
meter gemessen werden kann. Neben diesem unspezifischen Verfahren gibt es jetzt auch
einen enzymatischen Test zur Cholesterinbestimmung.

● *Triglyceride*
Die Triglyceride im Serum sollten heute nur noch enzymatisch bestimmt werden. Nach
Verseifung der Glycerin-Fettsäure-Bindung mit äthalonischer Kalilauge wird das aus den
Triglyceriden freigesetzte Glycerin durch einen spezifischen Enzymtest quantitativ be-
stimmt.

● *Trübung des Serums*
Eine Opaleszenz oder Trübung des Serums weist auf einen erhöhten Triglyceridspiegel
hin. Bewahrt man dieses Serum über 12 Std bei + 4° C im Kühlschrank auf, so zeigt eine
diskrete oder deutliche Rahmschicht an der Oberfläche bei klarem Serum eine Vermeh-

Tabelle 28. Krankheiten, Nahrungsfaktoren und Hormone, die zu einer sekundären Hyperlipidämie führen können

Lipoproteinmuster	I Chylomikronen $\uparrow$	II β-Lipoproteine $\uparrow$	III „Broad-Beta" $\uparrow$	IV Prä-β-Lipoproteine $\uparrow$	V Chylomikronen $\leftarrow$ Prä-β-Lipoproteine $\uparrow\leqq$
Diabetes	+		(+)	+	+
Pankreatitis	+			+	+
Verschlußikterus		+			
Primäre biliäre Cirrhose		+			
Hepatitis				+	
Nephrotisches Syndrom		(+)		+	+
Hypothyreose		+	(+)	+	+
Cushing-Syndrom		(+)		+	
Paraproteinämie	+	+	+		+

Anorexia nervosa		+			
Glykogenose	+				+
Hypopituitarismus				+	+
Alkohol				+	+
Ovulationshemmer		+		+	+
Corticoide	+	+		+	+
Androgene		+			
physiologisch: Schwangerschaft		+		+	

rung von Chylomikronen aus dem Darm, eine immer noch homogene Opaleszenz oder
Trübung des Serums eine Vermehrung von endogenen Triglyceriden aus der Leber an
(Abb. 1).

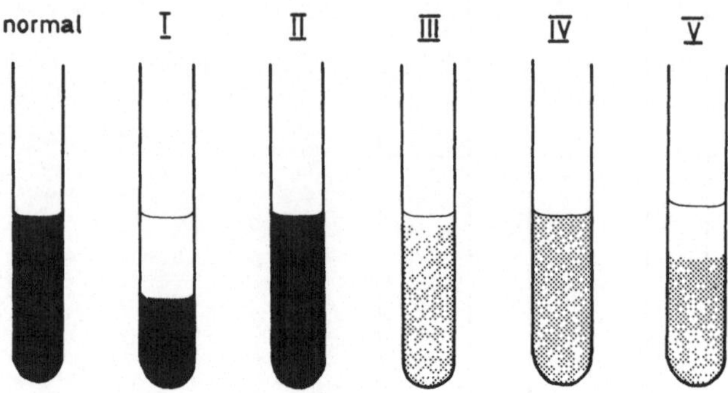

Abb. 1. Aussehen des Plasmas bei normalen Serumlipidspiegeln und Hyperlipidämien mit
dem Lipoproteinmuster I–V nach 12 Std Aufbewahren bei + 4° C. Die Chylomikronen bei
den Typen I, III, V erscheinen als sahniger Überstand. Die Vermehrung der endogenen
Triglyceride bei den Typen III, IV und V erzeugt ein opaleszentes bis milchiges Aussehen
des Plasmas. Im normalen Plasma, im Unterstand von Typ I und bei Typ II bleibt das
Plasma klar, da die endogenen Triglyceride nicht vermehrt sind

● *Lipoproteinelektrophorese*
Durch die Elektrophorese an Agarosegel mit Albuminzusatz zum Puffer lassen sich die
Lipoproteine des Serums in vier Fraktionen trennen (s. Abb. 4, S. 48). Für die Trennung
im elektrischen Feld ist die Ladung (Apoproteine der Lipoproteine) und die Form (absolute Größe, Verhältnis von Apoprotein zu Lipiden) der Lipoproteine entscheidend.
Da eine genaue quantitative Auswertung des Lipoproteinelektrophoresestreifens noch
nicht möglich ist, erlaubt die Betrachtung des Lipoproteinmusters vorerst eine sichere
Aussage nur über das Vorhandensein oder Fehlen von Chylomikronen. Diese Aussage ist
aber auch mit der vorher beschriebenen einfachen Technik nach Aufrahmen des Serums
möglich.

● *Ultrazentrifuge*
Die Trennung der Lipoproteine in der präperativen oder analytischen Ultrazentrifuge
muß wegen des großen zeitlichen und materiellen Aufwandes Forschungslaboratorien
vorbehalten bleiben. Im Schwerefeld der Ultrazentrifuge werden die Lipoproteine nach
dem Molekulargewicht und der Dichte (s. Abb. 4, S. 48) aufgetrennt. Die Zusammensetzung der Lipoproteinfraktionen kann dann chemisch genau bestimmt werden.

Wenn eine Hyperlipidämie gesichert ist, sind ergänzende Untersuchungen notwendig,

▶ um *sekundäre Hyperlipidämien auszuschließen:*
  bei Krankheiten von
      Leber,
      Pankreas, .
      Schilddrüse,
      Niere
      oder falscher Ernährung

44

▶ um *die Diagnose einer primären Hyperlipidämie zu erhärten:*
durch Ausschluß einer sekundären
   Hyperlipidämie
durch Untersuchung von Blutsverwandten

▶ um *andere Stoffwechselstörungen zu erfassen,*
die häufig mit einer Hyperlipidämie vergesellschaftet sind:
   z. B. pathologische Glucosetoleranz,
      Hyperuricämie.

Bei jeder Hyperlipidämie müssen mehrere Grundkrankheiten, die zu einer *sekundären Hyperlipidämie* führen können, mit den üblichen Standardlabormethoden *gesichert oder ausgeschlossen* werden. Tabelle 28 enthält die wichtigsten sekundären Hyperlipidämien.

3. Erläuterungen zur Physiologie und Pathophysiologie

Leider werden nach Trennung mit der Lipoproteinelektrophorese oder mit der präparativen Ultrazentrifuge für die gleiche Lipoproteinfraktion verschiedene Ausdrücke verwendet.
Zum besseren Verständnis ist diesem Kapitel Tabelle 29 mit den Synonymen der Lipoproteinfraktionen vorangestellt. Um weitere Verwirrung − z.B. bei der Lektüre von Spezialliteratur – zu vermeiden, sind im Text die Abkürzungen der englischen Fachausdrücke beibehalten worden.

Tabelle 29. Synonyme der Lipoproteinfraktionen im Serum in Abhängigkeit vom Trennverfahren

Elektrophorese		*Ultrazentrifuge*
Chylomikronen	=	Chylomikronen
Prä-β-Lipoproteine	=	VLDL („Very Low Density Lipoproteins")
		= Lipoproteine sehr geringer Dichte
β-Lipoproteine	=	LDL („Low Density Lipoproteins")
		= Lipoproteine geringer Dichte
α-Lipoproteine	=	HDL („High Density Lipoproteins")
		= Lipoproteine hoher Dichte

3.1. Stoffwechsel von Lipiden und Lipoproteinen

Das *Fett der Nahrung* wird im Darm unter Einwirkung von Gallensäuren durch Lipasen gespalten. Die *langkettigen Fettsäuren* (mehr als 12 C-Atome) werden in der Darmwand in die Triglyceride der *Chylomikronen* eingebaut und über den Ductus thoracicus in die Blutbahn transportiert. Im Serum erzeugen die Chylo-

mikronen bald nach einer fetthaltigen Mahlzeit eine deutliche Trübung, die vier
bis acht Stunden anhalten kann (postprandiale Lipämie). Der Abbau der
„exogenen" Triglyceride im Plasma (Lipämieklärung) erfolgt durch das Lipo-
protein-Lipase-System, das am Capillarendothel lokalisiert ist und durch Heparin aktiviert wird. Dieses Enzymsystem besteht aus mehreren Hydrolasen (Tri-
glyceridlipasen, Monoglyceridhydrolasen, Phospholipasen). Man unterscheidet
neuerdings eine Triglyceridlipase, die aus der Leber stammt und langsamer
wirkt, und eine Triglyceridlipase extrahepatischen Ursprungs, deren Wirkung
rasch einsetzt. Bei dem Abbau der Chylomikronen entstehen über mehrere
Zwischenstufen („intermediate lipoproteins"), nach neuerer Anschauung als
„Restmoleküle" („remnants") HDL und LDL, die schließlich zur Leber gelangen. Die aus den Triglyceriden und Partialglyceriden freigesetzten Fettsäuren
werden in den Stoffwechsel der Organe zur Energiegewinnung eingeschleust
oder gespeichert (Abb. 2).

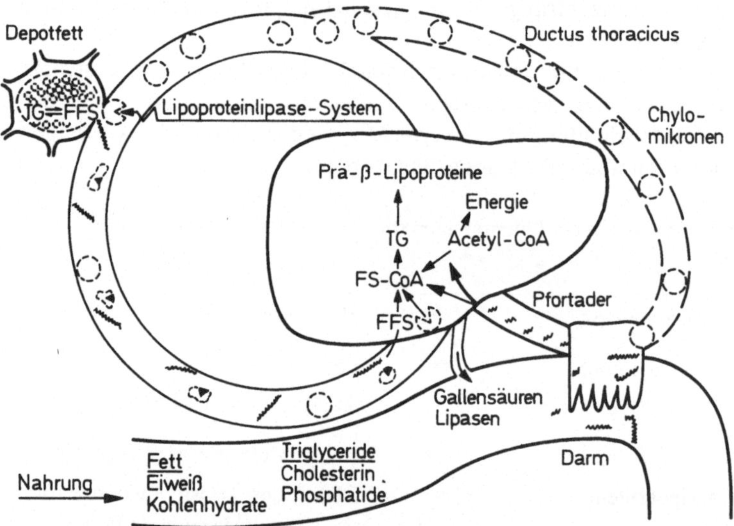

Abb. 2. Schematische Darstellung der Verdauung und Resorption von Fett mit langkettigen Fettsäuren (> 12 C-Atome) im Darm, des Transports der Triglyceride in den Chylomikronen durch den Ductus thoracicus ins Blut und des Abbaus der Chylomikronen durch
das Lipoproteinlipase-System. Fettsäuren mittlerer Kettenlänge (8–10 C-Atome) gelangen über die Pfortader direkt in die Leber und werden dort zum größten Teil zu Acetyl-
CoA abgebaut

Fettsäuren mittlerer Kettenlänge (8–10 C-Atome) werden rascher als langkettige
Fettsäuren resorbiert und gelangen über die Pfortader direkt in die Leber, wo sie
zum größten Teil sofort zu Acetyl-CoA abgebaut werden. Sie tragen also nicht
zur Chylomikronenbildung bei (Abb. 2).

Die *Kohlenhydrate der Nahrung* werden im Darm gespalten und als Monosaccharide über die Pfortader zur Leber transportiert. Der Abbau von Monosacchariden führt zu Acetyl-CoA, dem Baustein der Fettsäuresynthese. Wenn das Fett in der Nahrung durch Kohlenhydrate ersetzt wird, nimmt auch beim Gesunden in Abhängigkeit von Glucose und Insulin die endogene Synthese von Fettsäuren im Fettgewebe, aber auch in der Leber zu. In der Fettgewebszelle werden neu aufgebaute Fettsäuren mit α-Glycerophosphat, das ebenfalls aus Glucose stammt, zu Triglyceriden verestert und gespeichert. In der Leber werden unter diesen Bedingungen vor allem freie Fettsäuren aus dem Plasma, aber auch neugebildete Fettsäuren mit α-Glycerophosphat aus dem Glucoseabbau in Triglyceride verestert („endogene Triglyceride") und sofort oder nach kurzer Speicherung in Form von *VLDL* (Lipoproteine sehr geringer Dichte) in das Plasma abgegeben (kohlenhydratinduzierte Lipämie). Diese VLDL werden wahrscheinlich durch das gleiche Lipoproteinlipase-System wie die Chylomikronen abgebaut. Die endogene Fettsäuresynthese und die Bildung „endogener Triglyceride" ist bei einer hypercalorischen, kohlenhydratreichen Ernährung am größten (Abb. 3).

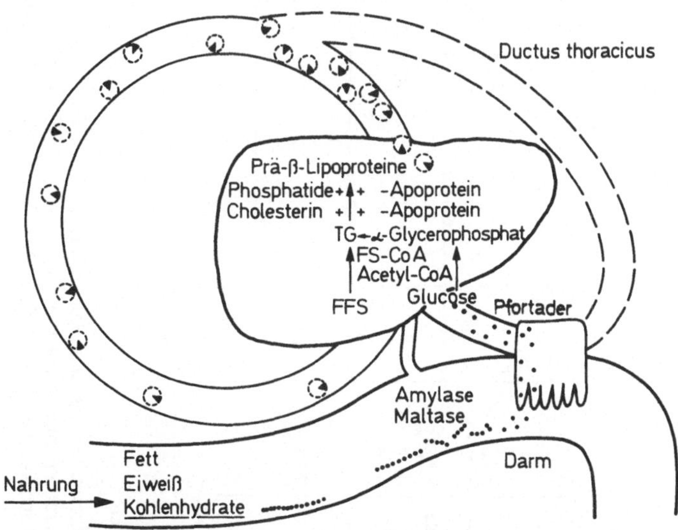

Abb. 3. Die Kohlenhydrate der Nahrung werden im Darm gespalten und als Monosaccharide über die Pfortader zur Leber transportiert. Der Abbau von Monosacchariden führt zu α-Glycerophosphat und Acetyl-CoA. Besonders ersteres wird in der Leber mit freien Fettsäuren aus dem Plasma zu Triglyceriden aufgebaut und in Form von VLDL (Prä-β-Lipoproteinen) ins Blut abgegeben

Neben den Chylomikronen und den VLDL enthält das Plasma noch die LDL und die HDL. Ihre Funktion ist noch weitgehend ungeklärt. Wie bereits erwähnt, gibt es Hinweise dafür, daß das Lipoproteinlipase-System aus den Chylomikronen und VLDL nicht nur kleinere VLDL und „intermediate lipoproteins“, sondern auch die LDL und HDL abspaltet. Die *LDL* sind die cholesterinreichste Lipoproteinfraktion und es wird ihnen deshalb eine Bedeutung für den Cholesterintransport zugesprochen. Die *HDL* spielen eine wichtige Rolle bei der Übertragung von Fettsäuren aus Lecithin auf freies Cholesterin zur

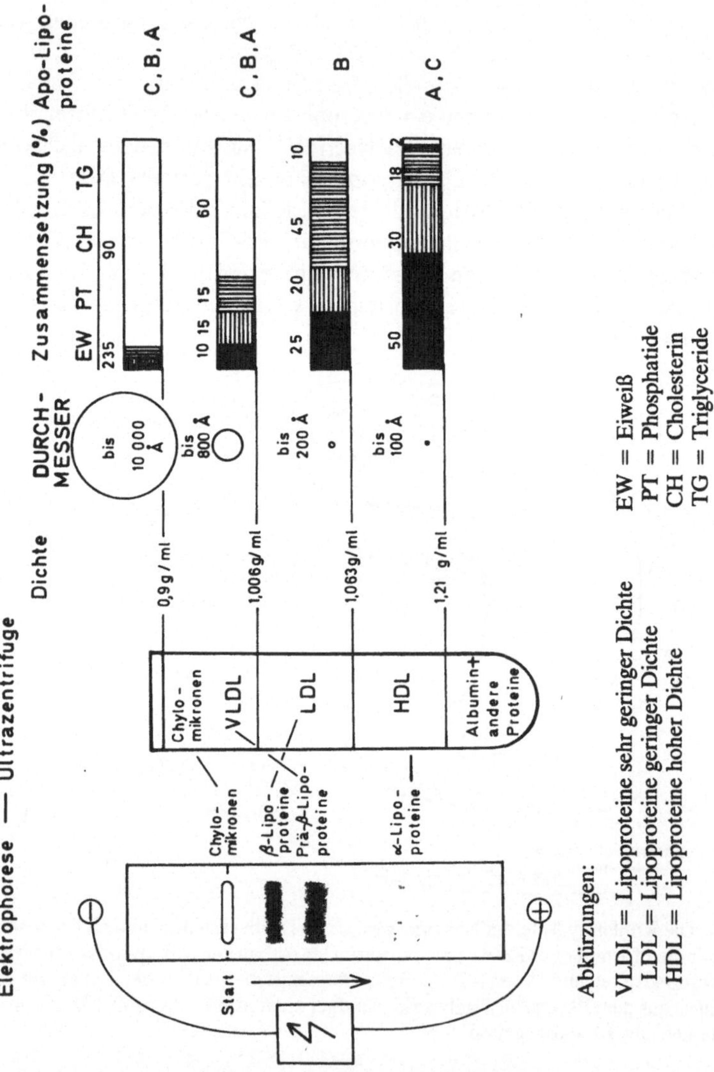

Abb. 4. Schematische Darstellung der Lipoproteinfraktionen des Serums in der Lipoproteinelektrophorese und der präparativen Ultrazentrifuge unter Berücksichtigung ihrer Größe, ihrer Zusammensetzung und ihres Apolipoproteingehalts

Bildung von Cholesterinestern. Außerdem scheinen sie für die Funktion einer Triglyceridlipase wichtig zu sein.

Die *Zusammensetzung der Lipoproteine* und ihr Verhalten in der Lipoproteinelektrophorese und im Schwerefeld der Ultrazentrifuge ist in Abb. 4 dargestellt. Diese Unterteilung in Lipoproteinfraktionen richtet sich nach physikalischen und chemischen Merkmalen, sie soll aber kein statisches Bild von den Lipoproteinen vermitteln, da im Plasma ein Austausch von Komponenten der einzelnen Lipoproteine möglich ist und, wie weiter oben geschildert, beim Abbau von bestimmten Lipoproteinen andere entstehen können. *Zwischen den einzelnen Lipoproteinklassen* bestehen also *funktionelle Verbindungen,* die noch weiter abgeklärt werden müssen. In Abhängigkeit von der Ernährung und unter dem Einfluß von Arzneimitteln ändert sich ebenfalls die Zusammensetzung der Lipoproteine.

Die Bedeutung des Eiweißanteils der Lipoproteine, auch *Apolipoproteine* genannt, wurde erst in den letzten Jahren deutlich. Diese Apolipoproteine bestehen aus mehreren Polypeptiden, die nach einer der gültigen Nomenklaturen in Apo-A, Apo-B und Apo-C unterteilt werden. Die Anteile dieser Apolipoproteine in den einzelnen Lipoproteinfraktionen sind verschieden (Abb. 4); offensichtlich kommt es während des Abbaus von Lipoproteinen auch zu einem Austausch von Apolipoproteinen zwischen den einzelnen Lipoproteinfraktionen. Die Funktion der Apolipoproteine ist bisher nur zu einem kleinen Teil aufgeklärt, so spielt z. B. Apo-B eine bedeutende Rolle für die Struktur von Chylomikronen und VLDL. Bestimmte Apo-C-Peptide können das Enzym Lipoproteinlipase aktivieren, andere Apo-C-Peptide wirken auf das Enzym hemmend. Damit übersteigen die Apolipoproteine bei weitem die Funktion eines Lösungsvermittlers zwischen wäßriger Phase und Lipiden und greifen spezifisch in den Stoffwechsel der Lipoproteine und damit der Lipide ein.

3.2. Pathophysiologie der Hyperlipidämien

Bemühungen um den Nachweis von *Lipoproteinen mit pathologischer Struktur* brachten bei den primären Hyperlipidämien bisher nur Teilerfolge bei der familiären Hypercholesterinämie und der „Broad-Beta-Disease". Unter den sekundären Hyperlipidämien konnten bei der Cholostase (Lipoprotein X) und bei der Hyperthyreose (β-HDL) spezielle Lipoproteine mit charakteristischer Zusammensetzung nachgewiesen werden. Bei den primären Hyperlipidämien liegt meist eine *Vermehrung der auch physiologisch vorhandenen Lipoproteine* vor. In der Lipoproteinelektrophorese ergeben sich, je nachdem welche Fraktion vermehrt ist, unterschiedliche Lipoproteinmuster (Tabelle 31). Die erhöhten Spiegel von Lipoproteinen bzw. Lipiden sind theoretisch zurückzuführen auf einen Defekt beim Abbau, auf eine erhöhte Synthese oder auf beide Ursachen. In jedem Fall können die daraus resultierenden Lipoproteinmuster durch eine *primäre,* angeborene Stoffwechselkrankheit oder *sekundär* durch eine Störung des Fettstoffwechsels bei einer anderen Grundkrankheit verursacht werden. Dabei können verschiedene pathogenetische Mechanismen zum gleichen Lipoproteinmuster führen, z.B. rufen der angeborene Stoffwechseldefekt bei der familiären Hypercholesterinämie und das Lipoprotein X bei der Cholostase mit sekundärer Hyperlipidämie in der Agarose-Elektrophorese beide das Lipoproteinmuster Typ IIa hervor.

Die *Pathogenese der primären Hyperlipidämien* ist noch weitgehend ungeklärt. Bei der *familiären Hyperlipämie* (Lipoproteinmuster Typ I) nimmt man einen Defekt des Lipoprotein-Lipase-Systems beim Chylomikronenabbau an. Nach neuen Ergebnissen ist die Aktivität der Triglyceridlipase vermindert, während z.B. die Aktivität der Monoglyceridhydrolase normal ist. Der Umsatz der Chylomikronen ist stark verlangsamt, während der Umsatz der VLDL normal ist. Völlig unklar sind die Ursachen der *Hyperlipoproteinämie Typ V,* bei der eine Störung des Stoffwechsels der Chylomikronen und der VLDL vorliegt. Nach Injektion von Heparin ist hier die Aktivität des Lipoprotein-Lipase-Systems im allgemeinen normal. Für die Störung im Stoffwechsel der VLDL kann man Überlegungen wie für die *Hyperlipoproteinämie Typ IV* anstellen. Bei dieser Störung im Stoffwechsel der VLDL kommt es wahrscheinlich bei vermehrter Synthese von Triglyceriden während kohlenhydratreicher Kost zu einer Überlastung der die Triglyceride in den VLDL abbauenden Enzymsysteme, die nur

Tabelle 30. Welches Xanthom ist bei welchem Lipoproteinmuster häufig?

Lipoproteinmuster	I	IIa	IIb	III	IV	V
Tuberöse Xanthome		●	●	●	●	
Plane Xanthome		●	●			
Sehnenxanthome		●	●	●	○	
Erruptive Xanthome	●				○	●
Handlinienxanthome				●	○	

Xanthelasmen	bei allen Hyperlipidämien möglich
Arcus lipoides	wird auch bei „normalen" Serumlipidspiegeln beobachtet, im Alter unter 40 Jahren aber hochwertiger Hinweis auf eine Hypercholesterinämie

eine begrenzte Kapazität haben. Außerdem könnte Insulin, das auf mehreren
Stufen in den Triglyceridstoffwechsel eingreift und auch das Lipoprotein-Lipa-
se-System aktiviert, in der Pathogenese der Hyperlipoproteinämien Typ IV und
Typ V eine wichtige Rolle spielen. Bei der *Hyperlipoproteinämie Typ III* („Broad-
Beta-Disease") werden unter anderem eine vermehrte Synthese von VLDL
und eine Überlastung der normalen Abbauwege diskutiert. Dadurch käme es zu
einer Anhäufung von „intermediate lipoproteins" als Zwischenprodukte. Diese
können auf Grund ihrer Zusammensetzung als sog. „flotierendes β-Lipopro-
tein" in der Ultrazentrifuge nachgewiesen werden. Möglicherweise hat aber
auch ein neu entdecktes argininreiches Apolipoprotein eine kausale Bedeutung.
Bei der *familiären Hypercholesterinämie* (Lipoproteinmuster Typ II) liegt eine
Störung in der Regulation der Cholesterinsynthese vor. Beim Gesunden hemmt
Cholesterin ein Enzym, das einen frühen Schritt der Cholesterinsynthese in der
Leber katalysiert (HMG-CoA-Reduktase). Die Hemmung der Synthese durch
das Endprodukt Cholesterin reguliert den Cholesterinstoffwechsel. Nach neuen
Untersuchungen soll bei Patienten mit familiärer Hypercholesterinämie an der
Zelloberfläche ein Rezeptor für die LDL, die vorwiegend Cholesterin transpor-
tieren, fehlen. Dadurch entfällt die Rückkoppelung der Cholesterinsynthese in
der Zelle und es wird vermehrt Cholesterin aufgebaut.

4. Krankheitsbild

Sichtbare Manifestationen der Hyperlipidämien sind die *Lipidablagerungen* in
Haut, Sehnen und Hornhaut in Form von Xanthomen und Arcus lipoides. Die
durch die Hyperlipidämie begünstigte frühzeitige *Arteriosklerose* äußert sich als
Coronarsklerose, obliterierende Angiopathie der Beinarterien und als Cere-
bralsklerose.
Xanthome treten nur bei *weniger als 10% der Patienten* mit Hyperlipidämie auf.
Es können aber primäre wie sekundäre Hyperlipidämien mit Xanthomen ein-
hergehen. Zwischen der Art der Xanthome, ihrer Lokalisation und der Form der
Hyperlipidämie gibt es keine strenge Beziehung (Tabelle 30). Bevorzugte Loka-
lisationen sind für *Hautxanthome* die Streckseiten der Ellenbogen-, Hand- und
Kniegelenke, für *Sehnenxanthome* Achilles- und Patellarsehnen sowie die
Strecksehnen der Finger. *Arcus lipoides* und *Xanthelasmen* treten auch bei
„normalen" Serumlipidspiegeln auf; vor dem 40. Lebensjahr ist ein Arcus
lipoides allerdings ein hochwertiger Hinweis auf eine Hypercholesterinämie.
Die klinisch wichtigste Komplikation, eine *frühzeitige Arteriosklerose*, tritt bei
den verschiedenen Hyperlipidämien zwar mit gewissen Unterschieden in Ausmaß und Lokalisation auf, ein charakteristisches klinisches Bild läßt sich aber
nur für die homozygote Form der familiären Hypercholesterinämie und die familiäre Hyperlipämie im Kindesalter beschreiben. Die Häufigkeit von Coronarsklerose, peripheren Durchblutungsstörungen und Cerebralsklerose bei den

anderen Hyperlipidämien hängt sehr vom Alter der Patienten, dem Ausmaß, der Dauer und der Art der Hyperlipidämie ab. Die Angaben zur Häufigkeit der Arteriosklerose in den verschiedenen Gefäßprovinzen in Tabelle 31 sind deshalb nur Richtzahlen. Am besten ist die Beziehung zwischen Hypercholesterinämie und Herzinfarkt untersucht (s. Abschn. 4.3. und 4.6.).

4.1. Einteilung der Hyperlipidämien

Die Unterteilung der Hyperlipidämien in *primäre* und *sekundäre* ist mitunter sehr schwierig, wegen der Konsequenzen für eine erfolgreiche Therapie aber entscheidend wichtig. Bestimmte Lipoproteinmuster, Xanthome und arteriosklerotische Veränderungen können bei primären und bei sekundären Hyperlipidämien auftreten. Die Diagnose einer *primären* Hyperlipidämie gelingt vorerst nicht ohne den Ausschluß aller sekundären Hyperlipidämien (s. Tabelle 28) und den Nachweis von Hyperlipidämien bei Blutsverwandten.
Vor etwa zehn Jahren wurden die Hyperlipidämien von Fredrickson aufgrund des Lipoproteinmusters in der Lipoproteinelektrophorese in die *Hyperlipoproteinämien Typ I bis V* unterteilt (Tabelle 31). Später wurde klar, daß diese rein *morphologischen Kriterien* zwar für das Verständnis pathophysiologischer Vorgänge, etwa der kohlenhydratinduzierten Hypertriglyceridämie, sehr wertvoll sind, mit den für die Abgrenzung angeborener Stoffwechselkrankheiten allein entscheidenden *genetischen Merkmalen* aber nicht übereinstimmen können. Die praktische Erfahrung lehrte, daß das Lipoproteinmuster nicht für eine bestimmte Krankheit charakteristisch ist, sondern innerhalb der gleichen Familie oder sogar der gleichen Person wechseln kann. Offensichtlich kann ein genetisch fixierter Stoffwechseldefekt mehrere Erscheinungsformen des Lipoproteinmusters hervorrufen. Aufgrund neuerer Familienuntersuchungen kann man heute bei der schon im Jahre 1932 von Bürger und Grütz beschriebenen „familiären Hyperlipämie" (Lipoproteinmuster Typ I) und der im Jahre 1938 von Thannhauser beschriebenen familiären Hypercholesterinämie (Lipoproteinmuster IIa oder IIb) noch am ehesten von *nosologischen Einheiten* sprechen. Trotz mancher Überschneidungen ist aus praktischen Gründen — Unterschiede in bisher bekannten pathogenetischen Faktoren, klinischen Komplikationen, Prognose und damit der Indikation für die Therapie — eine Einteilung notwendig, die im folgenden in der zur Zeit gültigen Form dargestellt wird (Tabelle 31).

4.2. Familiäre Hyperlipämie (Lipoproteinmuster Typ I)

Diese *sehr seltene* Fettstoffwechselstörung ist gekennzeichnet durch ein trübes, oft *rahmiges Serum* als Folge einer starken Vermehrung der Chylomikronen. Dementsprechend sind die Triglyceridwerte stark erhöht, gelegentlich bis über 10 g/100 ml; der Cholesterinwert erreicht im allgemeinen nur ein Fünftel des Triglyceridwertes. Die Diagnose wird in der Regel bereits im *Kindesalter* ge-

stellt. Die Patienten leiden unter *eruptiven Xanthomen*, unter lästigem Hautjuk-
ken, vorwiegend am Stamm aufschießend und nach Absinken der Blutfette
meist rasch verschwindend. Am Augenhintergrund läßt sich eine *Lipaemia
retinalis* nachweisen. Nicht selten findet man eine *Hepatosplenomegalie*, gelegentlich eine Pankreatitis. *Oberbauchkoliken* sind Anlaß zu Fehldiagnosen und
chirurgischen Eingriffen. Das Risiko einer Arteriosklerose scheint nicht erhöht
zu sein. Als Ursache dieser autosomal rezessiv vererbten Fettstoffwechselstörung wird ein Defekt im enzymatischen Abbau der exogenen Triglyceride in den
Chylomikronen angenommen.

4.3. Familiäre Hypercholesterinämie
   (Lipoproteinmuster Typ IIa und b)

Patienten mit dieser erblichen Stoffwechselkrankheit erreichen *Cholesterinspiegel* im Serum zwischen 350 und 1100 mg/100 ml. Die Triglyceridspiegel sind
wenig oder gar nicht vermehrt. Man findet gelegentlich *Xanthome* an den
Achilles- und Patellarsehnen oder den Strecksehnen der Finger. Xanthome der
Haut, wenn vorhanden, liegen vorwiegend an den Streckseiten der Extremitäten. Ein *Arcus lipoides* der Hornhaut tritt schon in jungen Jahren auf. Arteriosklerotische Veränderungen der Gefäße entwickeln sich um so früher, je höher
der Cholesterinspiegel ist. Sie äußern sich fast ausschließlich als *Coronarinsuffi-
zienz* oder *Herzinfarkt*. Patienten mit der *homozygoten Form* dieser Krankheit
und Cholesterinspiegeln über 600 mg/100 ml haben fast immer Xanthome und
erleiden schon im zweiten oder dritten Lebensjahrzehnt einen *Herzinfarkt* oder
sterben am akuten Herztod. Patienten mit der *heterozygoten Form* und Cholesterinwerten unter 500 mg/100 ml erleiden diese lebensbedrohliche Komplikationen in der Regel später. Der Erbgang der familiären Hypercholesterinämie ist
offenbar autosomal dominant. Es ist nicht ganz klar, ob allen familiären Formen
dieser Krankheit der gleiche genetische Defekt zu Grunde liegt. Bei vielen
Patienten besteht neben der Vermehrung des Cholesterins, ausschließlich des
Cholesterins in der *β-Lipoproteinfraktion*, gleichzeitig eine mäßige Vermehrung
der endogenen Triglyceride. Diese Gruppe wird auch als Hyperlipoproteinämie
Typ IIb bezeichnet.
Als Ursache der familiären Hypercholesterinämie wird ein Defekt bei der
Regulation der Cholesterinsynthese diskutiert.
Bei der *homozygoten Form* dieser Krankheit sind wegen der fatalen Folgen für
den Patienten die *rechtzeitige Diagnose* und eine *konsequente Therapie* äußerst
wichtig! Überweisung!

4.4. „Broad-Beta-Disease" (Lipoproteinmuster Typ III)

Dieses seltene Krankheitsbild hat seinen Namen von dem Lipoproteinmuster in
der Lipoproteinelektrophorese, das sich durch eine verbreiterte β-Lipoprotein-
bande auszeichnet. Diese wird durch eine Zwischenfraktion („intermediate

54

Tabelle 31. Übersicht über Cholesterin- und Triglyceridspiegel im Serum sowie Lipoproteinmuster, Häufigkeit weiterer Stoffwechselstörungen und klinischer Komplikationen der primären Hyperlipidämien. Die Banden des Lipoproteinmusters entsprechen von unten nach oben den Chylomikronen, β-Lipoproteinen, Prä-β-Lipoproteinen und zwei Fraktionen der α-Lipoproteine. Die häufigsten Formen der primären Hyperlipidämien sind umrandet

		Familiäre Hyperlipämie	Familiäre Hyper-cholesterinämie		„Broad-Beta-Disease"	Gemischte Hyperlipidämien	
	n	I	II a	II b	III	IV	V
Cholesterin		$(\uparrow)$	$\uparrow\uparrow(\uparrow)$	$\uparrow\uparrow(\uparrow)$	$\uparrow\uparrow$	n	$(\uparrow)$
Triglyceride		$\uparrow\uparrow\uparrow\uparrow$	n	$\uparrow$	$\uparrow\uparrow$	$\uparrow\uparrow$	$\uparrow\uparrow\uparrow$
Triglyceridspiegel deutlich erhöht durch		Fett —	— —	— Kohlenhydrate	— Kohlenhydrate	Fett Kohlenhydrate	
Pathologische Glucosetoleranz		n*	n*		~ 50%	~ 30%	~ 80%
Hyperuricämie		n*	n*		~40%	~ 40%	~ 40%

Hepatosplenomegalie	+	−		−	(+)	+
Xanthome	eruptiv	tendinös, tuberös Arcus lipoides		Handlinien-Xanthome tuberoeruptiv	tuberös (eruptiv)	eruptiv (tuberös)
Coronarsklerose**	n*	homozygot 100%	heterozygot $\sim$ 50%	$\sim$ 35%	$\sim$ 40%	~10%
Arterielle Durchblu-tungsstörungen der Beine**	n*	$\sim$ 10%		$\sim$ 30%	$\sim$ 20%	n*
Cerebralsklerose**	n*	$\sim$ 25%		$\sim$ 10%	?	n*
Anteile an den primären Hyperlipidämien %	$\ll 1$	homozygot < 1	heterozygot 20–40	< 5	40–60	< 5

* n = nicht häufiger als beim Durchschnitt der Bevölkerung.
** Angaben über Häufigkeit sind nur Richtwerte, da bisher nur relativ kleine Gruppen von Patienten untersucht wurden und die Ausprägung der Stoffwechselstörung und das Alter der Patienten Entwicklung und Ausmaß der Gefäßkomplikationen wesentlich beeinflussen.

lipoprotein"), die beim Abbau der Prä-β-Lipoproteine entsteht, vorgetäuscht. Die Diagnose ist nur mit der Ultrazentrifuge in einem Speziallabor zu sichern. Diese Fettstoffwechselstörung wird fast ausschließlich im *Erwachsenenalter* beobachtet. Sie zeichnet sich durch starke Schwankungen der Cholesterin- und Triglyceridspiegel aus, die bei beiden Lipidfraktionen von 300 bis über 1000 mg% reichen können. Bei mehr als der Hälfte dieser Patienten treten *Xanthome* auf, die Hälfte davon wiederum sind charakteristische Handlinienxanthome. Ein Drittel dieser Patienten hat deutliche Symptome einer *coronaren Herzkrankheit,* die bei Männern früher auftritt als bei Frauen. Fast ebenso häufig kommt es zu *peripheren Durchblutungsstörungen.* Bei etwa 50% dieser Patienten findet man gleichzeitig eine *pathologische Glucosetoleranz,* etwa 40% dieser Patienten haben eine *Hyperuricämie.*

Ein spezifischer Stoffwechseldefekt ist bei den Patienten mit dem Lipoproteinmuster Typ III bisher noch nicht nachgewiesen. Wahrscheinlich besteht ein Defekt beim Abbau der Prä-β-Lipoproteine. Der Defekt ist erblich, der Erbgang ist aber noch unklar.

4.5. Gemischte Hyperlipidämien (Lipoproteinmuster Typ IV und V)

Hypertriglyceridämien mit einer isolierten Vermehrung der Prä-β-Lipoproteine sind die *häufigste* Form der primären Hyperlipidämien. Allerdings können beim gleichen Patienten oder in der gleichen Familie Lipoproteinmuster Typ IV und Typ V, also eine gleichzeitige Vermehrung der Chylomikronen, beobachtet werden. Bei Patienten mit *Lipoproteinmuster Typ IV* ist das Serum je nach Höhe des Triglyceridspiegels *trüb* oder *milchig,* das Serumcholesterin ist normal oder nur mäßig erhöht. Etwa ein Drittel der Patienten hat eine *verminderte Glucosetoleranz,* etwa ein Drittel eine *Hyperuricämie.* Bemerkenswert ist das häufige Vorkommen von *coronarer Herzkrankheit* und *peripheren Durchblutungsstörungen.*

Bei den Patienten mit dem *Lipoproteinmuster Typ V* wird allerdings das Risiko einer Arteriosklerose als wesentlich geringer als beim Typ IV eingeschätzt. Die Patienten mit dem Lipoproteinmuster Typ V sind allerdings wesentlich *seltener.* Die meisten Patienten mit Lipoproteinmuster Typ V haben *Übergewicht* und Dreiviertel von ihnen eine *verminderte Glucosetoleranz.* Auch *erhöhte Harnsäurewerte* wurden vermehrt beobachtet. In ausgeprägten Fällen kann das klinische Bild wie bei der familiären, fettinduzierten Hyperlipämie mit *eruptiven Xanthomen, Lipaemia retinalis* und *Oberbauchschmerzen* auftreten.

Die genaue Ursache der Stoffwechselstörungen, die zum Lipoproteinmuster Typ IV und V führen, ist nicht bekannt. Wahrscheinlich liegt eine Störung beim Abbau der Triglyceride vor.

4.6. Hyperlipidämien und Infarktrisiko

Die *gefährlichste klinische Komplikation* der Hyperlipidämien ist der *Herzinfarkt*. Die klinische Erfahrung zeigt, daß die verschiedenen Formen der Hyperlipidämie unterschiedlich häufig zur Arteriosklerose, speziell zum Herzinfarkt
führen. Auf Grund von Beobachtungen am Patienten, von Experimenten am
Tier und Versuchen mit menschlichen Zellkulturen ist heute hinreichend gesichert, daß die *β-Lipoproteine* und die *Prä-β-Lipoproteine* sowie die *„intermediate lipoproteins"* eine atherogene Wirkung haben. Sind diese Lipoproteinfraktionen im Blut erhöht, tritt eine frühzeitige Arteriosklerose auf. Im Gegensatz
dazu nimmt man für die *Chylomikronen* keine atherogene Wirkungen an und
spricht den *α-Lipoproteinen* sogar eine gewisse Schutzfunktion zu. Diese Hypo-
thesen müssen noch durch weitere experimentelle Untersuchungen gesichert
werden.

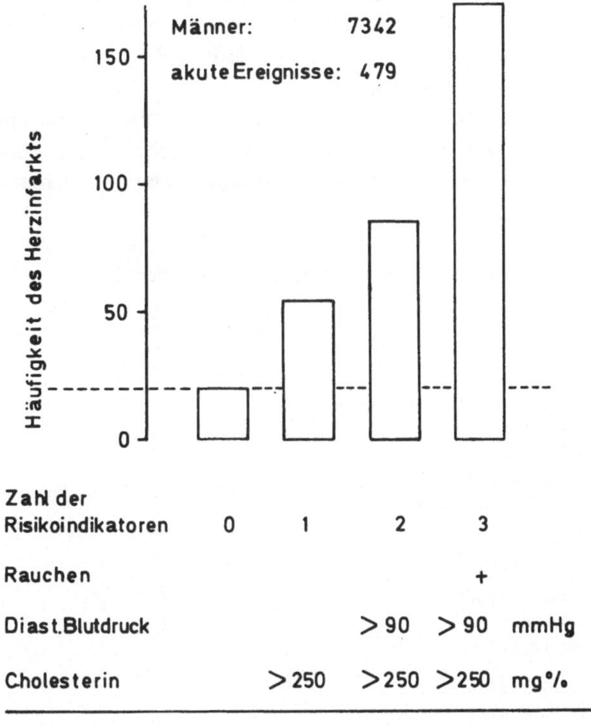

Abb. 5. Häufigkeit des Herzinfarkts und plötzlicher Todesfälle in Abhängigkeit von drei
Risikoindikatoren

Die Infarktepidemie in der zivilisierten Welt führte bereits vor mehr als zwanzig Jahren in den USA zu großzügig angelegten Untersuchungen in der Bevölkerung, die auf Grund von Erhebungen und Laboruntersuchungen feststellen sollten, welche Verhaltensweisen, Nahrungsfaktoren oder Krankheiten überdurchschnittlich häufig mit einer frühzeitigen Arteriosklerose, speziell dem Herzinfarkt, einhergehen. Durch diese *epidemiologischen Untersuchungen* konnten inzwischen eine Reihe von sogenannten Risikofaktoren, neuerdings auch Risikoindikatoren genannt, abgegrenzt werden (Tabelle 32). Für den *Herzinfarkt,* der am einfachsten und sichersten in einer Feldstudie zu belegenden Form der Arteriosklerose, wurde die *Hypercholesterinämie* als *wichtiger Risikoindikator* erkannt.

Diese Risikoindikatoren haben natürlich nur im Sinne einer statistischen Wahrscheinlichkeit ihre Gültigkeit, d.h. für die Einzelperson muß das vorhergesagte Ereignis nicht zwingend eintreten. Dies liegt allein daran, daß für die Entstehung der Arteriosklerose eine Polyätiologie gefordert werden muß und gewisse Schutzfaktoren wie z.B. Geschlecht, körperliche Bewegung oder Erbfaktoren dem Einfluß von Risikofaktoren entgegenwirken können. Die praktische Erfahrung in vielen Industrienationen der Welt hat jedoch die grundsätzliche Gültigkeit dieser Risikoindikatoren bestätigt.

Über die Identifizierung der Risikoindikatoren hinaus brachten die epidemiologischen Untersuchungen ein weiteres wichtiges Ergebnis. Eine *Häufung von Risikoindikatoren* bei einer Person führt nicht nur zu einer einfachen Addition,

Tabelle 32. Rangordnung der Risikoindikatoren (nach Heyden, 1974)

Herzinfarkt
1. Hypercholesterinämie
2. Zigarettenrauch – Inhalation
3. Hypertonie
4. Diabetes
5. Hyperuricämie
6. Adipositas (indirekt)

Apoplexie
1. Hypertonie
2. Coronarkrankheit
3. Diabetes
4. Adipositas

Claudicatio Intermittens
1. Zigarettenrauch – Inhalation
2. Diabetes
3. Hypercholesterinämie
   (Hypertriglyceridämie)
4. Coronarkrankheit

sondern zu einem *exponentiellen Anstieg des Risikos.* Dies bedeutet, daß Personen mit einer Häufung von Risikoindikatoren besonders gefährdet sind, und deshalb möglichst viele dieser Risikoindikatoren abgebaut werden müssen (Abb. 5) (s. S. 57).

5. Therapie

Für die Behandlung der Hyperlipidämien stehen die *Diät* und mehrere *Arzneimittel* zur Verfügung. Einzeln oder in Kombination senken beide Therapieformen in den meisten Fällen erhöhte Serumlipidspiegel. Leider erhalten in der Praxis, da für den Patienten bequemer und für den überlasteten Arzt zeitsparender, die Arzneimittel den Vorzug, während die Möglichkeiten der Ernährungstherapie bei weitem nicht ausgeschöpft werden.
Die *Therapie der sekundären Hyperlipidämien* erfolgt in der Regel durch die Behandlung der Grundkrankheit. Bei Grundleiden, die schlecht zu beeinflussen sind, z.B. chronische Nierenkrankheiten, kann die Indikation auch für eine speziell am Lipidstoffwechsel angreifende Therapie gegeben sein.
Die *Therapie der primären Hyperlipidämien* ist gewöhnlich eine Therapie auf Lebenszeit. Dies sollte man bei den Anweisungen für eine Diät in Hinsicht auf die Durchführbarkeit und bei der Verordnung von Arzneimitteln wegen der Nebenwirkungen stets vor Augen haben.

5.1. Wirksamkeit der Therapie

Vor die Indikation und die Durchführung einer Therapie der primären Hyperlipidämien muß man die Frage nach dem Erfolg stellen. *Kriterien für die Wirksamkeit* sind über die Senkung der Serumlipidspiegel hinaus die Verhütung oder Eindämmung der vorzeitig zum Tode führenden Gefäßveränderungen.
Von einer *erfolgreichen Senkung des Cholesterinspiegels* kann man nur sprechen, wenn der Wert um 100 mg/100 ml oder mehr abgesunken ist oder den Normbereich erreicht hat. Dabei ist zu beachten, daß unter Berücksichtigung der Schwankungen des Cholesterinspiegels von Tag zu Tag und der Meßfehler bei Probenentnahme, Analysen etc. erst bei Differenzen von mehr als 40 mg% von einem sicheren Unterschied gesprochen werden kann.
Ist der Erfolg auf die Serumlipidspiegel innerhalb kurzer Frist meßbar, so kann auf die *Wirkung auf die Veränderungen an den Gefäßen* beim einzelnen Patienten zunächst nur indirekt geschlossen werden, etwa durch die Verkleinerung von Xanthomen der Haut. Man muß deshalb die Ergebnisse von Langzeitstudien an einer ausreichend großen Zahl von Patienten als Argument für diese Therapie heranziehen. Im Gegensatz zur *Diättherapie,* mit der schon zahlreiche Langzeituntersuchungen an einem großen Patientengut durchgeführt wurden, die die Wirkung einer Kostumstellung im Sinne einer Senkung des Risikos arterioskle-

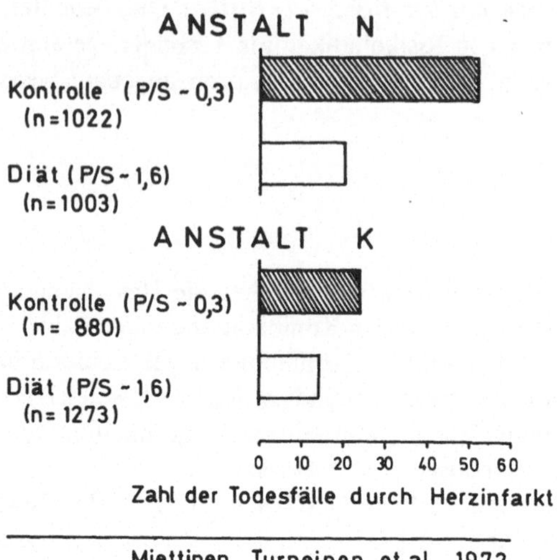

Abb. 6. Anzahl der Todesfälle an Herzinfarkt bei Männern in zwei Anstalten (N und K) in Finnland. Zu dieser Studie, die insgesamt 12 Jahre lang an über 4000 Personen durchgeführt' wurde, hatte eine polyenfettsäurenreiche Diät (P/S ~ 1,6) im Vergleich zu einer Kontrollkost (P/S ~ 0,3) einen günstigen Einfluß auf die Häufigkeit des Infarkttodes

rotischer Veränderungen nachweisen (Abb. 6), gibt es auf dem Gebiet der *Arzneimitteltherapie* der Hyperlipidämien bisher neben Langzeitbeobachtungen mit geringen Fallzahlen nur wenige größere Studien, die erstes Material für eine statistische Auswertung liefern. Obwohl für die Wirksamkeit eines Arzneimittels auf die arteriosklerotischen Veränderungen bei Hyperlipidämien der Beweis noch aussteht, rechtfertigen die bisherigen Erfahrungen die medikamentöse Dauertherapie einer primären Hyperlipidämie, die mit Diät allein nicht ausreichend behandelt werden kann.

Bei der *Beurteilung eines Therapieerfolges* ist es auf jeden Fall sehr wichtig, zu unterscheiden zwischen der Verhütung der frühzeitigen Arteriosklerose an einem noch weitgehend normalen Gefäßsystem (sog. „primary prevention") und der Begrenzung oder gar Rückbildung von atherosklerotischen Plaques bei Patienten mit klinischen Komplikationen der Arteriosklerose (sog. „secondary prevention"). Erstere hat natürlich mehr Aussicht auf Erfolg.

5.2. Indikationen zur Therapie

Die *Indikation zur Therapie richtet sich nach dem Risiko,* das aus den klinischen Komplikationen der Hyperlipidämie für den Patienten entsteht. Dieses Risiko ist bei den verschiedenen Formen der Hyperlipidämie unterschiedlich groß. Da es sich bei den primären Hyperlipidämien immer um eine Langzeittherapie handelt, müssen das *Risiko der Nebenwirkungen* von Arzneimitteln und das *Risiko einer Coronarkrankheit* sorgfältig *gegeneinander abgewogen* werden. Grundsätzlich müssen alle Patienten mit erhöhten Lipidspiegeln behandelt werden. Da der Beweis für eine bessere Prognose der Patienten mit primärer Hyperlipidämie durch Arzneimittel noch aussteht, sollten vorerst nur Patienten mit Cholesterinwerten über 300 mg/100 ml und Triglyceridwerten über 300 mg/100 ml mit Arzneimitteln behandelt werden, wenn eine geeignete Diättherapie die Lipidspiegel vorher nicht unter diese Grenzen absinken ließ. Bei einem Cholesterinspiegel über 300 mg/100 ml ist das Infarktrisiko so groß, daß nach Ausschöpfung der Möglichkeiten der Ernährungstherapie ein Arzneimittel gerechtfertigt ist. Im Grenzbereich zwischen 200 und 250 mg/100 ml hängt die Indikation für eine konsequente Diät von den weiteren Risikoindikatoren des betreffenden Patienten ab. In Abb. 7 ist der Anstieg des Infarktrisikos in Abhängigkeit vom Cholesterinspiegel dargestellt, gleichzeitig sind als Faustregel die Indikationen für Diät und Arzneimittel angegeben. Für die Hypertriglyceridämie ist die Indikation für eine Arzneimitteltherapie nicht so streng zu stellen, da die Bedeutung der Hypertriglyceridämie als Risikoindikator nicht ausreichend gesichert ist. Eine Diät ist aber bei erhöhten Triglyceridspiegeln immer indiziert.

Neben der Höhe der Serumlipidspiegel ist die *Indikation* für eine Arzneimitteltherapie auch *von den anderen, gleichzeitig bestehenden Risikoindikatoren abhängig.* Wie Abb. 8 zeigt, steigt das Coronarrisiko mit der Zahl der Risikoindi-

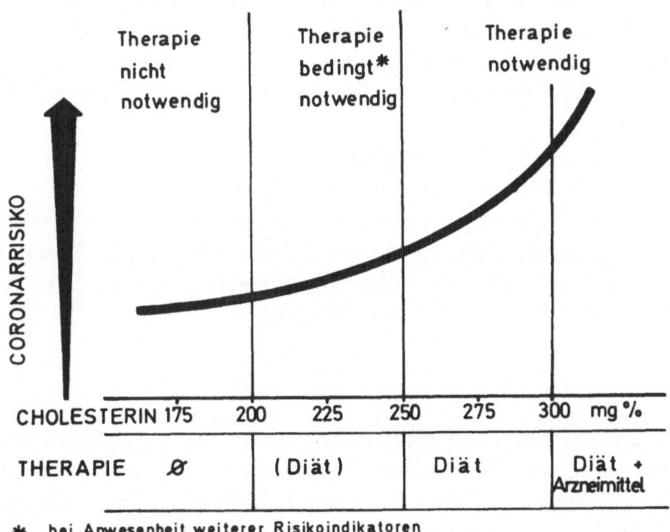

Abb. 7. Indikationen für die verschiedenen Formen der Therapie bei Hypercholesterinämie in Abhängigkeit vom Cholesterinspiegel und dem daraus abzuleitenen Coronarrisiko

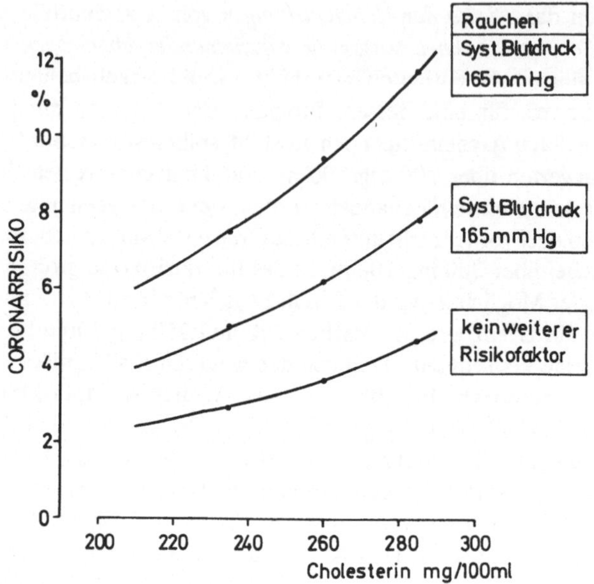

Abb. 8. Anstieg des Coronarrisikos mit dem Cholesterinspiegel und in Abhängigkeit von einem oder zwei weiteren Risikoindikatoren

katoren deutlich an. Bei einer Häufung von Risikoindikatoren ergibt sich deshalb auch schon für den Bereich von 200–250 mg/100 ml Cholesterin eine Indikation für eine konsequente Diättherapie. Hat ein Patient mit mehreren Risikoindikatoren bereits einen Infarkt durchgemacht, ist schon für den Bereich 250–300 mg/100 ml Cholesterin eine Indikation für eine Arzneimitteltherapie gegeben.

Die Indikation für eine Arzneimitteltherapie der Hyperlipidämie im Kindesalter sollte in jedem Fall von einem Spezialisten gestellt werden.

Für die *operative Entfernung von Xanthomen* sollte nur eine orthopädische Indikation bei störenden Xanthomen der Achillessehne gelten. Kosmetische Operationen bei Hautxanthomen führen zu keinem Dauererfolg, da im bradytrophen Narbengewebe rasch Rezidive auftreten.

5.3. Diät

Die *Diät ist die Grundlage einer erfolgreichen Therapie* der Hyperlipidämien. Sie erfordert die aktive Mitarbeit des Patienten, der entsprechend *informiert, motiviert* und *kontrolliert* werden muß. In diesem Bemühen darf man nicht versäumen, den Ehepartner des Patienten als wichtigen Bundesgenossen zu gewinnen. Cholesterin- und Triglyceridspiegel im Serum werden auf Grund der Zusammensetzung der Lipoproteine von verschiedenen Nährstoffen gleichzeitig beeinflußt. Die Gewichte sind jedoch unterschiedlich verteilt, so daß man mit bestimmten Diätmaßnahmen vorwiegend den Cholesterinspiegel oder den Triglyceridspiegel verändern kann (Tabelle 33).

Tabelle 33. Prinzipien der Diättherapie

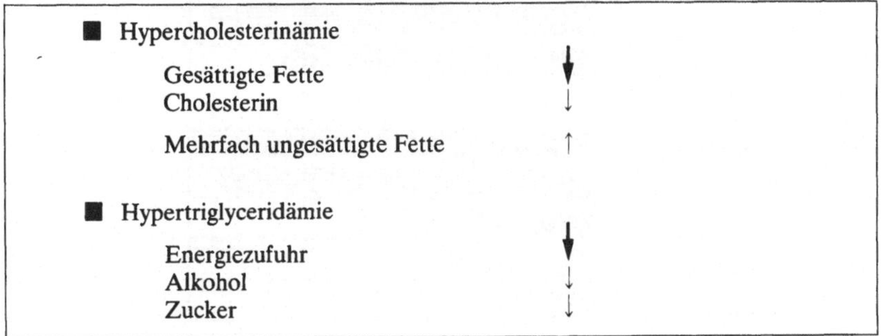

5.3.1. Diät bei Hypercholesterinämie

Wirksamste Maßnahme der Ernährungstherapie ist der *Austausch gesättigter Fettsäuren* gegen *mehrfach ungesättigte Fettsäuren*. *Gesättigte Fettsäuren* sind vorwiegend in den tierischen Fetten enthalten, kommen aber auch in bestimmten pflanzlichen Fetten (z. B. Kokosfett) vor. *Mehrfach ungesättigte Fettsäuren,* auch Polyenfettsäuren genannt, sind vor allem in Pflanzenölen (z. B. Sonnenblumenöl, Maiskeimöl) enthalten. Ihre wichtigste Vertreterin in der Nahrung des Menschen ist die Linolsäure (Abb. 9). Fischöle haben ebenfalls einen hohen Gehalt an mehrfach ungesättigten Fettsäuren. Das Verhältnis von Polyenfettsäuren zu gesättigten Fettsäuren in der Nahrung wird kurz als P/S-Quotient bezeichnet und beträgt in der deutschen Bevölkerung zur Zeit 0,3. Durch eine Ernährungsumstellung in der oben skizzierten Form läßt sich dieser Quotient mit den käuflichen Nahrungsmitteln auf etwa 1,0 anheben.

Durch eine *Verminderung des Cholesteringehalts in der Nahrung* sinkt der Serumcholesterinspiegel ab. Da Cholesterin nur in tierischen Fetten enthalten ist, wird durch eine Ernährungsumstellung auf vorwiegend pflanzliche Fette gleichzeitig die Cholesterinzufuhr vermindert. Besonders cholesterinreiche Nahrungsmittel sind Eigelb, Leber, Niere, Gehirn, Butter (Tabelle 34). Die Cholesterinaufnahme mit der Nahrung sollte von durchschnittlich 600 mg/Tag auf Werte unter 300 mg/Tag gesenkt werden.

Am wirksamsten ist die Verminderung der gesättigten Fettsäuren, weniger wirksam der vermehrte Verzehr mehrfach ungesättigter Fettsäuren, den geringsten Effekt bringt die Reduktion der Cholesterinzufuhr. Insgesamt kann man eine Senkung des Cholesterinspiegels um etwa 30 mg% bzw. 10 bis 15% erreichen.

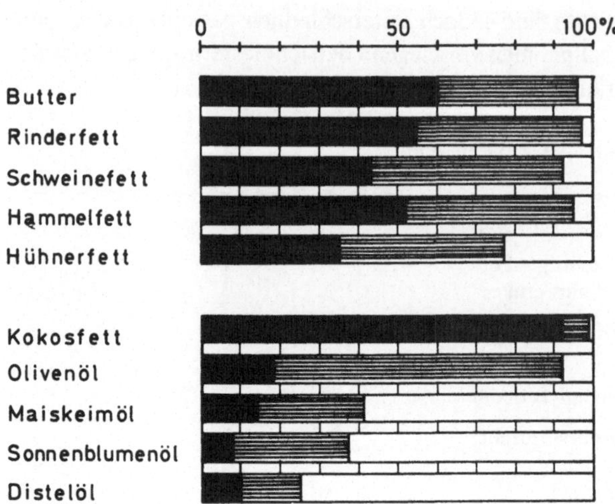

Abb. 9. Fettsäurenzusammensetzung der wichtigsten Nahrungsfette und -öle

■ gesättigte Fettsäuren

▤ einfach ungesättigte Fettsäuren

☐ mehrfach ungesättigte Fettsäuren, fast ausschließlich Linolsäure

Tabelle 34. Cholesteringehalt (mg) von wichtigen Nahrungsmitteln pro 100 g eßbarem Anteil

Schweinefleisch	70	Forelle	50
Rindfleisch	70	Hering	60
Kalbfleisch	90	Aal	70
Hammelfleisch	65	Vollei	470
Zunge	140	(1 Ei, ca. 60 g)	280
Herz	140	Butter	280
Leber	250	Mayonnaise	140
Niere	350	Milch	12
Bries	300	Sahne (30% Fett)	102
Hirn	3000	Käse (60% Fett i.T.)	100
Wild	110	Margarine	0
Geflügel	75	Pflanzenöle	0
Wurst	100		
Schinken	70		
Speck	100		

Werte aus „Nährwert-Broschüre", Deutsche Lebensmittelwerke GmbH, Hamburg, 1973

5.3.2. Diät bei Hypertriglyceridämie

Die *Verminderung der Energiezufuhr* ist die wirksamste Maßnahme zur Senkung erhöhter Triglyceridspiegel. Dies gilt sowohl für die Hyperchylomikronämie bei zu hoher Fettzufuhr wie für eine Vermehrung der endogenen Triglyceride aus der Leber, die in den Prä-β-Lipoproteinen transportiert werden. Eine seltene Sonderform bildet die familiäre Hyperlipämie (Lipoproteinmuster Typ I), auf deren Therapie speziell eingegangen wird (s. Abschn. 5.3.4.1.).

Durch erhöhte Kohlenhydratzufuhr kann eine vorübergehende oder andauernde Vermehrung der endogenen Triglyceride im Serum auftreten. Wegen ihrer raschen Resorption im Darm und raschen Stimulierung der Insulinsekretion entfalten Zucker, z.B. Saccharose, eine besonders ungünstige Wirkung. Eine *Einschränkung der Kohlenhydratzufuhr,* speziell von *Rohrzucker,* senkt erhöhte Triglyceridspiegel im Nüchternserum.

Alkohol führt zu einer Vermehrung des Triglyceridspiegels im Serum. Bei manchen Patienten besteht eine besondere Empfindlichkeit des Triglyceridspiegels gegenüber Alkohol. Hier ist eine Beschränkung oder sogar ein Verbot von Alkohol indiziert. Für diese Entscheidung wichtig ist das Verhalten der Triglyceride nach zwei Wochen Alkoholkarenz.

Da eine sehr kohlenhydratarme Kost, z.B. 30% der Energie als Kohlenhydrate und 55% als Fett, zwar die endogenen Triglyceride im Nüchternserum vermindert, aber tagsüber nach den Mahlzeiten zu einem starken Anstieg der Chylomikronen im Blut führt, geht heute bei Hypertriglyceridämie und Vermehrung der Prä-β-Lipoproteine die Tendenz zu einer *Diät mit nur mäßig reduziertem Kohlenhydratgehalt.* Diese Kost ist auf Dauer auch viel besser durchführbar.

5.3.3. Rationalisierung der Diät bei Hyperlipidämie

Die Ernährungstherapie bei den häufigen Formen der Hyperlipidämie läßt sich unter dem folgenden Schema vereinheitlichen. Bei *Übergewicht* wird bis zum Erreichen des Sollgewichts eine *Reduktionsdiät* verabreicht (s. Kap. VIII). Dann wird eine dem tatsächlichen Energiebedarf angemessene Energiezufuhr aufrechterhalten. *Eiweiß* soll mit 10 bis 15%, *Fett* mit 35% und *Kohlenhydrate* mit 50 bis 55% der Gesamtenergiezufuhr vertreten sein. *Fetten mit mehrfach ungesättigten Fettsäuren (Linolsäure)* wird gegenüber tierischen Fetten der Vorzug gegeben (Abb. 9); dadurch wird gleichzeitig die *Cholesterinzufuhr gesenkt.* Der *Zuckerkonsum* wird *vermindert, Alkohol* ist in mäßigen Mengen erlaubt oder ganz *verboten.* Die Nahrungsaufnahme in mehreren kleinen Mahlzeiten wirkt sich günstig aus. Diese Diät entspricht am ehesten einer fettmodifizierten Diabetesdiät. Tabelle 35 enthält die im Rahmen dieser Diät erlaubten und verbotenen Nahrungsmittel.

Bis auf die anschließend genannten Sonderformen der Diät bei seltenen Hyperlipidämien *lassen sich alle häufigen Hyperlipidämien mit dieser Diät behandeln.*

Tabelle 35. Stellung der wichtigsten Nahrungsmittel in der Diät bei Hyperlipidämien

	Erlaubt	Verboten
Fleisch- und Wurstwaren	mageres Fleisch (ohne sichtbares Fett) von Schwein, Rind, Kalb und Wild	fettes Fleisch einschließlich übliches Hackfleisch, Wurstwaren, Innereien, Konserven, Fertiggerichte
Geflügel	Huhn und Truthahn (ohne Haut)	Ente, Gans
Fisch	magere Sorten, z.B. Forelle, Heilbutt, Kabeljau, Schellfisch, Rotbarsch	fette Sorten, z.B. Hering, Aal, Makrele, Ölsardinen, Kaviar, Hummer, Austern, Muscheln
Fette, Speiseöle, Mayonnaise	Maiskeimöl, Sonnenblumenöl und nur Margarinesorten, die aus diesen Ölen hergestellt sind	Butter, Schweinefett, Kokosfett, sonstige Backfette, Olivenöl und daraus hergestellte Suppen, Soßen und Mayonnaisen
Ei	Eiweiß	Eigelb
Milch und Milchprodukte	Magermilch, Buttermilch, Magerjoghurt, Magerquark, Magerkäse (30% Fett i. T.)	Trinkmilch und daraus hergestellte Getränke, Kondensmilch, Sahne, Eiscreme, fetter Quark und fetter Käse
Kartoffel Getreideprodukte Reis Gemüse Obst Brot	alle Sorten	wenn mit verbotenem Fett zubereitet
Backwaren	mit erlaubtem Fett und Magermilch, aber ohne Eigelb hergestellt	alle handelsüblichen Backwaren
Süßwaren	auch fettarme Sorten nur in sehr geringen Mengen	Milchschokolade, Marzipan, Nougat, Sahnekaramellen
Nüsse	alle Sorten außer	Kokosnüssen
Getränke	Magermilch und damit bereitete Milchgetränke, Obst- und Gemüsesäfte, Kaffee, Tee	Trinkmilch, alkoholhaltige Getränke in größeren Mengen

Bei der praktischen Durchführung muß die „Köchin" des Patienten auf die Erfordernisse der Dauertherapie – vollwertige, schmackhafte, abwechslungsreiche Kost, appetitanregend serviert – besonders hingewiesen werden. Großzügigkeit bei Einzelwünschen des Patienten, z. B. Butter zu Karpfen blau, wird im allgemeinen vom Patienten mit erhöhter Bereitschaft zur Mitarbeit honoriert.

5.3.4. Sonderformen der Diät bei seltenen Hyperlipidämien

5.3.4.1. Familiäre Hyperlipämie (Lipoproteinmuster Typ I). Bei dieser *sehr seltenen* Fettstoffwechselstörung werden die erhöhten Triglyceridspiegel (Hyperchylomikronämie) durch eine *fettarme Kost mit weniger als 30 g Fett pro Tag* rasch vermindert. Gleichzeitig gehen die klinischen Komplikationen, wie eruptive Xanthome, rasch zurück. Bei akuten abdominellen Krisen ist Krankenhauseinweisung notwendig, da bei völliger Nahrungskarenz eine parenterale Zufuhr von Flüssigkeit und Energie in Form von Kohlenhydraten notwendig wird. Da auf die Dauer eine extrem fettarme Diät nicht eingehalten werden kann, erhalten diese Patienten ein *Spezialfett* (Ceres, Margarine und Öl) mit *Triglyceriden aus Fettsäuren mittlerer Kettenlänge,* die aus dem Darm über die Pfortader zur Leber transportiert werden und deshalb nicht zur Chylomikronenbildung beitragen. Für diese Ernährungstherapie ist die *Beratung durch einen Spezialisten* notwendig.

5.3.4.2. Familiäre Hypercholesterinämie (Lipoproteinmuster Typ IIa) homozygote Form. Die homozygote Form der familiären Hypercholesterinämie spricht in der Regel auch auf strenge Diät kaum an. Das *Infarktrisiko* ist jedoch bei diesen Patienten auch *im Kindesalter schon so hoch,* daß die *Betreuung* unbedingt *in Zusammenarbeit mit einem Spezialisten* erfolgen sollte.

5.3.4.3. Gemischte Hyperlipidämie (Lipoproteinmuster Typ V). Bei dieser relativ seltenen Form kann es *vorübergehend* notwendig werden, eine *fettarme Kost* zu geben, bei der das übliche Fett ebenfalls durch Ceres ersetzt werden kann. Wichtigste Maßnahmen neben der allgemeinen Diät bei Hyperlipidämie (s. Abschn. 5.3.3.) sind aber eine *Reduktion der Energiezufuhr* und das *Verbot von Alkohol* und *Zucker.*

5.4. Arzneimitteltherapie

Für die Therapie der Hyperlipidämien stehen mehrere Arzneimittel zur Verfügung, die sich in Wirkungsmechanismen, Wirksamkeit und Nebenwirkungen unterscheiden. Auf Grund des Wirkungsmechanismus oder der praktischen Erfahrung läßt sich bei Hypercholesterinämie und bei Hypertriglyceridämie eine Rangordnung der Wirksamkeit verschiedener Substanzen aufstellen. Tabelle 36 enthält die wirksamen Arzneimittel, geordnet nach ihrer Wirkung auf Cholesterin- und Triglyceridspiegel. Ist die Entscheidung für ein bestimmtes

Tabelle 36. Arzneimitteltherapie

Wirkung	Substanz	Medikamente	Anfangs-dosis pro Tag	Dauer-Dosis pro Tag
Cholesterin Triglyceride	Cholestyramin	Quantalan 50 Cuemid	4 g	16–32 g
	β-Sitosterin	Sitosterin		
	D-Thyroxin	Dynothel	2 mg	4–8 mg
	β-Pyridylcar-binol	Ronicol retard	0,15 g	0,9–1,2 g
	Nicotinsäure	Niconacid retard	0,25 g	1,0–1,25 g
	Clofibrat und Derivate	Regelan Skleromexe Atheropront Atherolip	0,5 g	1–2 g

Arzneimittel gefallen, muß diese *Therapie in genügend hoher Dosierung* und mit der gebotenen Sorgfalt und Ausdauer durchgeführt werden. Es ist besser, kein Arzneimittel zu geben, als mit einem unwirksamen Arzneimittel oder mit einer zu geringen Dosis eines wirksamen Arzneimittels den Patienten und sich selbst in Sicherheit zu wiegen. *Die medikamentöse Therapie erfolgt als Ergänzung der Diättherapie* (Tabelle 37). Auf keinen Fall sollte das Arzneimittel ein Alibi für eine falsche Ernährung liefern.

5.4.1. Besonderheiten der Arzneimitteltherapie bei einzelnen Hyperlipidämien

Für die sehr seltene *familiäre Hyperlipämie* (Lipoproteinmuster Typ I) gibt es kein wirksames Medikament. Die Behandlung erfolgt *nur mit Diät* allein.
Die Erfolgsaussichten der Therapie der *homozygoten Form* der *familiären Hypercholesterinämie* sind immer noch sehr begrenzt. Diät hat praktisch keine Wirkung und mit Arzneimitteln läßt sich der auf Werte über 600 mg/100 ml erhöhte Cholesterinspiegel nur unbefriedigend senken. Auch die Kombination von Arzneimitteln führte bisher zu keinem wesentlich besseren Erfolg. *Die unbedingt notwendige Behandlung* dieser vorwiegend jugendlichen Patienten sollte *nur in Zusammenarbeit mit einem Spezialisten erfolgen.*

5.4.2. Richtlinien für die Dauertherapie

Vor Beginn einer Dauertherapie mit einem Arzneimittel muß die Diagnose einer primären Hyperlipidämie gesichert sein. Ist zur Behandlung der Hyperlipidämie ein Arzneimittel indiziert, beginnt auf der Grundlage einer vernünftigen, vom Patienten durchführbaren Diät eine medikamentöse Therapie über lange

Tabelle 37. Grundzüge der Diät- und Arzneimitteltherapie bei den Hyperlipidämien. Es wird deutlich, daß die Hyperlipidämien bis auf einzelne Sonderfälle mit einer einheitlichen Diät behandelt werden können

	Familiäre Hyperlipämie	Familiäre Hypercholesterinämie	„Broad-Beta-Disease"	Gemischte Hyperlipidämien
Lipoproteinmuster	I	II	III	IV V
Hyper-cholesterinämie Diät **Hyper-triglyceridämie**	langkettige Fettsäuren (< 30 g/die) mittelkettige Fettsäuren	Gesättigte Fette ↓ Cholesterin ↓ mehrfach un-gesättigte Fette ↑	Gesättige Fette ↓ Cholesterin ↓ mehrfach un-gesättigte Fette ↑ Energiezufuhr ↓ Alkohol ↓ Zucker ↓	Energiezufuhr ↓ Alkohol ↓ Zucker ↓
Wirksame Arzneimittel	∅	Pyridylcarbinol Nicotinsäure Cholestyramin Sitosterin D-Thyroxin	Clofibrat Nicotinsäure Pyridylcarbinol Sitosterin	Clofibrat Nicotinsäure Pyridylcarbinol

Tabelle 38. Nebenwirkungen der Arzneimittel

Substanz	Nicotinsäure (in Retard-Form)	β-Pyridylcarbinol (in Retard-Form)	Clofibrat	Cholestyramin	Sitosterin	D-Thyroxin
Nebenwirkungen	Flush Gastritis Diarrhoe Glucosetoleranz $\downarrow$ Hyperurikämie SGOT $\uparrow$ SGPT $\uparrow$	Flush Gastritis Diarrhoe Glucosetoleranz $\downarrow$ SGOT $\uparrow$ SGPT $\uparrow$	Übelkeit Diarrhoe SGOT $\uparrow$ SGPT $\uparrow$ CPK $\uparrow$ (Myositis) Potenzierung von Antikoagulantien Bei Hypalbuminämie (z.B. Nephrotisches Syndrom) Dosis reduzieren!	Obstipation Blähungen Übelkeit Malabsorption fettlöslicher Nährstoffe Bindung von Arzneimitteln an Cholestyramin	Obstipation Blähungen Völlegefühl	Angina pectoris! Rhythmusstörungen! Glucosetoleranz $\downarrow$ Potenzierung von Antikoagulantien

Zeit, in vielen Fällen für den Rest des Lebens. Aus diesem Grunde sind immer vorher das hohe Risiko, das die Hyperlipidämie für den Patienten bedeutet, gegen die Bivalenz jedes Arzneimittels, nämlich seine erwünschten und unerwünschten Wirkungen im Organismus besonders gründlich abzuwägen. Die *ersten Kontrollen* des Serumlipidspiegels werden *zwei bis vier Wochen* nach Beginn der medikamentösen Behandlung durchgeführt. Wurde mit einer genügend hohen Dosierung und unter zuverlässiger Einnahme des Arzneimittels *nach acht Wochen in drei Kontrollwerten* kein ausreichender Erfolg erzielt, muß ein *anderes Arzneimittel* angesetzt werden. Auch wenn die Serumlipidspiegel die Normalwerte nicht erreichen, dürfte nach den derzeitigen Kenntnissen eine deutliche Senkung der Spiegel schon von Nutzen sein, da das Coronarrisiko mit der Höhe des Cholesterinspiegels exponential ansteigt. Wenn sich in einer Langzeittherapie die Werte auf einem niedrigeren Spiegel stabilisiert haben, sind *Kontrollen im Abstand von mindestens drei Monaten notwendig*. Bei größeren Abständen besteht die Gefahr, daß der Patient die Therapie nicht für wichtig hält. Nach einer Dauertherapie über Jahre ist ein *Auslaßversuch* von vier Wochen Dauer zur Bestätigung der Wirksamkeit für den Arzt und für den Patienten sehr nützlich. Die medikamentöse Langzeittherapie erfordert besondere Sorgfalt in der Überwachung des Patienten. Der Patient muß auf die Symptome häufiger *Nebenwirkungen* hingewiesen werden und bei jedem Besuch danach gefragt werden. Die Tabelle 38 enthält die wichtigsten Nebenwirkungen der verschiedenen Arzneimittel. Die notwendigen *Laborkontrollen* sind in regelmäßigen Abständen durchzuführen.

Tabelle 39. Richtlinien für die medikamentöse Dauertherapie

- 1. Die Diät bleibt Grundlage der Arzneimitteltherapie
- 2. Die Indikation für das Arzneimittel muß gesichert sein
- 3. Kontrollen der Serumlipidspiegel im Abstand von mindestens drei Monaten
- 4. Beachtung von Nebenwirkungen der Arzneimitteltherapie

Weiterführende Literatur

Stanbury, Wyngaarden, Fredrickson: The Metabolic Basis of Inherited Disease. New York-Düsseldorf: Mc Graw Book Company, 1972

Nepomuk Zöllner

III. Gicht

1. Definition und Häufigkeit

Die Gicht ist eine chronische Gelenkkrankheit, die
  als akute Monarthritis beginnt,
  nach symptomfreien Intervallen rezifiviert und
  allmählich in eine chronische Arthritis übergeht.
Außer in den Gelenken werden Urate auch an anderen Stellen (Schleimbeutel,
Sehnenscheiden, Subcutis, Niere) abgelagert; Nephrolithiasis ist häufig.

> *Häufigkeit:*
>   3% aller Männer im mittleren Lebensalter leiden an Gicht.
>   Gelegentlich tritt die Krankheit bei Frauen in der Menopause auf.

2. Diagnose

Beim erwachsenen Mann ist jede *akute Monarthritis* gichtverdächtig, besonders
wenn sie ein Großzehengrundgelenk, ein Sprunggelenk, ein Knie oder ein
Gelenk der Hand betrifft.
Der Beginn an zwei oder gar mehreren Gelenken kommt praktisch nicht vor.
Gelegentlich wird ein zweites Gelenk einige Tage nach Befall des ersten Gelenks
betroffen, ehe das erstbefallene Gelenk wieder beschwerdefrei ist. Der therapeutische Effekt einer *ausreichenden* 6–8 mg) und am ersten Tag einsetzenden
Colchicintherapie ist diagnostisch beweisend. Auch ohne oder unter nur symptomatischer Behandlung klingt die Attacke völlig ab und die Patienten werden
so beschwerdefrei, daß sie die Krankheit vergessen können. Bei der Anamnese
muß deshalb ausdrücklich nach früheren Anfällen, die jahrelang zurückliegen
können, gefragt werden, auch bei Nephrolithiasis. Bei allen Patienten mit Gicht
findet man anamnestisch, daß frühere Anfälle nach Tagen oder ein bis zwei
Wochen *völliger Beschwerdefreiheit* Platz gemacht haben. Dieses *symptomfreie
Intervall* zu Beginn der Krankheit ist diagnostisch hochwertig, eine bereits zu
Beginn chronische Arthritis ist keine Gicht.
Die *Bestimmung der Serumharnsäure* kann die Diagnose nur bestätigen. Enzymatisch bestimmte Werte über 6,5 mg% sind mit der Diagnose vereinbar. Vor
der Blutabnahme dürfen die Lebens- und Eßgewohnheiten, sowie Dauermedi-
kationen *nicht geändert* werden, während erst seit kurzer Zeit eingesetzte Arz-

neimittel abgesetzt werden müssen, da zahlreiche Pharmaka die Höhe des Serumharnsäurespiegels akut beeinflussen können. Nichtenzymatische Methoden zur Harnsäurebestimmung sind ungenau und im Grenzbereich von 5–8 mg% wertlos. Die Diagnose der Gicht ausschließlich auf Grund von Harnsäurebestimmungen ohne Gelenkbefall und ohne Nephrolithiasis ist nicht statthaft. Bei Werten um 9 mg% muß allerdings damit gerechnet werden, daß die Patienten in absehbarer Zeit Gicht oder Nierensteine entwickeln werden.

In den späteren Stadien der Gicht bestimmen chronische Gelenkbeschwerden durch sekundäre Veränderungen und mechanische Konsequenzen der Tophi das Krankheitsbild. Besondere diagnostische Bedeutung hat der röntgenologische Nachweis von Knochentophi. Bei länger bestehendem Leiden müssen Röntgenaufnahmen in die Diagnostik mit einbezogen werden. Die in den Ohrtophi enthaltene Harnsäure ergibt die Murexidprobe (Rotfärbung bei Erhitzen mit einem Tropfen Salpetersäure).

Tabelle 40. Diagnostik bei Gichterkrankungen

▶ *Diagnose während des Anfalls*
    Akute Monarthritis, zuerst meist als Podagra
    Ansprechen auf Colchicin
    Symptomfreie Intervalle nach früheren Anfällen
    Familienanamnese nicht immer ergiebig
▶ *Differentialdiagnose des Anfalls*
    Zustand nach Trauma (Anamnese, Röntgen)
    „Entzündeter Spreizfuß" (häufigste Fehldiagnose!)
    Beginnende chronische Polyarthritis (weiterer Verlauf)
    Gonorrhoe (Alter, Anamnese)
    Tuberkulose (schleichender Beginn, Röntgen)
▶ *Befunde im Intervall*
    Hyperuricämie bei zweimaliger Kontrolle
    Tophus der Ohren, Schleimbeutel, Knochen (Röntgen!)

Bei länger bestehender Gicht kommt es zu Gelenkveränderungen, Tophi der Schleimbeutel, Sehnenscheiden und Subcutis, Gichtgeschwüren und gelegentlich zu grotesken Verstümmelungen. Dagegen kommt es nie zu den ulnaren Deviationen der chronischen Polyarthritis oder zu den klassischen Veränderungen der Heberden-Arthrose, die im Volksmund oft als „Gicht" bezeichnet werden.

Merksätze:
    Polyarthrische Veränderungen bei der Gicht gehen stets mit radiologisch eindeutigen Veränderungen einher.
    Die „Gicht" der älteren Frauen ist fast immer eine Heberden-Arthrose.

Anfangsbefunde der *Gichtniere* sind Proteinurie, Leukocyturie und Erythrocyturie. Ohne Behandlung kommt es im weiteren Verlauf zur Niereninsuffizienz,

zur Harnstoffretention, zur Zunahme der Hyperurikämie, gleichzeitig zur Hypertonie.
Stärkere Hämaturie und Koliken weisen auf die häufige (40%) *Urolithiasis* hin. Pyelographie und Steinanalyse sind dann unerläßlich.

Tabelle 41. Diagnostik der Nierenbeteiligung bei Gicht

Gichtniere	*Harnsäurenephrolithiasis*
● Proteinurie	(gemeinsam mit Facharzt)
● Sedimentbefunde	Kolik
geringe Erythrocyturie	Hämaturie
Leukocyturie	Röntgenologischer Steinnachweis
Cylindrurie	Chemische Steinanalyse
● Blutdruckerhöhung	
● Harnstoff und Kreatinin im Serum (falls erhöht, Facharztüberweisung zur weiteren Diagnostik)	

3. Krankheitsbild

a) Eine plötzlich auftretende Monarthritis mit enormer Schmerzhaftigkeit, intensiver entzündlicher Reaktion mit Rötung, Schwellung und Hitze ist meist ein *Gichtanfall.* In der Regel finden sich Fieber und Tachykardie, eine Leukocytose, sowie andere Entzündungszeichen (stark beschleunigte BSR, Vermehrung der α_2-Globuline). Bei leichteren Anfällen können Schmerz und entzündliche Reaktionen gering sein und die Allgemeinreaktionen fehlen.
Die erste Attacke betrifft am häufigsten das Großzehengrundgelenk. In absteigender Reihenfolge werden Sprung- und Kniegelenke, Finger- und Handgelenke, sowie Schleimbeutel, Sehnenscheiden und Subcutis befallen. Anfälle in Schulter, Hüfte oder Wirbelsäule kommen praktisch nicht vor.
Der Gichtanfall bleibt gelegentlich nicht auf ein Gelenk beschränkt, so daß mehrere Tage nach dem Anfall ein zweites befallen werden kann. Äußerst selten ist das Nacheinander so rasch, daß ein polyarthritisähnliches Bild entsteht.
b) *Tophi* subcutaner Strukturen (Subcutis, Schleimbeutel, Sehnenscheiden) können die Beweglichkeit behindern, aber auch nach außen perforieren (Gichtgeschwür). Der Knochentophus liegt immer in Nachbarschaft zu einem Gelenk, er kann das Gelenk zerstören und den Knochen auftreiben. Knötchen bei rheumatischen arthritischen oder arthrotischen Gelenkkrankheiten haben mit Gicht nichts zu tun. Dagegen können Tophi mit chronischen Bursitiden oder Tendovaginitiden verwechselt werden. Große Tophi mit sekundären entzündlichen Veränderungen in der Umgebung oder zerfallende Tophi ähneln Absces-

sen oder Geschwüren. Knochentophi werden manchmal mit destruierenden Knochenkrankheiten verwechselt.

c) *Die Gichtniere* verläuft langsam. Ihre Symptome, sowie die Harnsäurenephrolithiasis können der Gelenkgicht jahrelang vorangehen. Die Kombination einer hyperuricämischen Niereninsuffizienz mit Gelenksymptomen, Tophi, Harnsäurenephrolithiasis oder einer positiven Familienanamnese spricht für das Vorliegen einer Gichtniere.

d) Die *asymptomatische Hyperuricämie* ist keine Krankheit. Das Wort Uricopathie ist entbehrlich. Harnsäurewerte bis 8 mg% sind bei der derzeitigen Ernährung meist alimentär bedingt und müssen mit Diätvorschriften in Ordnung gebracht werden. Eine Arzneimittelbehandlung sollte unterbleiben.

Erst wenn eine asymptomatische Hyperuricämie auch bei wiederholter Kontrolle über 9 mg% liegt und die Ursachen der sekundären Hyperuricämie (s. unten) ausgeschlossen werden können, wird die Diagnose einer „latenten" Gicht wahrscheinlich. Eine sorgfältige Überwachung ist notwendig. Fortbestehen des Befundes berechtigt zu einer prophylaktischen Dauertherapie. Bei Verwandten von Gichtkranken ist bei jeder Höher der Hyperuricämie das Vorliegen einer Gichtanlage zu vermuten.

4. Sekundäre Hyperuricämie und Gicht

Viele Krankheiten bzw. Therapien können *sekundär* zu einer *Hyperuricämie* führen. Eine Gicht oder eine Gichtniere kommt aber erst nach langem Bestehen der Hyperuricämie zustande; so führt die akute Myelose trotz sehr hoher Harnsäurespiegel nicht zur Gicht, wohl aber die chronische myeloische Leukämie. Blutbild (einschließlich Differenzierung) sowie Palpatien von Lymphknoten und Milz dürfen deshalb bei Gichtpatienten nicht unterlassen werden. Wichtig ist die Arzneimittelanamnese, Nierenkrankheiten sind auszuschließen.

Tabelle 42. Praktisch wichtige Ursachen sekundärer Hyperuricämie und Gicht

Hämoblastosen (vermehrte Harnsäurebildung):
    Myeloische Metaplasie
    Polycythämie
    chronische myeloische Leukämie
    nicht dagegen chronische lymphatische Leukämie!

Nierenkrankheiten (eingeschränkte Harnsäureausscheidung):
    Cystenniere
    Bleiniere
    chronische Niereninsuffizienz

Arzneimittel:
    Saluretica!
    Cytostatica

Das Auftreten von Gichtanfällen bei regelmäßigem Gebrauch von Saluretica ist in den meisten Fällen auf die Verschlimmerung einer primären Gicht zurückzuführen. *Bei der Behandlung hypertonischer Gichtpatienten Saluretica tunlich aussparen!*

5. Therapie

5.1. Gichtanfall

Mittel der Wahl bei diagnostisch nicht gesicherten Fällen ist das *Colchicin*. Die Dosis beträgt am ersten Tag 6–8 mg (fraktioniert), wenige Fälle sprechen bereits auf 4 mg an. Verursacht das Colchicin Diarrhoen, nicht die Therapie unterbrechen, sondern Durchfall behandeln (Tct, opii, Reasec, BTM-pflichtig)! Nach eindeutiger Besserung reduziert man die Dosis rasch. Bei Fällen, die nicht spätestens am zweiten Tag eine wesentliche Besserung aufweisen, kombiniert man mit ACTH (80–100 E Depot, z.B. *Synacthen*). Durch dauernde Zufuhr kleiner Colchicindosen (0,5–1,5 mg/die) kann die Anfallshäufigkeit herabgesetzt werden.

In diagnostisch eindeutigen Fällen kann wegen der geringeren Nebenwirkungen Indometacin (*Amuno*) gegeben werden. Die zuverlässige Dosis ist verhältnismäßig hoch (300 mg/die), so daß sie ebenfalls nur eine kurzdauernde Behandlung erlaubt. Beim Vorliegen einer Gicht muß eine hochdosierte, kurzdauernde Amuno-Behandlung ebenfalls erfolgreich sein.

Phenylbutazon und ähnliche Verbindungen (z.B. *Butazolidin*) sind in der Anfallsbehandlung ebenfalls wirksam. Patienten mit Ulcus ventriculi oder duodeni, Leberschaden oder Herzinsuffizienz müssen von der Phenylbutazon-Therapie ausgeschlossen werden. Die Dosis zur Anfallsbehandlung beträgt bis zu 1 g/die, 3–5 Tage lang.

Bei rechtzeitiger Einleitung der Behandlung müssen alle Therapieschemata in wenigen Stunden bis Tagen zum Erfolg führen. Bestehen die Symptome weiter, ist die Diagnose zu revidieren.

Tabelle 43. Anfallsbehandlung (Tagesdosen)

■ Colchicin	
(z.B. Colchicum-Dispert)	6–8 mg
. (fraktioniert 1–2 mg pro dosi,	
bei Diarrhoe: Opium)	
■ Indometacin	
(z.B. Amuno)	300–400 mg
(100 mg pro dosi)	
■ Phenylbutazon und Derivate	
(z.B. Butazolidin)	–1 g

5.2. Dauertherapie

Die Dauertherapie strebt die Normalisierung des Harnsäurebestandes des Körpers an. Medikamente, die hierfür zur Verfügung stehen, senken den Serumharnsäurespiegel entweder durch Erhöhung der renalen Harnsäureausscheidung (Uricosurica) oder durch Hemmung der Harnsäuresynthese. Gesteuert wird die Dauertherapie durch Beobachtung des Serumharnsäurespiegels, der in den Normalbereich auf etwa 5,5 mg% gesenkt werden muß. Hierzu versichert man sich evtl. der Zusammenarbeit mit einem guten Laboratorium (enzymatische Methode). Die einmal festgestellte Tagesdosis ist eine Dauerdosis. Der Therapieerfolg ist durch mehrere Analysen zu sichern und in halbjährigen Abständen zu kontrollieren. Da zu Beginn einer medikamentösen Therapie gehäuft Gichtanfälle auftreten können, empfiehlt sich eine *Colchicinprophylaxe* (3 mal 0,5 mg/die) über 3–6 Monate.

Trotz der guten medikamentösen Behandlungsmöglichkeiten sind *Diätvorschriften* bei der Gicht immer noch notwendig. Man empfehle Thienemanns Diätkochbuch, Heft 5; die von der Industrie verteilten Handzettel sind nicht immer zuverlässig. Eine Verringerung der Purinzufuhr erreicht man durch weitgehende Umstellung der Eiweißzufuhr auf Milch- und Eiprodukte, der Energiezufuhr auf Getreideerzeugnisse und Kartoffeln, im übrigen durch Reduktion der Gesamtnahrungszufuhr auf das Soll. Die vielfach empfohlene Umstellung auf Gemüse hat keinen Zweck, da die dann notwendigen Gemüsemengen nicht zur Verringerung der Purinzufuhr führen.

Alkohol hemmt die Harnsäureausscheidung und alkoholische Getränke müssen deshalb auf die vom Verkehrsrichter zugelassene Menge beschränkt werden. Dagegen sind Tee und Kaffee in jeder Menge erlaubt.

Vorschriften für den Patienten

Streben Sie Ihr Idealgewicht an!

Meiden Sie Innereien wie Zunge, Bries, Herz, Leber, Niere und Milz! Ölsardinen, Sprotten und Sardellen sollten nicht auf dem Speiseplan stehen.

Erlaubt sind nur einmal täglich 100–150 g Fleisch *oder* Fisch *oder* Geflügel *oder* Wurst.

Hülsenfrüchte (z.B. Bohnen, Linsen und Erbsen) sowie Spinat und Spargel sollten Sie nur gelegentlich essen.

Decken Sie Ihren Eiweißbedarf vorwiegend aus Milch und Milchprodukten wie Quark, Käse, Joghurt!

Bevorzugen Sie folgende Gemüsearten: Blumenkohl, Gurken, Kartoffel, Karotten, Kohlrabi, Lauch, Rosenkohl, Radieschen, Rote Beete, Schwarzwurzeln, Sellerie, Schnittbohnen, Wirsing, Endivien, Kopfsalat, Kresse, Melonen. ·

Diese Nahrungsmittel darf Ihr Speiseplan unbeschränkt enthalten:

Toast-, Weißbrot, Haferflocken, Mehl, Teigwaren, Reis.

Kekse, Kuchen, Honig, Marmeladen, Eier und Eierspeisen.

Butter, Margarine, Speiseöl, Mayonnaise.

Obst und Fruchtsäfte.

Tabelle 44. Puringehalt haushaltsüblicher Portionen einiger Lebensmittel (berechnet als Harnsäure in mg)

125 g Kalbsbries	1236–1500
125 g Leber	250–350
125 g Niere	300
125 g Muskelfleisch	112–150
125 g Ölsardinen	438
130 g Hering	273
150 g Kabeljau	180
200 g Erbsen	240
200 g Spinat	140
200 g Linsen	108
200 g Rosenkohl	30
200 g Kopfsalat	20
225 g Kartoffel	11,25
Reis, Zucker	0
Milch, Quark, Käse, Butter, Öl	0
Ei	1
50 g Weißbrot	2,5–12,5
25 g Schwarzbrot	10
Kaffee, Tee	0
½ l Normalbier	80

Die wichtigsten *Uricosurica* sind Probenecid (*Benemid*), Sulfinpyrazon (*Anturano*) und Benzbromaronum (*Uricovac*). Grundsätzlich werden alle Uricosurica in langsam steigender Dosis verabreicht. Zu Beginn der Behandlung verordnet man gleichzeitig reichliche Flüssigkeitszufuhr und Alkalipräparate (z. B. *Uralyt-U*), um eine Ausfällung der vermehrt ausgeschiedenen Harnsäure zu verhindern. Die wirksamen Dosen des Probenecids betragen 1–3 g/die, die des Sulfinpyrazons 200–400 mg/die. Beide Mittel sind nahezu nebenwirkungsfrei. Gelegentlich treten Magenbeschwerden und Arzneimittelexantheme auf. Benzbromaronum wird in einer Dosierung von meist 100 mg/die verabreicht. Dieses Mittel besitzt den Vorteil, daß es nur einmal am Tag eingenommen werden muß. Bei Nephrolithiasis oder Gichtniere sollen keine Uricosurica, sondern Allopurinol verwendet werden.

Allopurinol (z. B. Zyloric) verringert die Harnsäurebildung. Die Tagesdosis, die auf einmal eingenommen werden kann, liegt zwischen 200 und 800 mg/die. Am besten beginnt man mit 300 mg (z. B. 1 Tabl. *Zyloric 300*) und erhöht oder verringert gegebenenfalls nach entsprechenden Kontrollen. Allopurinol muß eingesetzt werden, wenn Uricosurica versagen. Nebenwirkungen, die zuverlässig auf Allopurinol zurückzuführen sind, sind extrem selten.

Unter einer konsequenten Dauertherapie werden die Patienten nach wenigen Monaten anfallsfrei. Tophi verschwinden, Gichtgeschwüre können sich schließen. Unter Allopurinol-Behandlung hört auch die Bildung von Harnsäuresteinen auf und Steinauflösungen sind keine Seltenheit. Über die therapeutische

Tabelle 45. Dauertherapie. Ziel: Normalisierung der Serumharnsäure (Richtwert: 5,5 mg%)

■ *Uricosurica*		
Benzbromaronum (z.B. *Uricovac®*)	100 mg
Sulfinpyrazon (z.B. *Anturano®*)	200–400 mg
Probenecid (z.B. *Benemid®*)	(1–)2–3 g
■ *Xanthinoxydasehemmer*	200–400(–800) mg
Allopurinol (z.B. *Zyloric®*)	
(oder Zyloric 300)	
■ *Diät*	
Thienemanns Diätkochbuch – Band 5	

Beeinflussung der Gichtniere und der Hypertonie ist noch wenig bekannt. Chronisch ulcerierende oder behindernde Tophi können chirurgisch entfernt werden. Incisionen sind zu vermeiden, da sie zur Fistelbildung führen und durch Sekundärinfektion das benachbarte Gelenk gefährden.

Die Behandlungsbedürftigkeit der (noch) symptomlosen Hyperurikämie hängt von der Höhe des Serumharnsäurespiegels ab. Bei einem Serumharnsäurespiegel von 7,0–7,9 mg% wird nur jeder Sechste, bei Werten von 8,0–8,9 mg% jeder Vierte früher oder später von Gichtanfällen ereilt. Bei einem Spiegel von 9 mg% und darüber sind Gichtanfälle dagegen mit praktisch völliger Sicherheit vorauszusagen; bei rechtzeitigem Therapiebeginn bleiben dagegen die Folgen der chronischen Hyperurikämie aus (Familienberatung!). Will man keine unnötige Prophylaxe betreiben, kommt deshalb eine medikamenöse prophylaktische Dauertherapie bei Werten unter 9 mg% nur bei entsprechender Familienanamnese (oder Eigenanamnese z.B. Nephrolithiasis) in Frage. Eine Diätberatung ist dagegen auf jeden Fall angezeigt.

Peter May

IV. Nephrolithiasis

Das Krankheitsbild der Nephrolithiasis ist seit dem 2. Weltkrieg beständig in Zunahme begriffen. Es ist heute in seiner Häufigkeit dem Diabetes mellitus vergleichbar. Ursächlich wird die Zunahme der Frequenz mit eiweißreicher und fettreicher Überernährung und der daraus folgenden Übergewichtigkeit in Zusammenhang gebracht. Die Prognose vieler Steinkranker hängt von der Sorgfalt der Dauertherapie durch den Hausarzt ab.

Die Entfernung des Konkrementes durch Steinabtreibungsversuche, Steinauflösung, Schlingenextraktion oder Operation ist auch heute noch vielfach die alleinige Behandlungsform. Mit der Entfernung des Konkrementes wird aber im allgemeinen nur ein Symptom beseitigt, nicht die Ursache des Leidens. Um die Rezidivquote beim Harnsteinleiden zu senken, muß versucht werden, die Ursachen der Nephrolithiasis zu erkennen und zu behandeln. Die Kausaltherapie ist nur möglich, wenn kausalpathologische Zusammenhänge geklärt sind.

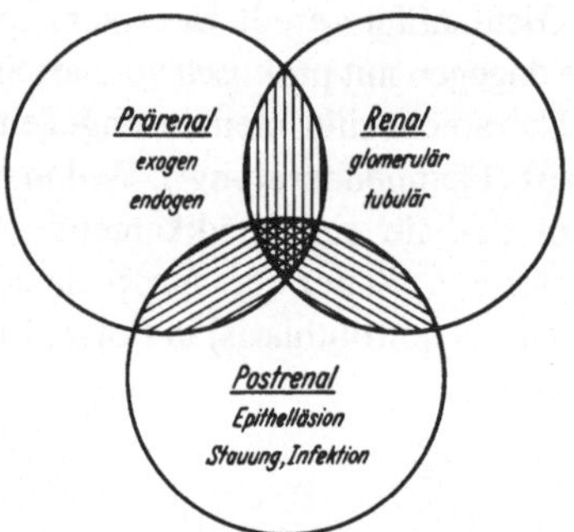

Abb. 10. Faktoren der Harnsteinpathogenese. Aus: C. E. Alken, Leitfaden der Urologie, Stuttgart: G. Thieme, 6. Aufl., 1973

Abb. 10 zeigt 3 Faktoren, die vorhanden sein können, um das Krankheitsgeschehen der Nephrolithiasis auszulösen. Aus der Vielzahl von Faktoren, die zum großen Teil stoffwechselbedingt sind, sind bisher nur einige bekannt, die in der Folge kurz geschildert werden sollen.

1. Harnsäuresteine

1.1. Ursachen der Entstehung von Harnsäuresteinen

Bei Patienten mit Harnsäuresteinen kann die Konkrementbildung durch folgende Ursachen ausgelöst werden:
a) Im sauren Urin ist die Löslichkeit für Harnsäure herabgesetzt, eine Auskristallisation und damit eine Steinbildung werden begünstigt. Das Phänomen der sog. „Säurestarre" des Urins findet man regelmäßig bei der idiopathischen Harnsäuresteindiathese. Sie liegt vor, wenn die Harnsäure-Konzentration im Serum sowie die Harnsäure-Ausscheidung im Urin normal sind. Bei diesen Kranken fällt ein Urin-pH zwischen 4,8 und 5,4 auf; normalerweise liegt der Wert zwischen 5,7 und 6,3. Zahlreiche Untersuchungsergebnisse sprechen dafür, daß die vermehrte Säuerung des Urins bei idiopathischer Harnsäuresteindiathese auf einer gestörten Ammoniogenese beruht.
b) Bei mehr als 50% unserer Harnsäurestein-Patienten fanden wir gleichzeitig mit der Säurestarre des Urins eine Hyperurikämie, ein Gichtleiden, als kausalpathogenetische Ursache der Steinbildung. Häufig ist ein Harnsäurestein erster Hinweis auf eine Gicht. Die Serum-Harnsäure-Konzentration kann daher auch bei Patienten mit Harnsäure-Steinen erhöht sein, die keine anderen Symptome für ein Gichtleiden aufweisen. Zum Teil findet sich bei diesen Patienten gleichzeitig eine Hyperurikurie, eine vermehrte Harnsäure-Ausscheidung im Urin, die auch im Zusammenhang mit der Harnsäuerung eine Auskristallisation im übersättigten Urin begünstigt.
c) Nichtgichtige, sog. sekundäre Hyperurikämie mit vermehrter Harnsäure-Ausscheidung im Urin: Verschiedene Grundleiden, insbesondere proliferative Prozesse, wie myeloische Leukämie, führen durch einen gesteigerten Umsatz von Nucleinsäuren zu einer Überproduktion von Harnsäure und anderen Purinen. Cytostatica, Röntgenbestrahlung und die Verabreichung von Uricosurica können ebenfalls zur Hyperurikurie und damit zur Auskristallisation von Harnsäure-Steinen führen.

1.2. Behandlung

Die perorale, medikamentöse, konservative Alkalitherapie ist heute bei Harnsäuresteinen die Methode der Wahl zur Steinauflösung und Rezidiv-Prophylaxe. Zur Harnneutralisierung eignen sich Natrium-Kalium-Citratgemische, die löffelweise als Granulat (z. B. Uralyt U) eingenommen werden. Die einzunehmende Menge richtet sich nach dem Säurewert des Harn-pH. Das zur Steinauflösung und Rezidivprophylaxe günstigste Urin-pH liegt zwischen 6,4 und 6,7. Werte über 7,0 sind zu vermeiden, da in alkalischem Milieu Magnesium-Ammonium-Phosphate ausfallen, die den Harnsäurestein mit einem Phosphatmantel überziehen, so daß er nicht mehr auflösbar ist. Neben der Alkalibehandlung müssen bei Harnsäurestein-Kranken auch zur Rezidivprophylaxe folgende Faktoren berücksichtigt werden:

Tabelle 46. Behandlung der Harnsäuresteine

1. Harnneutralisierung durch Alkalizufuhr, z.B. Uralyt-U
·2. Diurese (Trinkmenge über 2 l/Tag)
3. Fleisch- und gemüsearme Kost (vgl. Kap. III, s. S. 72)
   Gewichtsnormalisierung (vgl. Kap. VIII, s. S. 116)
4. Allopurinol, z.B. Zyloric 300

1.3. Ernährung

Es wird eine alkalisierende, basenreiche Kost empfohlen, vorwiegend bestehend aus Kartoffeln, Gemüse, Mehlspeisen, Milchprodukten. Fette bei dicken Patienten einschränken! Eiweißzufuhr einschränken, da der vermehrte Eiweißabbau nicht nur zur gesteigerten Harnsäure-Ausscheidung, sondern auch zur Ansäuerung des Urins führt.
Dringend notwendig ist außerdem die Senkung der relativen Harnsäurekonzentration im Urin durch *gesteigerte Diurese.*
Besonders empfehlenswerte Getränke: alkalisierende Wässer, wie Fachinger, Wildunger Helenenquelle, Vichy-Wasser.

1.4. Arzneimittel

Bei Harnsäuresteinbildnern mit erhöhten Harnsäurewerten im Serum und Urin ist zusätzlich die *Einnahme von Allopurinol* erforderlich. Die gleichzeitige Einnahme des neutralisierenden Medikaments und Allopurinol begünstigt eine Auflösung von Steinen, da durch die Senkung des Harnsäurespiegels im Urin mehr Harnsäure in Lösung gehen kann.

2. Hyperparathyreoidismus

Das klassische Beispiel einer Stoffwechselstörung als Ursache der Harnsteinbildung ist der Hyperparathyreoidismus, bei dem es durch eine endokrine Störung des Kalkstoffwechsels zur Steinbildung in den Nieren kommt. Nach operativer Entfernung der Nebenschilddrüsenadenome hört die Steinbildung auf. Man rechnet heute, daß 3 bis 4% aller calciumhaltigen Harnsteine durch einen Hyperparathyreoidismus verursacht werden. Der primäre Hyperparathyreoidismus ist als hormonales Syndrom zu bezeichnen, bei dem infolge eines Epithelkörperchenadenoms oder einer Hyperplasie der Epithelkörperchen eine gesteigerte Parathormonsekretion zu einer vermehrten Calcium-Phosphor-Ausscheidung im Urin und dadurch zur Harnsteinbildung bzw. zur Nephrocalcinose führt.

2.1. Diagnostik

Wichtigste Kriterien sind das Vorliegen einer Hypercalcämie, einer Hypophosphatämie, einer Hypercalcurie und einer Hyperphosphaturie, sowie einer Verminderung der prozentualen tubulären Calcium- und Phosphorrückresorption. Daraus ergibt sich die notwendige Konsequenz, auch in der Praxis bei rezidivierender Steinbildung die *Calcium-* und *Phosphorwerte im Serum zu kontrollieren.* Oft sind mehrere Untersuchungen in kürzeren Zeitabständen notwendig, um mit Rücksicht auf die biologische Schwankungsbreite der Werte pathologische Ergebnisse zu finden. Bei hinreichendem Verdacht Überweisung zum Facharzt!

3. Idiopathische Hypercalcurie

Bei ca. 25% der Patienten mit calciumhaltigen Nierensteinen wird eine Hypercalcurie als Ursache der Steinbildung beobachtet. Als idiopathische Hypercalcurie bezeichnet man die isolierte vermehrte Calcium-Ausscheidung ohne andere nachweisbare krankhafte Laborbefunde. Es wird diskutiert, ob die vermehrte renale Calcium-Ausscheidung Folge einer gesteigerten enteralen Calcium-Resorption sein kann oder ob die vermehrte enterale Calcium-Resorption den Versuch einer Anpassung an den primär renal bedingten Calcium-Verlust darstellt.

4. Renale tubuläre Acidose

Es handelt sich um ein seltenes Krankheitsbild. Die Krankheit wird beim Kind wie auch beim Erwachsenen beobachtet. Beim Kind ist die renale tubuläre Acidose in der Regel mit ausgeprägten Störungen des Elektrolyt- und Säure-Basen-Haushaltes verbunden. Beim Erwachsenen fällt meist als erstes Zeichen eine Nephrocalcinose röntgenologisch auf.

Die Störungen des Elektrolyt-Haushaltes werden dadurch hervorgerufen, daß die Nierentubuli nicht in der Lage sind, eine ausreichende Menge von H^+-Ionen zu sezernieren. Als Folge kommt es zu einem mangelhaft gesäuerten Urin und einem renalen Kalium-, Natrium-, Bicarbonat- und Calcium-Verlust.

Die Diagnose einer renalen tubulären Azidose kann als gesichert gelten, wenn nach oraler Ammonium-Chlorid-Belastung der Harn-pH-Wert nicht unter pH 5,7 absinkt.

5. Cystinurie und Cystinsteine

Die infolge einer verminderten tubulären Rückresorption vermehrt im Harn ausgeschiedene Aminosäure Cystin führt im meist leicht sauren Harnmilieu zur Cystinsteinbildung.

Cystinuriker scheiden über 400 mg Cystin im 24-Std-Urin aus. Ursache ist ein kongenitaler oder hereditärer Defekt der Nierentubuli, der zu einer mangelhaften oder fehlenden Rückresorption der Aminosäuren Cystin, Lysin, Arginin und Ornithin führt. Familiäres Auftreten der Cystinsteinbildung wird oft beobachtet. Es sollte daher immer eine Untersuchung der Cystin-Ausscheidung aller Familien-Mitglieder erfolgen.

Zur Rezidivprophylaxe empfiehlt sich eine spezielle methioninarme Diät sowie eine Dauerharnalkalisierung auf Werte über pH 7,0 bei gleichzeitiger konsequenter Steigerung der Diurese. Die früher vielfach empfohlene D-Penicillamin-Therapie hat sich wegen zahlreicher beobachteter Nebenwirkungen zur permanenten Rezidivprophylaxe nicht bewährt.

Tabelle 47. Praktische Differentialdiagnose

Schattengebende Konkremente	Calcium, Cystin
Strahlendurchlässige Konkremente	Harnsäure
Calciumhaltige Steine	
● Serum: Calcium	erhöht bei Hyperparathyreoidismus und Knochenmetastasen
alkalische Phosphatase	
● Harn: pH	hoch bei tubulärer Acidose
(mit gutem Papier in frischer Probe)	
Harnsäuresteine	
● Serumharnsäure	erhöht bei Gicht (weitere Diagnostik s. S. 73)
● Harnsäureausscheidung im Tagesharn	

6. Allgemeine und spezielle Maßnahmen zur konservativen Behandlung und Prophylaxe

Wie schon betont, ist das Harnsteinleiden oft mit Übergewicht verbunden. Eine konsequente Senkung des Übergewichts kann nur durch Verminderung der Calorienzufuhr und durch mehr körperliche Bewegung erreicht werden. Bei der Verhütung aller Harnsteinarten ist der Flüssigkeitsbedarf von besonderer Bedeutung. Starkes Schwitzen sowie direkte Sonneneinstrahlung sollten vermieden werden. Da Steine durch Zusammenlagerung von Harnkristallen entstehen, ist besonders auf gleichmäßige Flüssigkeitszufuhr zu achten. Der Steinbildner sollte die tägliche Trinkmenge so bemessen, daß er mindestens 1500 ccm Urin innerhalb 24 Std ausscheidet. Bei ruhiger Betätigung und normaler Umgebungstemperatur ist dafür erfahrungsgemäß eine durchschnittliche Trinkmenge von 2 bis 2,5 l erforderlich. Neben der Kontrolle der 24-Std-Ausscheidung ist das Messen des spezifischen Harngewichts zweckmäßig, das auch beim Morgenurin einen Wert von 1015 nicht übersteigen sollte. Bei der Flüssigkeitszufuhr spielt weniger die Art der Getränke eine Rolle als die Menge.

> Jeder abgegangene Harnstein muß analysiert werden, da nur die Kenntnis der Steinart eine gezielte Prophylaxe ermöglicht.

7. Rezidivprophylaxe bei calciumhaltigen Harnsteinen

Calcium-Oxalat-Phosphat-Steine sind bis heute nicht auflösbar. Eine erfolgreiche Rezidivprophylaxe hat folgende Kriterien zu beachten:
1. Reichliche Diurese.
2. Verminderung der kristallbildenden Substanzen im Harn (z.B. Phosphat-Therapie, Aludrox-Behandlung).
3. Verbesserung der Löslichkeit der Kristallbildner (z.B. Magnesium-Therapie).
4. Verschiebung der Harn-pH-Werte (Ansäuerung bei Phosphatsteinen).

Günther Wolfram

V. Wichtige seltenere Stoffwechselkrankheiten

1. Störungen des Kohlenhydratstoffwechsels

1.1. Transportstörungen

1.1.1. Renaler Diabetes

Bei der renalen familiären Glucosurie werden infolge einer Störung der tubulären Rückresorption der Glucose in der Niere *bei normalem Blutzuckerspiegel große Mengen Glucose durch den Harn ausgeschieden.* Die Krankheit ist klinisch nicht bedeutsam, da die verlorenen Glucosemengen selten 50 g pro Tag überschreiten. Wegen der Glucosurie, Polyurie, Polydipsie und Hunger kann es *zu gefährlichen Verwechslungen des Diabetes mellitus* mit renaler Glucosurie kommen. Diese muß immer durch eine Glucosebelastung ausgeschlossen werden. Ein Übergang zum Diabetes mellitus kommt nicht vor. Therapeutische Konsequenzen ergeben sich nicht. Die Vererbung der renalen Glucosurie ist autosomal dominant.
Die *Glucose-Galactose-Malabsorption* ist häufig mit einem renalen Diabetes gekoppelt, d. h. in Darm und Niere liegt wahrscheinlich die gleiche Störung des aktiven Transports dieser Zucker vor. Bei Säuglingen beobachtet man sowohl unter Muttermilch, als auch nach Umsetzen auf Kuhmilch *heftige Durchfälle.* Als Therapie wird eine Diät gegeben, die anstelle der Zucker und der aus ihnen aufgebauten Polysaccharide Fructose und Inulin enthält.

1.2. Intoleranz gegen bestimmte Zucker

Es handelt sich um *sehr seltene erbliche Enzymdefekte* des Kohlenhydratstoffwechsels, die bereits im *Säuglingsalter* zu klinischen Erscheinungen führen.
Bei der *hereditären Fructoseintoleranz* kommt es infolge eines Enzymdefektes zu einem Anstieg der Fructosespiegel und zu einem Abfall des Blutzuckerspiegels. Akut treten Symptome der *Hypoglykämie* auf; chronische Fructosezufuhr führt schon nach Tagen zu *Ikterus* und *Lebervergrößerung* sowie als Folge der Hypoglykämien zu cerebralen Schäden. Als Therapie wird eine streng fructose- und saccharosefreie Diät verordnet.
Bei der *Saccharoseintoleranz* sind die Säuglinge während der Stillperiode völlig unauffällig, erst nach Umsetzen auf Kuhmilch treten chronische *Durchfälle* mit *Entwicklungsstörungen* auf. Es wird eine Diät verordnet; die Intoleranz bessert sich im späten Kindesalter.

86

Tabelle 48. Glykogenspeicherkrankheiten.

Typ	Leitsymptome	Organbefall	Besonderheiten
I v. Gierke	Hepatomegalie	Leber, Niere, Dünndarm	Hyperlipidämie, Ketoacidose, latenter Diabetes
II Pompe	Cardiomegalie, Makroglossie	Muskel, Leber, Zunge, ZNS, Leukocyten	Muskelschwäche, Muskelspasmen, Herzinsuffizienz
III Cori	Hepatomegalie	Muskel, Leber, Leukocyten	(Hyperlipidämie), Zurückbleiben des Wachstums, rasche Ermüdbarkeit d. Muskeln
IV Andersen	Hepatospleno-megalie	Leber, Milz, Skelett	Lebercirrhose, Ascites
V McArdle	Muskelkrämpfe bei Belastung	Muskulatur	Pseudohypertrophie der Muskulatur
VI Hers	Hepatomegalie	Leber, Leuko-cyten	(Hyperlipidämie) Wachstumsstörungen
VII Stein, Löhr, Scholl-meyer	Kardiomegalie Hepatomegalie	Herz, Leber, Thrombocyten	Linksherzinsuffizienz

Bei der *Lactoseintoleranz* erkranken die Säuglinge bereits in den ersten Lebenstagen an chronischen Durchfällen, Erbrechen und Dehydration. Unter lactosefreier Ernährung tritt rasch Besserung ein.

Bei der etwas häufigeren *Galactosämie* kommt es zu einer Anhäufung von Galactose-1-Phosphat, das als schweres Stoffwechselgift wirkt. Bei den Säuglingen treten *Erbrechen, Durchfälle, Gewichtsabnahme, Leberschwellung, Ascites, Gelbsucht* und *Blutungen* auf. In wenigen Wochen bildet sich eine schwere *Cataracta* aus. Der Tod tritt häufig unter interkurrentem Infekt ein. Bei den Überlebenden findet man oft eine Oligophrenie.

1.3. Glykogenspeicherkrankheiten

Die Glykogenosen sind *sehr seltene* Erbkrankheiten mit pathologisch gesteigerter Glykogenspeicherung in Leber, Nieren, Skelett- oder Herzmuskulatur, im
Zentralnervensystem und in anderen Körperzellen. Die wichtigsten Merkmale
enthält Tabelle 48.

2. Störungen des Aminosäurestoffwechsels

Von den *Störungen der Aminosäureresorption* sind die Cystinurie und das Hart-
nup-Syndrom die wichtigsten.
Bei der *Cystinurie* handelt es sich um eine Störung der Cystinrückresorption in
der Niere, gleichzeitig sind jedoch die basischen Aminosäuren Lysin, Arginin
und Ornithin von dem gleichen Defekt betroffen. Die gleiche Transportstörung
besteht auch im Darm. Der renale Verlust von Cystin und Lysin ist größer als der
der anderen Aminosäuren. Die Krankheit kann in jedem Alter zur *Steinbildung*
führen, durch welche die harmlose Anomalie zu einem gefährlichen Leiden mit
Koliken, Harnleiterverlegungen, Hydronephrose und sekundären *Harnwegsin-
fekten* wird. Etwa 1% aller Harnwegssteine sind Cystinsteine. Differentialdiagnostisch sind andere schattengebende Harnwegskonkremente zu berücksichtigen; entscheidend ist die chemische Analyse des Steines. Die Therapie
besteht in einer Verdünnung und Neutralisierung des Harns. Die Auflösung von
Steinen wird durch Gabe von Penicillamin (Metallkaptase), das mit Cystin ein
lösliches Bisulfit bildet, beschleunigt.
Bei der sehr seltenen *Hartnup-Krankheit* ist das Aminosäuretransportsystem
für neutrale Aminosäuren in Niere und Harn ausgefallen. Im Vordergrund der
Krankheit stehen die Folgen der mangelhaften Tryptophanresorption und des
dadurch bedingten *Nicotinsäuremangels.* Nach Lichtexposition kommt es inter-
mittierend zum Auftreten einer *Pellagra* und außerdem teilweise zu cerebellaren
Ataxien. Gelegentlich treten Delirien auf. Im allgemeinen ist das Krankheitsbild
jedoch gutartig. Der Erbgang ist noch nicht geklärt. Die Behandlung besteht in
einer ausreichenden oralen Zufuhr von Nicotinamid.
Von den *Störungen des Aminosäureabbaus* sind die folgenden beiden Krankheiten, bei denen der Phenylalaninabbau gestört ist, relativ häufig und wichtig.
Bei der *Phenylketonurie* kann infolge eines Enzymdefektes Phenylalanin nicht
in Tyrosin umgesetzt werden. Phenylalanin häuft sich im Körper an, wird über
andere Stoffwechselwege abgebaut und auch vermehrt ausgeschieden. Im Vordergrund des Krankheitsbildes stehen der schwere *Intelligenzdefekt, Krampfan-
fälle, gesteigerte Eigenreflexe, Tremor* und *Muskelverspannungen.* Im EEG lassen sich schwere Störungen nachweisen. Da gleichzeitig auch die Melaninsyn-
these gestört ist, haben die meisten Patienten *helle Haare* und *blaue Augen.* Die
Haut ist durch Ekzeme oder Dermatitiden verändert, Schweiß und Urin riechen

durch die Ausscheidung von Phenylacetat nach Mäusekot. Die Diagnose wird durch den Nachweis von Phenylpyruvat und seinen Analogen im Urin mit der *Ferri-Chlorid-Probe*, die eine olivgrüne Farbe ergibt, gesichert (Teststäbchen Phenistix, Firma Ames & Co.).

Die einzig mögliche Therapie der Phenylektonurie ist die *phenylalaninarme Diät*. Die Betreuung und Überwachung dieser Patienten muß unbedingt in Zusammenarbeit mit einem Spezialisten erfolgen. Von entscheidender Bedeutung ist die *frühzeitige Diagnose* in den ersten Lebenstagen und der *rechtzeitige Beginn phenylalaninarmer Diät*, die das Auftreten des Schwachsinns wenigstens zum Teil verhindern kann. Bei verspäteter Behandlung ist kaum eine Besserung möglich.

Der Erbgang ist autosomal rezessiv.

Die *Alkaptonurie* ist eine relativ häufige rezessiv vererbte Stoffwechselkrankheit, bei der es im Organismus zu einer Anreicherung und im Urin zu einer Ausscheidung von Homogentisinsäure kommt. Der *Urin verfärbt sich* nach längerem Stehen durch Polymerisation der Homogentisinsäure bei Gegenwart von Sauerstoff zu Alkapton *schwarz*. Diese Reaktion wird durch Kalilauge beschleunigt.

Im Säuglingsalter fällt nur eine *Dunkelfärbung der Windeln* durch den Urin auf. Im Erwachsenenalter tritt eine Braunverfärbung des Knorpels (*Ochronose*) auf. Auch an den Skleren kann man Pigmenteinlagerungen finden. Die Ausscheidung von Homogentisinsäure im Schweiß kann zu einer Braunfärbung der Haut führen. Röntgenologisch finden sich später Ablagerungen im Bereich der Knorpelknochengrenze mit *degenerativen Gelenkveränderungen, Verschmälerungen der Zwischenwirbelscheiben*, zum Teil mit Verkalkung, sowie Skoliosen. Die Osteoarthrose führt im allgemeinen zu einer vorzeitigen Invalidisierung. Eine kausale Therapie ist nicht bekannt.

3. Störungen des Lipoprotein- und Lipoidstoffwechsels

Durch einen Mangel an Lipoproteinen kommt es zu zwei extrem seltenen Störungen des Lipidtransports im Blut. Bei der *Tangier-Krankheit* fehlen die Lipoproteine hoher Dichte (HDL) fast vollständig. Dadurch ist der Cholesterinspiegel erniedrigt, der Triglyceridspiegel jedoch erhöht. In sog. Schaumzellen des reticulo-histiozytären Systems kommt es zu Lipidablagerungen. Bei der *A-β-Lipoproteinämie* fehlen im Plasma die Lipoproteine geringer Dichte (LDL). Serumspiegel von Cholesterin und Triglyceriden sind sehr niedrig. Wegen Steatorrhoe, Wachstumstörungen, Ataxie bei cerebellarer Degeneration wird die Krankheit bereits im Kindesalter festgestellt.

Die Lipoidspeicherkrankheiten *Gauchersche Krankheit, Niemann-Picksche Krankheit, amaurotische familiäre Idiotie, metachromatische Leukodystrophie* und *Refsumsche Krankheit* sind selten und werden häufig schon im Kindesalter entdeckt. Die *Serumlipidspiegel* sind bei allen Lipoidspeicherkrankheiten *normal.*

4. Störungen des Purin- und Pyrimidinstoffwechsels

Neben der Gicht (s. S. 72) ist auf dem Gebiet des Purinstoffwechsels noch die *Xanthinurie* wichtig. Bei dieser wahrscheinlich rezessiv vererbten Krankheit kommt es zu einer vermehrten Ausscheidung von Xanthinen im Urin. Bei einem Teil der Patienten ist im Plasma keine Harnsäure nachweisbar. Wichtigste klinische Folge der Krankheit ist das Auftreten von *Xanthinsteinen* in den ableitenden Harnwegen mit sekundären chronischen *Pyelonephritiden.* Die Therapie besteht in reichlicher Flüssigkeitszufuhr sowie Alkalisieren des Urins auf einen pH-Wert um 8,0, solange Steine bestehen. Über die erhöhte Infektanfälligkeit der Harnwege bei alkalischem Urin muß man sich im klaren sein. Eine *purinarme Kost* ist nur bei Patienten mit erniedrigtem Plasma-Harnsäure-Spiegel nützlich. Die Betreuung dieser sehr seltenen Stoffwechselstörung sollte unbedingt in Zusammenarbeit mit einem Spezialisten erfolgen.
Als Störung des Pyrimidinstoffwechsels ist die autosomal rezessiv vererbte *Orotacidurie* bekannt geworden. Aufgrund eines Defekts in der Pyrimidinsynthese kommt es zu einer vermehrten Ausscheidung von Orotsäure im Urin; Wachstumsstörungen, Intelligenzdefekte, Anämie und Infektanfälligkeit prägen das sehr seltene Krankheitsbild.

5. Störungen des Bilirubinstoffwechsels

Unter den nicht so seltenen Hyperbilirubinämien ist der *Icterus intermittens juvenilis* (Gilbert-Meulengracht) als harmlose Stoffwechselstörung mit seiner differentialdiagnostischen Bedeutung gegenüber einem Zustand nach Hepatitis besonders zu erwähnen. Wegen der seltenen Defekte des Bilirubinstoffwechsels: Crigler-Najjar-Syndrom, chronischer idiopathischer Ikterus Dubin-Johnson und Rotorsyndrom wird auf den Band „Gastroenterologie" verwiesen.

6. Störungen des Porphyrinstoffwechsels

Die Störungen des Porphyrinstoffwechsels sind relativ selten. Eine besondere Bedeutung haben sie, weil neben den hereditären auch symptomatische Formen vorkommen können, speziell unter dem Einfluß von Arzneimitteln.

6.1. Kongenitale Porphyrie

Das sehr seltene autosomal rezessiv vererbliche Krankheitsbild manifestiert sich bis zum ersten Lebensjahr. Die Haut zeigt eine *schwere Photodermatose* mit Hypertrichose. Die Zähne zeigen im UV-Licht eine rote Fluorescenz. Die Verkürzung der Erythrocytenlebensdauer äußert sich als *hämolytische Anämie* mit *Splenomegalie*. Neben symptomatischer Therapie soll die Splenektomie die Anämie bessern.

6.2. Akute Porphyrie

Die Ursache dieser wichtigen hepatischen Porphyrie ist noch nicht geklärt, es kommt zu einer vermehrten Bildung von δ-Aminolävulinsäure. Die Krankheit kann lange *latent* bleiben, doch kann speziell nach Belastung mit bestimmten Arzneimitteln (Barbiturate, Sulfonamide, Östrogene, Griseofulvin) jederzeit ein Anfall auftreten. Klinisch können *Abdominalkoliken* das Bild bestimmen. Blähungen, Erbrechen und Obstipation führen mitunter zur Verdachtsdiagnose Ileus. Neben den Symptomen im Bauch werden auch *neurologische Störungen* an den peripheren Nerven beobachtet. Ein Teil der Patienten verstirbt bei den Anfällen an Atemlähmung oder Urämie.

6.3. Porphyria cutanea tarda

Dieser wahrscheinlich genetisch fixierte Enzymdefekt im Porphyrinstoffwechsel der Leber wird klinisch erst im Alter zwischen 40 und 60 Jahren nach *Alkoholabusus, Schlafmittelabusus, Hepatitis, Lues* oder *Dystrophie* manifest. An der Haut findet man eine durch Traumen oder Lichteinwirkung begünstigte *bullöse Dermatose*. Die Veränderungen an der Leber können über eine einfache *Hämosiderose* bis zu einer *Pigmentcirrhose* oder einem Lebercarcinom fortschreiten. Als Folge einer Pankreashämosiderose kann auch ein *Diabetes mellitus* auftreten. Als Therapie bleibt vorerst nur die Ausschaltung der schädlichen Substanzen.

7. Seltene Stoffwechselkrankheiten mit vorwiegend morphologischen Defekten

Diese extrem seltenen Krankheitsbilder sollen nur zur Abrundung aufgezählt werden. Bei der *Pfaundler-Hurlerschen-Krankheit* handelt es sich um eine Anhäufung von Mucopolysacchariden in vielen Geweben. Das *Marfan-Syndrom* geht mit einer Bildung abnormer, elastischer Fasern einher und führt zu Aneurysmen der Aorta, der Pulmonalarterie und auch zu Klappenfehlern. Die Ektopie der Linse und die Spinnenfinger sind also nicht die entscheidenden Krankheitssymptome. Die *Osteogenesis imperfecta* ist auf eine Störung in der Kollagenreifung zurückzuführen, die zu einer spontanen Fraktur der Knochen führen kann. Taubheit und blaue Skleren, Schlottergelenke und Hernien sind weitere Symptome. Beim *Ehlers-Danlos-Syndrom* kommt es bei einer verminderten Synthese von Gerüstproteinen zu einer Überdehnbarkeit der Haut und Überstreckbarkeit der Gelenke. Das *Pseudoxanthoma elasticum* ist gekennzeichnet durch Hautveränderungen, Blutungsneigung, Hypotonie und Augenhintergrundveränderungen.

8. Störungen des Stoffwechsels von Metallen

8.1. Wilsonsche Krankheit

Diese auch *hepatolenticuläre Degeneration* genannte Krankheit ist durch eine genetisch bedingte Speicherung von Kupfer in verschiedenen Organen als Folge eines gestörten Kupferstoffwechsels bei gesteigerter Resorption von Kupfer aus dem Darm gekennzeichnet. Die Krankheit wird fast immer schon im *Kindesalter* manifest. Degenerative Veränderungen an den Basalganglien führen zu extrapyramidalen *neurologischen Ausfällen;* auf die Beteiligung der *Leber* weisen Vergrößerung und Verhärtung dieses Organes bei Gelbsucht mit später auch klinischen Zeichen der Leberinsuffizienz hin. Charakteristisch ist der sog. *Kayser-Fleischer-Ring* am Cornealrand. Im Serum ist die Coeruloplasminfraktion (α-2-Globulin), die Kupfer transportiert, vermindert, ebenso das gesamte Serumkupfer, das an Albumin gebundene Kupfer dagegen vermehrt. Die Kupferausscheidung im Urin ist vermehrt, daneben besteht eine Aminoacidurie. Als Therapie wird versucht, durch kupferbindende Substanzen wie BAL oder Penicillamin eingelagertes Kupfer zu mobilisieren und im Urin zur Ausscheidung zu bringen.

8.2. Hämochromatose

Man unterscheidet eine *primäre* Hämochromatose, bei der aufgrund einer angeborenen Stoffwechselstörung aus einer normal zusammengesetzten Nahrung im Dünndarm vermehrt Eisen resorbiert wird, und *sekundäre,* erworbene Hämochromatosen. Letztere treten bei einer vermehrten parenteralen Eisenzufuhr, z. B. durch Bluttransfusionen, oder bei hämolytischen Anämien, bzw. bei erhöhter oraler Eisenzufuhr oder bei Patienten mit alkoholischer Lebercirrhose vor und nach portocavaler Anastomose, sowie bei Porphyria cutanea tarda auf. Von Hämosiderose spricht man bei einem erhöhten Eisengehalt im Gewebe, von Hämochromatose, wenn zusätzlich auch charakteristische pathologische Veränderungen der Gewebestruktur vorliegen.
Die *primäre Hämochromatose* ist relativ selten und befällt bei familiärer Häu-

fung vorzugsweise Männer im Alter von 40–60 Jahren. Die Entwicklung der Krankheit geht sehr langsam vor sich. Charakteristisch sind als Folge der Eisenablagerungen eine *aschgraue Verfärbung der Haut, Vergrößerung und Verhärtung der Leber,* gelegentlich auch Vergrößerung der Milz, latenter oder manifester *Diabetes mellitus.* Chronischer Umbau der Leber führt zu den gleichen Folgen wie eine Lebercirrhose. Gelegentlich kann die Beteiligung des Herzens klinisch im Vordergrund stehen. Manchmal kommt es zu Unterfunktion der Keimdrüsen als Folge einer Hodenatrophie. Der Eisenspiegel im Serum ist erhöht. Die Diagnose erfolgt durch Biopsie und den histologischen Nachweis der Eisenablagerung. Die Behandlung der primären Hämochromatose zielt auf eine Verminderung der Eisendepots. Dies geschieht am wirksamsten durch Aderlässe.

Weiterführende Literatur

Stanbury – Wyngaarden – Fredrickson: The Metabolic Basis of Inherited Disease. New York – Düsseldorf: Mc Graw-Hill 1972.

Nepomuk Zöllner

VI. Ernährungsberatung

Dieses Kapitel behandelt drei Aspekte:
1. die Aufgaben des Arztes bei der Beratung des Gesunden über eine vernünftige Ernährung;
2. allgemeine Gesichtspunkte, die bei ernährungsspezifischen Krankheiten übersehen werden können;
3. eine Synopsis der Lebensmittelkunde. Kenntnisse über Lebensmittel sind Voraussetzung jeder Ernährungsberatung.

Ernährungsfehler sind viel häufiger, als der Patient annimmt und viel häufiger, als es dem Arzt auf den ersten Blick erscheint, unabdingbare und oft primäre Ursachen von Krankheiten. Das Spektrum reicht von den direkten Folgen der Überernährung (Diabetes mellitus, Wirbelsäulenschäden, Plattfüßen, Venenthrombosen) zu den indirekten Folgen der Überernährung, die häufig mit einer quantitativen Fehlernährung identisch sind (Hypertonie, Gicht, Hyperlipidämien, d. h. Herzinfarkt), zu spezifischen Fehlernährungen (andere Formen der Hyperlipidämien mit Herzinfarkt, Alkoholismus), bis zu ausgeprägten Mangelernährungen (Vitamine, Eiweiß, speziell in Kombination mit Krankheiten des Verdauungstraktes). Die eigentliche Unterernährung (Protein-Energie-Malnutrition) ist in unseren Breiten dagegen sehr selten geworden, es sei denn im Rahmen einer Kachexie beim Tumorkranken, beim chronischen Infekt und bei der Cerebralsklerose.

Die Erfolglosigkeit der Ernährungsberatung durch den Arzt hängt zweifellos damit zusammen, daß die bisherige Studienordnung nicht ausreichend für Kenntnisse in der Ernährungslehre Sorge getragen hat.

1. Ernährungsberatung des Gesunden

Die meisten Menschen sind nicht in der Lage, aus dem modernen Lebensmittelangebot eine vernünftige Kost zusammenzustellen, weil die einschlägigen Traditionen und der Instinkt verlorengegangen sind. Die für eine vernünftige Ernährung notwendigen Kenntnisse werden nicht erworben, und, schlimmer noch, Eßgewohnheiten, die sich einmal ausgebildet haben, sind nach Margaret Mead schwerer zu ändern als religiöse Gebräuche.

Bei uns werden sporadische Fälle von Fehlernährung bei Kindern und Jugendlichen (z. B. durch den Schularzt) immer wieder festgestellt. Sie erweisen sich meist als Folge mangelhafter Information des Elternhauses oder aber einer

Überinterpretation von Ernährungsempfehlungen. Solche Fehlernährungen sind selten, selbst bei Sekretärinnen, die angeblich fast ausschließlich von belegten Broten leben.

Häufig sind *Fehlernährungen* im Zusammenhang mit grundlegenden Veränderungen einer Volksernährung. Beispiele dafür sind nicht neu: so brachte die Einführung des Maises die Pellagra nach Europa und die Reisschälmaschinen führten die Beriberi in Ostasien ein. Ein neueres unfreiwilliges Experiment ist die Osteomalacie der Wiener Bevölkerung nach dem 1. Weltkrieg, wo die Kombination von Vitamin D-armer Ernährung mit den großstädtischen Bedingungen zu der Mangelernährung führte. Täglich begegnen uns Alkoholiker, die ihre physische Energie aus dem Äthanol und nicht aus Lebensmitteln, die essentielle Nahrungsbestandteile enthalten, beziehen.

Heute dürfte das Hauptproblem der Fehlernährung des Mitteleuropäers in dem bisher noch nicht erlebten Umfang der *Fettzufuhr* liegen. Dies hängt zum Teil mit der allgemeinen Überernährung, zum Teil mit der Bevorzugung von Fett als Teil von Lebensmitteln zusammen. Eine entsprechende Umstellung der Volksernährung ist natürlich nicht nur eine ärztliche Aufgabe, weil Fette, die in einem Lebensmittel nicht mehr erwünscht sind, einem anderen Lebensmittel zugesetzt werden. Aus Unkenntnis verlangen viele mageres Fleisch, ohne die Fettzufuhr aus anderen Quellen wie Wurst oder Vollfettkäse zu berücksichtigen. Auch der autoritative Rat des Arztes sollte nur dann abgegeben werden, wenn das sorgfältige Studium entsprechender Lebensmitteltabellen vorangegangen ist.

Die *Ernährungsregeln* für den Erwachsenen lassen sich folgendermaßen zusammenfassen (hierzu auch Tabelle 49 u. 50):

a) Essen Sie nicht mehr als zur Erhaltung des *Normalgewichts* nötig ist. Das Sollgewicht (in kg) beträgt:

$$\frac{\text{Körperlänge (in cm)} \times \text{Brustumfang (in cm)}}{240} = \text{Sollgewicht (in kg)}$$

Die Ergebnisse entsprechen den Ergebnissen bei Verwendung der Formeln auf Seite 116.

b) Eine *vielseitige Kost* (täglich eine Portion von Milch oder Milchprodukten, Fleisch, Getreideerzeugnissen, Gemüse, Obst) liefert, wenn das Körpergewicht dabei normal bleibt, eine ausgewogene Ernährung (evtl. etwas zu fettreich). Wenn eine solche Vielseitigkeit nicht möglich ist, ergeben sich weitere Vorschriften. Die Tatsache, daß ausgewählte Personen mit einseitigen Ernährungsgewohnheiten alt werden, ist kein Gegenbeweis.

c) Wenn immer der Verdacht auf eine einseitige Kost besteht, ist die rechtzeitige *Ergänzung* ratsam. Bei alleinlebenden Personen ohne eigene Küche achte man auf Eiweiß, Mineralien und Vitamine. Bei uns genügt meist die Zufuhr eines entsprechenden Präparates (z.B. Supradyn, Combionta), wobei der Eiweißbedarf am seltensten einer Ergänzung bedarf. Wichtiger ist die Zufuhr *essentieller*

Tabelle 49

	Calorien	Joule*
Eiweiß	4,0	17
Fett	9,0	38
Stärke	4,2	18
Glucose	3,8	16
Alkohol	7,1	3,0

* Umrechnungsfaktor
1 kcal = 4,184 KJ
1 KJ = 0,239 kcal

Fettsäuren im Rahmen einer Verringerung der gesamten Fettzufuhr. Wenn Verdacht auf eine zu hohe Fettzufuhr besteht, verbietet man die üblichen Quellen „unsichtbarer" Fette (Wurst, die meisten Fleischsorten [s. S. 105], fette und vollfette Käse) und setzt als Eiweißlieferanten Frischfisch, Rindfleisch, Huhn und Wild, Käse in der Magerstufe und Gemüse ein. Als Kochfett empfehle man Sonnenblumen- und Sojaöle bzw. linolsäurereiche Margarinen (Grüne Liste); die Mengen, die für Brotaufstriche und Salate gebraucht werden, sollten der kulinarischen Wahl überlassen werden.

Tabelle 50. Verteilung der Nährstoffe auf die Nahrungsmittel bei üblicher gemischter Kost

	Milch u. Molkerei-produkte	Fleisch	Getreide-erzeugnisse	Gemüse	Obst
Calorien Joule	+	+	+	+	−
Protein	+	+	−	−	−
Calcium	+	−	−	+	−
Phosphor	+	+	+	−	−
Eisen	−	+	−	+	−
Vitamin D	+	−	−	−	−
Vitamin C	−	−	−	+	+
Thiamin	+	+	+	+	−
Harnsäure	−	+	−	(+)	−

d) Treten unter der Befolgung dieser „verhältnismäßig einfachen" Ernährungsregeln Mangelerscheinungen auf, so besteht eine Organkrankheit, wahrscheinlich im Verdauungstrakt, die der Aufklärung durch den Spezialisten bedarf.

e) Viel häufiger ist es indes, daß der Patient die Ratschläge des Arztes nicht
ernstnimmt. Ein *Eintrag* in die Unterlagen über die Durchführung einer Ernährungsberatung ist ratsam, selbst wenn die Ernährungsberatung heute noch nicht
honoriert wird.

Tabelle 51. Ernährungsberatung

<table>
<tr><td>

1. Gewichtsnormalisierung
2. Vielseitige Kost verordnen, täglich mindestens einmal Milch oder Milchproduk-
   te, Fleisch oder Fisch, Getreideerzeugnisse, Gemüse und Obst.
3. Bei einseitiger Ernährung rechtzeitig Vitaminpräparate verordnen
4. Empfehlung geeigneter Fette (s. Tabelle 58)
5. Überweisung bei Versagern
6. Durchgeführte Ernährungsberatung protokollieren.

</td></tr>
</table>

2. Ernährungsberatung der Schwangeren und Stillenden

Eine ideale Ernährung der Schwangeren führt zu einer ausreichenden Versorgung des heranwachsenden Foeten ohne Rückgriff auf die Bestände der Mutter.
Eine Gewichtszunahme ergibt sich aus dem Wachstum der Frucht, der Gebär-
mutter, Placenta etc. Für dieses Wachstum muß nicht nur Energie, sondern vor
allem auch Eiweiß zur Verfügung gestellt werden. Ein übermäßiger Fettansatz
bei der Schwangeren ist unnötig, vermutlich sogar gefährlich (Emboliegefahr).
Vorausgesetzt, daß der erhöhte Bedarf essentieller Nährstoffe gedeckt wird,
kann eine Fettsucht selbst während der Schwangerschaft oder Stillzeit durch
Reduktion der Energiezufuhr behandelt werden.

2.1. Schwangerschaft

Der *physiologische Gewichtsanstieg* (Abb. 1, Tab. 50a) in der ersten Schwangerschaftshälfte ist gering, er sollte höchstens 3 kg betragen. In der zweiten Schwangerschaftshälfte ist ein Gewichtsanstieg bis zu weiteren 8 kg erlaubt, für die
gesamte Gravidität also 11 kg. Da Foetus, Uterus, Brüste etc. zusammen nur um
8 kg zunehmen, sind also 3 kg Reserve einkalkuliert.

2.1.1. Eiweißbedarf

Der *Eiweißbedarf* der Schwangeren in der *zweiten* Schwangerschaftshälfte wird
von nahezu sämtlichen Ernährungsgesellschaften der Welt mit 80–100 g Eiweiß

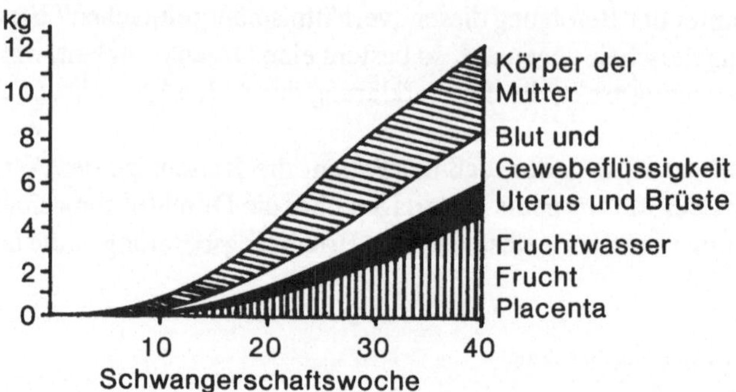

Abb. 11. Komponenten der Gewichtsabnahme während einer normalen Schwangerschaft. Modifiziert nach K. A. Hüter (Ernährungslehre und Diätetik, Band II, Teil 2, S. 205, Thieme, Stuttgart 1972)

Tabelle 50a. Erlaubte Gewichtszunahme während einer normalen Schwangerschaft

Modifiziert nach K. A. Hüter (Ernährungslehre und Diätetik, Band II, Teil 2, S. 205, Thieme, Stuttgart 1972)

Schwanger-schaftswoche	Zunahme pro Woche	(Gramm) pro Abschnitt	Gesamt-zunahme
1.–12.	keine	keine	keine
13.–15.	250	750	750
16.–18.	300	900	1 650
19.–22.	350	1400	3 050
23.–24.	400	800	3 850
25.–26.	450	900	4 750
27.–38.	500	6000	10 750
39.	250	250	11 000
40.	keine	keine	*11 kg*

Tabelle 50b. Eisenmehrbedarf in der Schwangerschaft

Blutneubildung	500 mg
Blutverlust intra partum	100 mg
Uterus und Plazenta	150 mg
Frucht	400 mg
Gesamt	1150 mg

pro Tag angegeben, während die Empfehlungen für die erste Hälfte nicht größer sind als für die allgemeine Bevölkerung (in Deutschland 0,9 g pro kg Körpergewicht). Im Laufe der Gravidität ist also eine allmähliche Umstellung der Ernährung auf eine eiweißreiche, d. h. relativ fett- und kohlenhydratarme Kost nötig.

2.1.2. Calciumbedarf

Calcium und Eisen sind die mengenmäßig wichtigsten Mineralien. Der *Calciumbedarf* ist in der Schwangerschaft erheblich erhöht und beträgt 1,5 bis 2,0 g pro Tag. Gemeinsam mit der Deckung des vermehrten Eiweißbedarfs kommen zur ausreichenden Calciumzufuhr in erster Linie Milchprodukte in Frage. Gegen eine zusätzliche Calciumsubstitution, am billigsten als Calciumcitrat (Rp. Calc. citr. 500, 9, S. tgl. 4 g mit der Briefwaage abzuwiegen) in der zweiten Hälfte der Schwangerschaft ist nichts einzuwenden.

2.1.3. Eisenbedarf

Der *Eisenbedarf* (Tab. 50b) beträgt nach Abzug der ausfallenden Mestruation ca. ein Gramm, d. i. ein Viertel bis ein Fünftel des gesamten Körpereisens. Bei ausreichend eisenhaltiger Ernährung wird dieser Bedarf durch verbesserte Resorption gedeckt. Dazu müssen neben den Milchprodukten auch Fleisch und Gemüse reichlich zugeführt werden.

Aus dem Gesagten ergibt sich, daß eine gemischte Kost, wie sie ohnedies empfohlen wird (S. 96) auch für die Schwangere zu empfehlen ist. Zusätzlich sind jedoch die Regeln für Gewichtskontrolle und vermehrten Eiweißbedarf zu berücksichtigen. Wo dies nicht möglich ist, müssen rechtzeitig Quark als Eiweißquelle, Calciumcitrat und ein Handelspräparat zur Deckung des Bedarfs an Eisen und Vitaminen verordnet werden.

2.2. Stillzeit

Für die Stillzeit gilt grundsätzlich das Gleiche wie für die zweite Hälfte der Gravidität, nur der Calciumbedarf nimmt weiter zu. Andererseits muß die Stillende bereits versuchen, ihr Gewicht wieder zu normalisieren. Gerade während der Stillzeit ist die Gefahr einer „Fixierung der Schwangerschaftsfettsucht" besonders groß.

3. Spezielle Ernährungskrankheiten

Zwanzig bis fünfundzwanzig spezielle Ernährungskrankheiten können auch heute noch bei uns vorkommen. Sie alle aufzuzählen kann nicht Aufgabe dieses Abschnitts sein. Obwohl die Zusammenhänge zwischen Ernährung und Krankheiten allgemein bekannt sein sollten, wurden Endemien von *Jodmangelkröpfen*

in Hessen und Sizilien erst kürzlich festgestellt. Die Wachsamkeit gerade des
Allgemeinarztes wird hier gefordert.
Glücklicherweise gibt es nur sehr häufige oder sehr seltene Beispiele für ernährungsbedingte Krankheiten. Für die häufigen sind eigene Kapitel eingerichtet;
alle, einschließlich mancher seltener, sind in der folgenden Tabelle aufgeführt.

Tabelle 52. Ernährungsbedingte Krankheiten (Die „typischen Befunde" können auf
einen Teil der Personen beschränkt sein.)

Nährstoff	Krankheit	Typische Befunde
Energie zu viel	Adipositas	Erhöhtes Körpergewicht, pathologische Glucosetoleranz
Energie zu wenig	Unterernährung	erniedrigtes Körpergewicht, Bradykardie, Obstipation, Erniedrigung des Grundumsatzes
	Anorexia nervosa	Amenorrhoe
Gesättigte Fette (vorwiegend in tierischen Fetten)	Hyperlipidämien	Hypercholesterinämie Hypertriglyceridämie Hyperlipoproteinämie Typ II a, b Typ IV bei Kombination mit Diabetes mellitus Typ V
	Gefäßkrankheiten, speziell coronare Herzkrankheit	Anamnese EKG-Veränderungen
Purine (in Fleischprodukten und Gemüse)	Gicht Urolithiasis	Hyperuricämie
Alkohol	Schädigung aller Organe des Verdauungstrakts, einschließlich Fettleber, Leberzirrhose, Neuro-Psychiatrische Schädelmyopathie	Erbrechen, Diarrhoe Erhöhung von yGT, SGOT, SGPT erhöhte Serumlipide Amnesien Kardiomegalie mit Insuffizienz, CPK, EKG
Fluor	Caries	
Eisen	Anämie	erniedrigtes Serumeisen, erniedrigtes Hb_E

Tabelle 52 (Fortsetzung)

Nährstoff	Krankheit	Typische Befunde
Thiamin	Beriberi Wernicke-Korsakow	Polyneuritis, Tachycardie Bewußtseinsstörungen
Nicotinsäure	Pellagra	Hautveränderungen Depressionen, Diarrhoe
Vitamin C	Skorbut	selten
Vitamin D	Rachitis Osteomalacie	Röntgenbild Erhöhung der alkalischen Phosphatase
Jod	Struma (auch bei uns durch „moderne Ernährung" Jugendlicher häufig)	Nur Tastbefund! Nur gelegentlich pathologisches Szintigramm

4. Synopsis der Lebensmittelkunde

Wichtigste Voraussetzung einer Ernährungsberatung ist die Kenntnis der *Zusammensetzung der Lebensmittel*, die

   a) üblicherweise verzehrt werden,

   b) zur Verfügung stehen und

   c) für diätetische Zwecke eingesetzt werden können.

Die Überlappungen können groß sein und sind es in der Regel. Die diätetische Absicht muß aber Vorrang haben, selbst wenn es um die Elimination eines konventionellen Lebensmittels (z.B. Wurst, Butter, Zucker) geht.

Die Kenntnis der Zusammensetzung erwirbt man nur durch die sorgfältige Lektüre von *Lebensmitteltabellen* und eine allgemeine *Lebensmittelkunde*, die jene Faktoren berücksichtigt, die in Tabellen nicht aufgeführt werden, wie z.B. der Rohfasergehalt.

In diesem Kapitel werden die krankheitsspezifischen Ernährungsvorschriften nicht erwähnt. Ernährungsberatung, für die es leider keine Ausbildungsvorschrift gibt, ist eine Aufgabe für den Allgemeinarzt. *Präventivmedizinische Aspekte* geben dieser Aufgabe soviel Gewicht, daß der kurze folgende Abriß der Lebensmittelkunde angezeigt erscheint.

5. Lebensmittel

Getreideerzeugnisse (Cerealien)

Beim Mahlen der Körner von Getreide (Weizen, Roggen, Hafer und Gerste) entstehen als Mahlprodukte das Mehl aus dem Mehlkörper und die Kleie aus der Aleuronschicht.

Bei hohem Ausmahlungsgrad ist der Gehalt an Eiweiß, Fett, Mineralstoffen, Vitaminen und Rohfasern hoch, die weißen Mehle (von niedrigem Ausmahlungsgrad) sind vitaminarm.

Brot ist das wichtigste Getreideerzeugnis. Als *Teigwaren* bezeichnet man Produkte wie Nudeln, Makkaroni usw., die aus einem klebereichen Weizenmehl oder Weizengrieß durch Anfeuchten und Trocknen hergestellt werden.

Kartoffeln

Neben den Cerealien sind die Kartoffeln als Volksnahrungsmittel unentbehrlich. Kartoffeln enthalten bis zu 30% Stärke, etwa 2% Rohprotein, wenig Fett, sehr geringe Mengen von Rohfaser, dagegen viel Kalium.

Der Vitamin C-Gehalt ist, bezogen auf das Gewicht (15 mg in 100 g jungen Kartoffeln; 7 mg Vit. C in 100 g alten Kartoffeln) nicht sehr hoch. Bei ausreichendem Verzehr ist die Kartoffel aber ein wichtiger Vitamin C-Lieferant. Selbst in Kriegs- und Mangelzeiten trat in Europa kein Skorbut auf, während vor der Einführung der Kartoffel der Skorbut alljährlich seine Opfer forderte. Auch bei bester Lagerung beginnen die Kartoffeln im Frühjahr zu keimen, und ihr Vitamin C-Gehalt nimmt stark ab, bis auf 20 Prozent des Ausgangswertes.

Gemüse

Krautige Nutzpflanzen, deren Teile roh oder gekocht als menschliche Nahrung dienen, nennt man Gemüse. Ihr energetischer Nährwert ist (wenn man von Hülsenfrüchten absieht) gering. Der Wert der Gemüse als Nahrungsmittel liegt in ihrem Gehalt an Mineralstoffen (und Vitaminen), bei Hülsenfrüchten auch an pflanzlichem Eiweiß. Da der Gehalt an Rohfaser hoch ist, fördern Gemüse die Darmperistaltik. Gemüse erzeugen ein Gefühl der Sättigung, ohne viel Energie zu liefern.

Obst

Mineralstoffe, Vitamine, Fruchtsäuren, Zucker sowie Pektine und andere Ballaststoffe bestimmen den hohen Nährwert des Obstes.

Der *Apfel,* unser wichtigstes Kernobst, enthält in den „altmodischen" Landäpfeln (Wirtschaftsäpfeln) reichlich Vitamin C. Die auf Aussehen gezüchteten neueren Sorten sind vitaminärmer. Während pro 100 g der „Cox-Orange" 3,5 mg Vitamin C enthält, hat der „Boskop" 25 mg.

Birnen sind viel weniger haltbar und gedeihen in den meisten Gegenden Deutschlands nicht so gut wie Äpfel. Ihr Vitamin C-Gehalt liegt zwischen 2 und 10 mg.

Tabelle 53. Zusammensetzung von Gemüsen und Pilzen

Lebensmittel 100 g genießbare Substanz	Energie		Eiweiß	Kohlen-hydrate	Vitamine		
	Calorie	Joule	g	g	A I.E.	B$_1$ mg	C mg
Blumenkohl	28	117	2	12	90	0,10	70
Bohnen, grün	33	138	2	5	630	0,10	19
Bohnen, weiß, trocken	352	1473	21	58		0,50	2
Erbsen, grün	93	389	7	14	680	0,35	26
Erbsen, gelb	354	1481	23	61	370	0,60	2
Gurken, ungeschält	8	33	1	1	+	0,05	8
Linsen	354	1481	24	56	570	0,55	5
Möhren	35	146	1	7	12000	0,05	4
Paprikaschoten, grün	28	117	1	5	630	0,05	120
Porrée	38	159	2	6	3000	0,10	20
Rettich	19	80	1	4	50	0,05	24
Radieschen	19	80	1	4	30	0,05	24
Rosenkohl	52	218	4	7	50	0,10	68
Rote Beete	37	155	2	8	20	+	10
Rotkohl	23	96	1	4	16	0,10	50
Sauerkraut	26	109	2	4	30	0,05	16
Schwarzwurzeln	74	310	1	16	.	.	5
Sellerie	38	159	2	7	+	0,05	7
Spinat	23	96	2	2	9420	0,10	59
Tomaten	19	80	1	3	1100	0,05	23
Weißkraut	20	88	1	3	70	0,05	41
Wirsing	26	109	2	4	80	0,05	50
Zwiebeln	45	188	1	10	50	0,05	9
Feldsalat	16	67	2	2	5000	0,10	15
Kopfsalat	10	42	1	1	540	0,05	8
Pilze i. D.	27	113	3	3	+	+	1–11

Marmeladen

Trocknen und Einkochen sind beim Obst seit alters her üblich, z. B. die Zubereitung von Marmeladen.

Wein

Wein wird durch alkoholische Gärung aus dem Saft von frischen Weintrauben gewonnen. Völlig vergorene Weine enthalten 6 bis 12% Äthanol. In normal vergorenen Weinen ist Zucker nur enthalten, wenn die Trauben einen sehr hohen Zuckergehalt hatten, oder die Gärung unterbrochen wurde. *(Naturreine*

Tabelle 54. Vitamin C-Gehalt von Obst

In 100 g genießbarer Substanz sind enthalten	mg
Erdbeere	60
Hagebutte	650
Stachelbeere	30
Johannisbeere, rot	30
Johannisbeere, weiß	60
Johannisbeere, schwarz	180
Zitronen	50
Orangen	50
Mandarinen	30
Grapefruit	40
Weintrauben	4

Tabelle 55. Nährstoff- und Energiegehalt einiger Schalenobstsorten

100 g genießbare Substanz	Energie		Eiweiß	Fett
	Calorien	Joule		
Erdnüsse	631	2640	27	47
Haselnüsse	690	2887	14	62
Mandeln	651	2724	18	54
Walnüsse	705	2950	15	63

Weine können also Zucker enthalten!) Dessertweine haben einen Alkoholgehalt, der durch gewöhnliche Gärung nicht zu erreichen ist. Oft haben sie überdies einen beträchtlichen Zuckergehalt (Süßwein). Konzentrierte Süßweine werden durch Vergärung des Mostes sehr zuckerreicher Trauben oder durch Zugaben produziert.

Fleisch

Unter dem Begriff „Fleisch" sind im engeren Sinn Muskelfleisch (mit oder ohne Knochen), im weiteren Sinne auch Innereien (Leber, Niere, Herz, Lunge, Hirn, Milz, Zunge, Bries, Euter und Blut) von Schlachttieren, Geflügel und Wild zu verstehen. Der biologische Wert des Fleischeiweißes ist für den Menschen der höchste aller Nahrungsmittel. Fleisch enthält außer Eiweiß andere organische Stoffe. Der Fettgehalt verschiedener Fleischsorten ist verschieden hoch (von 3–30%), der Kohlenhydratgehalt ist gering (von 0–1%, in der Leber 2–4%). An stickstoffhaltigen Verbindungen außer Eiweiß sind 0,1–0,3% Nucleinsäuren enthalten. An Vitaminen sind die der B-Gruppe, aber auch Vitamin A, E und K hervorzuheben. Natrium, Kalium, Magnesium, Calcium, Chlorid und Phosphat, an Spurenelementen Eisen, Kobalt, Jod, Zink, Kupfer, tragen zur Bedarfsdek-kung bei.

Tabelle 56. Nährstoff- und Energiegehalt von Fleisch und Fleischwaren

100 g genießbare Substanz	Energie		Eiweiß	Fett
	Calorien	Joule		
Schweinefleisch, mager	176	736	19	10
Schweinefleisch, fett	358	1498	15	31
Hammelfleisch im Durschschnitt	260	1088	16	23
Kalbfleisch im Durchschnitt	115	481	21	3
Rindfleisch, sehr mager	126	527	21	4
Hackfleisch, gemischt	316	1322	19	25
Herz (Rind, Kalb)	128	536	15	6
Hirn	128	536	10	9
Leber	144	602	22	5
Schinken, geräuchert	282	1180	20	21
Entenfleisch	243	1017	18	17
Gänsefleisch	364	1523	16	31
Hühnerfleisch im Durchschnitt	120	502	21	3
Cervelatwurst	484	2025	17	43
Mettwurst	533	2228	12	52
Leberwurst	450	1883	12	41

Würste

Wurst besteht aus zerkleinertem, gesalzenem und gewürztem Fleisch von Schlachttieren, das in Natur- oder Kunstdarm gefüllt wird. Neben Fleisch werden auch Innereien, Zunge, Gehirn, Fett und Blut verwendet.
Rohwürste werden aus ungekochtem Schweinefleisch und Speck ohne Wasserzusatz hergestellt. Oft wird Rindfleisch zugemischt; Schwarten und Sehnen sind nur in billigen Qualitäten enthalten. Geräucherte Rohwürste zeigen lange Haltbarkeit und werden daher Dauerwürste genannt.

Kochwürste werden aus gekochtem Material hergestellt. Manche Sorten werden ausreichend kalt geräuchert. Unter den Kochwürsten nimmt die „Leberwurst" die erste Stelle ein.

Brühwürste werden aus frischem Rind-, Kalb- und Schweinefleisch hergestellt, enthalten 6–16% Wasser und maximal 0,3% Salze. Sie werden meist heiß geräuchert und vor dem Verzehr aufgebrüht; Beispiele sind Bockwurst, Knackwurst, Wiener Würstchen und Frankfurter Würstvhen.
Die Zusammensetzung, besonders der Fettgehalt selbst von Würsten gleichen Namens kann außerordentlich verschieden sein. Auch die Verbrauchererwartung und gesetzliche Vorschriften wechseln von Ort zu Ort.

Fisch

Der Fischverbrauch in Deutschland liegt derzeit zwischen 12 und 13 kg Frischgewicht pro Kopf und Jahr. Bei anderen Völkern ist der Fischverbrauch höher, Norwegen verbraucht 40 kg je Kopf und Jahr. Fischeiweiß ist biologisch hochwertig. Fischfleisch ist infolge seines geringen Bindegewebsgehalt leicht verdaulich und deshalb für Krankenkost und die Ernährung alter Menschen besonders wertvoll. Die meisten Fische sind fettarm.

Tabelle 57. Nährstoff- und Energiegehalt von Fischen und Fischwaren

100 g eingekaufte Ware	Energie		Eiweiß	Fett
	Calorien	Joule		
Aal, frisch	204	857	9	18
Forelle	52	218	10	1
Hecht	45	188	10	.
Heilbutt	98	410	14	4
Hering	161	674	11	12
Kabeljau	44	184	10	+
Karpfen	83	347	10	4
Rheinsalm	130	543	14	8
Rotbarsch	61	255	10	2
Schellfisch	46	193	10	+
Seelachs	57	239	12	1
Steinbutt	90	376	18	2
Aal ⎫	337	1410	19	26
Bückling ⎬ geräuchert	232	971	22	14
Seelachs ⎭	85	355	12	1
Salzhering	165	690	14	11
Ölsardinen	240	1005	24	14
Stockfisch	230	961	51	2
Krabben, Dose	84	352	18	1

Eier

Das Eiweiß des Hühnereies gilt als das hochwertigste Protein überhaupt. Da aber der Wassergehalt des Eies recht hoch ist (etwa 75%), zählt das Ei zu den teuersten Eiweißträgern. Eier gehören zu unseren vitaminreichsten Nahrungsmitteln.

Milch

Von allen einzelnen Nahrungsmitteln kommt die Milch einer vollwertigen Nahrung am nächsten. Kuhmilch gelangt als *„Vollmilch"* zum Verbrauch. Die Milch befindet sich aber nicht mehr in dem Zustand, in dem sie von der Kuh stammt, denn sie wird in Molkereien pasteurisiert und auf einen einheitlichen Fettgehalt gebracht, der 3,5% beträgt. Bei der Entrahmung entsteht *Magermilch.* Magermilch enthält außer Fett alle wertvollen Stoffe der Milch.

Rahm ist ein aus Milch gewonnenes Erzeugnis, das mindestens 10% Fett enthält. Sahne (Schlagrahm) enthält bis zu 30% Fett.

Buttermilch fällt bei der Herstellung von Butter ab. Sie enthält etwa die Bestandteile der Magermilch.

Joghurt ist ein Produkt, das aus pasteurisierter oder eingedickter Voll- oder Magermilch unter Zusatz von säurebildenden Bakterien hergestellt wird.

Milcherzeugnisse

Lab verwandelt das lösliche Casein der Milch in unlösliches Paracasein, das Klumpen bildet und ausfällt. Das ausgeschiedene Casein nimmt den größten Teil des Milchfettes in sich auf. Von Vollmilch erhält man daher fetten Käse mit rund 40% Fett, von Magermilch Magerkäse mit 20% Fett.

Weichkäse. Weißschimmelkäse werden durch Schimmelpilze und Hefen gereift, die man als „Edelpilze" bezeichnet. Der Camembertschimmel erzeugt den Champignongeschmack. Der Hauptvertreter der Blauschimmelkäse ist der „Roquefort".

Hartkäse. Die bekanntesten Käse nach „Holländer Art" sind „Gouda" und „Edamer". Käse nach „Emmentaler Art" werden aus Vollmilch oder halbfetter Milch bereitet. Zur Herstellung kann nur allerbeste Milch verwendet werden; jeder Milchfehler macht sich am fertigen Käse bemerkbar.

Schmelzkäse. Als Rohmaterial dienen Käse nach Emmentaler, Limburger, Tilsiter und Holländer Art. Die Käse werden zerkleinert und durch Heißdampf geschmolzen. Die Käsemasse wird maschinell abgefüllt.

Käse sind wertvolle und billige Nahrungsmittel. Sie enthalten hochwertiges *tierisches* Eiweiß, beträchtliche Mengen Vitamin A, Phosphat und Calcium.

Tierische und pflanzliche Fette und Öle

Tierische und pflanzliche Fette und Öle sind unsere calorienreichsten Nahrungsmittel. In Deutschland betrug der Fettverbrauch einschließlich Butter im Jahre 1971 im Durchschnitt der Bevölkerung 48,0 kg. Bei der Beurteilung eines Fettes kommt es nicht darauf an, ob die Fettstoffe tierischen oder pflanzlichen Ursprungs sind, sondern auf die Zusammensetzung aus einzelnen Fettsäuren (Tab. 58). *Butter* ist eine Emulsion aus Wasser in Milchfett. Sie enthält mehr als 80% Butterfett. *Butterschmalz* enthält nicht mehr als 0,5% Wasser und ist länger haltbar als Butter.

Fetthärtung

Feste und halbfeste Fette sind in Haushalt und Technik brauchbarer als flüssige; die Erfindung der Fetthärtung war deshalb ein Gewinn. Bei der Fetthärtung

Tabelle 58. Zusammensetzung verschiedener Nahrungsfette

	Gesättigte Fettsäuren %	Einfach ungesättigte Fettsäuren %	Mehrfach ungesättigte Fettsäuren %
Milchfett	60		
z. B. Butter		36	4
Kokosfett	92		
z. B. Palmin		6	2
Olivenöl	20		
z. B. Olio Dante		73	7
Maiskeimöl	14		
z. B. Mazola-Öl		26	60
Sonnenblumenöl	5		
z. B. Livio-Öl		29	63
Sojaöl	20		
z. B. Margarine		25	55

werden flüssige Fette in halbfeste und feste umgewandelt. Gleichzeitig werden störende Geruchs- und Geschmacksstoffe beseitigt. Durch die Härtung werden die Fette haltbarer.

Margarine ist eine der Butter ähnliche Emulsion von Wasser und Öl. Der Fettanteil besteht aus Gemischen von gehärteten mit ungehärteten Pflanzenölen. Partiell gehärtete Öle werden kaum mehr verwendet. Fast alle Margarinen, mindestens alle guten Sorten, bestehen aus Pflanzenfetten.

Speiseöle

Die bei Raumtemperatur flüssigen Fette werden *Speiseöle* genannt und sind ausschließlich pflanzlicher Herkunft. Man unterscheidet *Tafelöle* (Salatöle) und *Koch-* bzw. *Bratöle.*

Zucker und Süßstoffe, Rübenzucker, Rohrzucker

Die Gewinnung des Rübenzuckers erfolgt bei uns aus der Zuckerrübe, die etwa 15% Saccharose enthält.

Der bei der Fabrikation zunächst kristallisiert ausgeschiedene Rohzucker ist durch anhaftende Melasse gelb bis braun gefärbt. Durch Behandlung mit Wasserdampf oder Filtrieren des Saftes über Aktivkohle wird der Zucker „raffiniert", d. h. zu Weißzucker verarbeitet. Die Ansicht, daß Zucker von Natur braun oder gelb sei und künstlich gebleicht werde, trifft nicht zu.

Genußmittel

Genußmittel sind Lebensmittel, die wegen der anregenden Wirkung auf das Nervensystem, die Geschmacksorgane, das Gefäßsystem getrunken und gegessen werden, aber keinen nennenswerten Nährwert haben (Kaffee, Kakao, Tee, Gewürze). Alkohol ist energetisch ausnutzbar, je Gramm 7,1 kcal. (30 KJ). *Kaffee* enthält je Tasse 0,05–0,1 g Coffein, für eine Tasse *Tee* rechnet man 0,05 g Coffein. Die Wirkung des Coffeins im Tee entfaltet sich anders als im Kaffee, weil durch Gerbstoffe die Resorption langsamer verläuft. Die anregende Wirkung des Tees setzt also langsamer ein und hält länger vor.

Alkohol

Tabelle 59. Alkoholgehalte (Volumenprozente) verschiedener Getränke

Pilsener Bier	3,6%	Weißwein	6 bis 8%
Dortmunder Bier	4,2%	Rotwein	7 bis 9%
Exportbier	4,3%	Schaumwein	8 bis 12%
Berliner Weißbier	5,2%	Südwein	12 bis 16%
	Kornbranntwein		38 bis 40%
	Whisky		30 bis 60%
	Cognac		50 bis 60%
	Rum		60 bis 90%

Die Alkoholgehalte werden üblicherweise in Volumen-Prozenten angegeben (Raumteile Alkohol in 100 Raumteilen des Getränkes). Folgende kleine Tabelle gibt das Verhältnis von Volumen-Prozenten zu Gewichts-Prozenten (g Alkohol in 100 g Getränk) an und erlaubt damit die Berechnung des Energiegehaltes.

10 Vol.%	8,1 Gew.%
30 Vol.%	24,7 Gew.%
50 Vol.%	42,5 Gew.%

Nährwert-Tabellen siehe S. 190–206.

Nepomuk Zöllner

VII. Alkoholismus

Zu den energieliefernden Nährstoffen gehört auch der Alkohol. Aus ihm stammen acht Prozent der umgesetzten Energie im Durchschnitt der Gesamtbevölkerung; das sind zwei Drittel der Energie aus Eiweiß. Da der Alkoholkonsum sich auf einen Teil der Bevölkerung beschränkt, muß bei diesem Teil der Anteil an der Energielieferung sehr viel höher sein. Die meisten alkoholischen Getränke enthalten keine essentiellen Nährstoffe. In gewissen Mengen konsumiert, entfaltet der Alkohol akute und chronische toxische Wirkungen. Aus diesen Eigenschaften ergeben sich drei Gruppen von Krankheiten.

Tabelle 60. Gesundheitsschädliche Wirkungen des Alkohols

Übermäßige Energie-(Calorien-)zufuhr	Adipositas
Ausschluß essentieller Nährstoffe	Eiweißmangel Vitaminmangel
Toxische Wirkungen	Schäden an Verdauungstrakt Leber und Pankreas Psyche Nervensystem Herz- und Skelettmuskulatur

Unter Alkoholismus versteht man die toxischen Wirkungen, deren Zustandekommen jedoch oft eng mit den alkoholbedingten Mangelzuständen zusammenhängt.

Der Alkoholismus ist eines der großen allgemeinmedizinischen Aufgabengebiete:

    wegen seiner Häufigkeit,

    wegen der Möglichkeit der Frühdiagnose aus der gastrointestinalen Symptomatik und

    wegen der Bedeutung des Hausarztes bzw. Familienarztes in der Behandlung, und zwar im Sinne einer Gesamtfürsorge.

Die Häufigkeit des Alkoholismus in der erwachsenen Bevölkerung wird auf mindestens fünf Prozent geschätzt; im allgemeinen Krankengut liegt sie wesentlich höher. Die Diagnose wird also oft übersehen. Wahrscheinlich kann man davon ausgehen, daß mindestens jeder zehnte Patient, also mehr als einer pro Sprechstunde, mehr trinkt, als ihm guttut.

Die Frühdiagnose kann nur der Arzt stellen, der das gleiche Patientengut

110

regelmäßig sieht: wiederholtes Auftreten von „Gastritis", „Proktitis" oder „Eintagesdiarrhoe" ist dringend einer Frühform des Alkoholismus verdächtig. Die psychologische Frage, warum jemand mehr als vertretbar trinkt, obwohl er weiß, daß körperliche und geistige Schäden unausbleibbar sind, ist für das ärztliche Handeln entscheidend. Meist wird sie aber erst gestellt, wenn die medizinische Problematik eines Menschen voll erkannt ist. Werden die sozialen Aspekte relevant, so ist der Alkoholismus fortgeschritten; aber selbst diese Fälle gehören in erster Linie in die Hände eines Arztes.

1. Symptomatik

1.1. Verdauungstrakt

Symptome seitens des Verdauungstraktes sind besonders häufig. Viele von ihnen treten frühzeitig auf.
Morgendliche Übelkeit und Erbrechen sind hochverdächtig auf Alkoholismus.
Gastritische Symptome sind Oberbauchschmerz (gelegentlich ähnlich wie beim Ulcus) und Aufstoßen (gelegentlich Hämatemesis). Auch das Ulcus selbst ist häufig.
Fettleber ist nahezu regelmäßig nachzuweisen, die Lebercirrhose ist ebenfalls häufig, vor allem bei Personen, die täglich mehr als 100 g Alkohol aufnehmen und bei Vorschädigung der Leber. Die akute Alkoholhepatitis ist selten.
Akute und chronisch rezidivierende Pankreatitis sind ebenfalls nicht selten (gelegentlich mit schweren klinischen Symptomen). Die chronische Pankreatitis des Alkoholikers ist oft mit einem Leberschaden vergesellschaftet. Dabei wird auch eine beidseitige Parotisvergrößerung beobachtet.
Störungen der Motilität kommen in allen Darmabschnitten vor. Spastische oder kolikartige Schmerzen sowie Diarrhoe sind die Konsequenzen.
Symptomatik und Therapie werden im Band „Gastroenterologie" abgehandelt.

1.2. Stoffwechsel

Adipositas ist, vor allem in den Frühstadien, häufig (s. S. 116). Mangelschäden findet man oft in Kombination mit Leberbeteiligung (Hypoproteinämie) oder psychischen Manifestationen (Pellagra) oder Cardiomyopathie (Beriberi).
Viele Alkoholiker neigen zu Hypoglykämie (besonders deutlich während Abstinenzversuchen). Alkohol potenziert die Wirkung der oralen Antidiabetica. Andererseits ist eine pathologische Glucosetoleranz nicht selten.
Alkoholiker retinieren Wasser wie Herz-, Nieren- und Leberkranke. Dadurch kann eine akute Kreislaufdekompensation ausgelöst werden.

1.3. Nervensystem

Die Folgen auf das Nervensystem sind vielgestaltig; Art und Umfang der Schäden sind nicht sicher dosisabhängig.

Tabelle 61. Wirkung des Alkohols auf das ZNS

Akute Alkoholvergiftung
  (Rausch, Vollrausch, pathologischer Rausch)
Direkte Wirkungen (?) des Alkohols
  Polyneuropathie
  Opticusneuritis
  Wernicke-Korsakow-Syndrom
  Degenerative Schäden des Gehirns
Indirekte Wirkungen
  Coma hepaticum
Abstinenzerscheinungen (s. S. 113)
  Nervosität, Unruhe, Halluzinationen,
  Delirium tremens

1.4. Herz- und Skelettmuskulatur

Die alkoholische Cardiomyopathie verläuft unter dem Bild der Myokarditis mit Links-Rechts-Insuffizienz, Herzvergrößerung, Tachykardie, Extrasystolie (vgl. Band „Kardiologie — Hypertonie"). Die Ursache dürfte in der Kombination toxischer Wirkungen mit Thiaminmangel (Beriberi) liegen. Die alkoholische Myopathie ist charakterisiert durch Muskelschmerz sowie schnelle Ermüdung bei Belastung (gelegentlich Schwellungen und Myoglobinämie). Wichtig ist die Erhöhung der CPK, die speziell bei gleichzeitiger Herzbeteiligung einen Infarkt vortäuschen kann.

1.5. Akute Alkoholintoxikation

Der Rausch ist im allgemeinen leicht zu diagnostizieren und bietet meist auch keine therapeutischen Probleme. Differentialdiagnostisch muß jeder Fall von Alkoholkoma dennoch sorgfältig betrachtet werden. Die Diagnose darf keinesfalls allein aus dem geröteten Gesicht, dem Stupor und der „Fahne" gemacht werden, vielmehr müssen alle anderen Formen des Komas bedacht und ausgeschlossen werden, besonders aber die Kombination eines mäßigen Alkoholgenusses mit anderen Ursachen von Bewußtseinstrübungen (Schlafmittel, Unfälle, Apoplexie).
Der schwere Rausch ist nicht immer ungefährlich. Die Gefahr von Atemdepression, Kreislaufkollaps, Aspiration erfordert Überwachung des Patienten durch die Familie, Lagerung und gegebenenfalls stationäre Einweisung. Je-

denfalls eingewiesen werden sollten Patienten mit Halluzinationen oder Krämpfen.

Die medikamentösen Behandlungsmöglichkeiten sind begrenzt und nicht ohne Risiko. Apomorphin, sofern der Patient noch voll bei Bewußtsein ist und erst kürzlich aufgehört hat zu trinken (Cave: Aspiration), Haloperidol bei Verstimmungen oder Halluzinationen (Cave: Atemdepression), Chloralhydrat (falls es angewendet werden kann, besser rectal wegen der Störung der Magenentleerung) und hohe Dosen von Vitamin B_1 und Nicotinsäureamid (am einfachsten als B-Komplex) stellen das gesamte Repertoire dar.

2. Entwicklung des Alkoholismus

Der Alkoholismus beginnt, wenn der Alkoholkonsum zunimmt. Zunächst kommt es zu einer Zunahme der Toleranz, der Patient „verträgt etwas". Der Beginn des Trinkens wird immer früher in den Tag verlegt, der erste Schluck führt wegen der damit verbundenen „Erleichterung" zu weiterem Trinken, häufig heimlich. Oft werden die ersten Gläser hinuntergestürzt.

Allmählich wird das Bedürfnis nach Alkohol zwanghaft, und unter dem Einfluß des Alkohols kommt es gelegentlich zu einer kurzen Amnesie (Filmriß). Das Benehmen wird rechthaberisch und streitsüchtig; unglücklicherweise kombiniert es sich mit paranoiden Vorstellungen. Typisch ist das Umkippen; aus scheinbar noch normalem Verhalten kann eine geringe weitere Alkoholaufnahme zu völliger Unzurechnungsfähigkeit führen. Von hier ab nimmt die Alkoholtoleranz in der Regel wieder ab. Nun treten auch die organischen Spätmanifestationen auf.

3. Entziehung und Entzugserscheinungen

Die Behandlung des Alkoholikers ist nicht so aussichtslos wie oft angenommen wird, speziell wenn die Diagnose durch die richtige Deutung der frühen Konsequenzen frühzeitig erfolgt. Die Behandlung vieler Fälle erfordert auch keine umfangreiche spezialisierte oder psychotherapeutische Vorbildung, sondern vor allem Initiative und etwas Zeit, oft nur wenige Wochen lang. Die Heilung eines Menschen, der mehr trinkt als sein Organismus vertragen kann, ist eine der befriedigendsten ärztlichen Leistungen.

Die Behandlung beginnt mit der Diagnosestellung. Viele Alkoholiker verschweigen die Wichtigkeit des Alkohols in ihrem Leben; es kommt aber auch nicht selten vor, daß der Patient nicht erkannt hat, daß er ein Alkoholproblem hat. Selbst im Falle völliger Ehrlichkeit unterschätzen die Patienten ihren Konsum; nicht wenige verheimlichen dem Arzt ihre Trinkgewohnheiten, oft sogar mit Hilfe der Familie.

Eine besonders günstige Position für die Einleitung der Therapie hat der Arzt, der eine Alkoholfolge, z.B. eine Fettleber, festgestellt hat. Ihm stehen Argumente für die Beendigung des Trinkens zur Verfügung, daneben die Möglichkeit, den Patienten zur regelmäßigen Kontrolle einzubestellen. Man darf nicht versäumen, bei jedem Besuch über den Alkoholkonsum zu sprechen. Predigt man zunächst tauben Ohren, so kann ein Rückfall, z.B. ein Wiederanstieg der Enzyme, den Patienten immer noch davon überzeugen, daß sein Arzt recht hat.·

Bei der Behandlung des Alkoholikers in der Allgemeinpraxis gehe man von sechs Regeln aus:

1. Moralisieren und Überheblichkeit sind schädlich. Es ist keine Schande, Alkoholiker geworden zu sein. Viele Lebensumstände, die jedem widerfahren können (Alkoholismus ist in wohlhabenden Kreisen nicht seltener als in anderen), begünstigen den Konsum alkoholischer Getränke. Niemand, erst recht nicht der Arzt, und gewiß auch nicht die Familie (die sogar oft der Anlaß des Trinkens ist) darf dem Patienten Sympathie und kluge Hilfe verweigern.

2. Der Patient muß die medizinischen und sozialen Konsequenzen seines Verhaltens (seiner Süchtigkeit) in vollem Umfang kennenlernen. Am besten schildert man ihm sein Leiden als celluläre Stoffwechselstörung, als Fehlverwertung des Alkohols, die dazu führt, daß mäßiger Alkoholgenuß weitere Alkoholaufnahme verursacht. Parallelen zu anderen Stoffwechselkrankheiten, z.B. zum Diabetes, bei dem die Zuckerverwertung gestört ist und Hunger häufig vorkommt, dürfen gezogen werden. Die Konsequenz, mit der die Entwicklung einem oft bitteren Ende zutreibt, falls Behandlung und Selbstbehandlung nicht erfolgreich sind, muß aber immer wieder betont werden.

3. Nur vollständige Abstinenz (zumindest über zwei Jahre) führt zum Aufgeben der gefährlichen Trinkgewohnheiten. Am besten ist es, Alkohol aus der Wohnung zu verbannen. Hier wie auch sonst versichere man sich der Hilfe geeigneter Familienmitglieder.

4. Wo menschliche Hilfe von außerhalb der Familie möglich ist (Seelsorger, Freunde, Anonyme Alkoholiker), sollte sie vom Patienten gesucht werden. Für und Wider (z.B. wegen der möglichen sozialen Diskredierung) sind aber sorgfältig zu erwägen — keine Aufgabe der Schulmedizin, wohl aber des Arztes.

5. Wenn trotz ernsthafter Bemühungen kein Erfolg erzielt wird, muß die Hilfe des Psychiaters in Anspruch genommen werden. Ein in der Pharmakotherapie geschulter Psychiater ist dabei dem Psychotherapeuten vorzuziehen. Der Psychiater seinerseits sollte auf die fortgesetzte Mitwirkung des Hausarztes nicht verzichten.

6. Alkoholismus ist eine Krankheit. Der Patient genießt in vollem Umfang die ärztliche Schweigepflicht.

Entzugserscheinungen treten auf

1. am Tag nach übermäßigem Alkoholgenuß

2. wenn die regelmäßige Alkoholzufuhr eines ·Trinkers aus äußeren Gründen
   unterbrochen wird

3. im Rahmen eines Entziehungsversuches.

Selbstverständlich können sich die Symptome gleichen. Auch ist nicht immer sicher zu entscheiden, ob es sich um frühe Entzugserscheinungen oder um Spätfolgen des Alkoholkonsums handelt.

Die bei weitem häufigste Folge des Entzugs ist eine „Nervosität", gepaart mit Reizbarkeit, Übelkeit, Erbrechen, bei Gelegenheitstrinkern auch mit Kopfschmerzen vom Histamintyp (Pseudomigräne). Die Symptome treten nach der durch den Schlaf erzwungenen Abstinenz auf. Der Patient braucht einen Schluck um seine Nerven zu beruhigen, im Laufe der Zeit immer früher und immer mehr. Der Weg zur Sucht wird auch dadurch gebahnt.

Wird der akute Entzug oft hintereinander wiederholt, so werden die Symptome deutlicher. Aus der nervösen Reizbarkeit ist eine Schlaflosigkeit geworden, die ganze Persönlichkeit ist verändert. Das Gedächtnis und die zeitliche Orientierung zeigen Lücken. Tremor wird zum Symptom, kaum erkennbar in Ruhe, aber deutlich bei Aktivität. Ein Flush, Tachykardie und Appetitlosigkeit vervollständigen das Bild.

Störungen der Perzeption sind das nächste Stadium. Die Halluzinationen können Gesicht, Gehör und gelegentlich Gefühl oder Geruch betreffen. Alkoholtypische Halluzinationen gibt es aber nicht. Das Sensorium ist bei der alkoholischen Halluzinose ungetrübt, es handelt sich um eine echte postalkoholische Psychose (alkoholische Manie).

Das Delirium tremens ist die sowohl charakteristischste, als auch ernsteste Konsequenz des Alkoholismus. Es beginnt meist nachdem der Patient Stunden oder Tage aufgehört hat zu trinken. Seine Zeichen sind Verwirrtheit, Halluzinationen, Tremor, Schlaflosigkeit, Mydriasis, Fieber, Tachykardie und Schweißausbrüche. Im allgemeinen dauert es nicht länger als drei Tage. Die Behandlung sollte in der Klinik erfolgen. Für den Transport verabreicht man Paraldehyd oder Chloralhydrat oral, oder Chlorpromazin bzw. Diazepan parenteral; es kommt nicht auf eine vollständige Aufhebung der Agitation, die sehr hohe Dosen erfordert, an. Wo kompetente stationäre Behandlung nicht möglich ist, kommt alles auf eine sorgfältige Pflege (Puls, Temperatur, Flüssigkeitsbilanz), symptomatische Therapie und verständnisvolle Fürsorge (helle Zimmer, wenig Wechsel im Personal, Zusprache) an.

Eberhard Standl

VIII. Adipositas

1. Einleitung

An der Adipositas stirbt man nicht, wohl aber an ihren Folgekrankheiten. Jeder
zweite bis dritte deutsche Bundesbürger erliegt heute einem Gefäßleiden, für
das in erster Linie übercalorische Ernährungsweise, mangelnde körperliche
Bewegung und das Rauchen verantwortlich sind. Die Fettsucht ist so verbreitet,
daß viele Menschen sie gar nicht als anormal oder krankhaft empfinden. Es zählt
daher aus präventiv-medizinischen Gründen zu den vordringlichsten Aufgaben
eines Arztes, Adipositaskranken — gleich ob sie ihn wegen ihrer Fettsucht
aufsuchen oder aus einem anderen Grund — ihre Situation bewußt zu machen
und sie der notwendigen Therapie zuzuführen.

2. Definition und Diagnose

Jeder, der mehr wiegt als es seiner Körpergröße entspricht und weder Hochlei-
stungssportler mit einer vermehrten Muskelmasse ist noch an Ödemen oder
Ascites leidet, ist übergewichtig. Das Sollgewicht darf nicht einfach nach der
Broca-Formel errechnet werden, nach der jeder erwachsene Mensch so viel in
Kilogramm wiegen darf, wie er größer als hundert Zentimeter ist (Sollgewicht
nach Broca bei beispielsweise 170 cm Körpergröße = 70 Kilogramm). Vielmehr
müssen von diesem Wert bei Männern noch 10 Prozent, bei Frauen sogar 15 bis
20 Prozent subtrahiert werden, wenn das gesundheitlich ideale Gewicht, d. h.
das Gewicht mit der laut Statistik größten Lebenserwartung, bestimmt werden
soll. Praktisch gleichwertige Ergebnisse ermittelt man anhand von Sollge-
wichtstabellen (Tabelle 62 u. 63). Auch die Messung der Hautfaltendicke mit
einem speziellen Kaliper kann zur Diagnosestellung herangezogen werden,
besonders bei ausgeprägt muskulösen Menschen oder bei Kindern (Tabelle 64).

▶ Tabelle 62. Regel zur Errechnung des Sollgewichts

$$\text{Männer:} \quad G = \frac{(L-100) \times 9}{10}$$

$$\text{Frauen:} \quad G = \frac{(L-100) \times 8}{10}$$

G = Gewicht in Kilogramm
L = Körperlänge in Zentimetern

▶ Tabelle 63. Kurze Sollgewichtstabelle für Erwachsene über 25 Jahre mit mittelschwerem Körperbau

| | Gewicht in kg | |
Größe in cm	Frauen	Männer
150	48	–
155	51	54
160	54	58
165	57	62
170	60	66
175	63	70
180	67	74
185	71	77
190	–	81

▶ Tabelle 64. Normalwerte der Hautfaltendicke in mm am Oberarm über dem M. triceps

Mittleres Lebens- alter in Jahren	Frauen	Männer
25	22	13,5
55	26,5	15,5

3. Ätiologie und Pathogenese

Niemand wird adipös, ohne daß er mehr Calorien in Form von Kohlenhydraten, Eiweiß und Fett sowie Alkohol zu sich nimmt als er tatsächlich verbrennt. Der Lehrsatz von der Erhaltung der Energie trifft auch auf den Menschen zu; die Energiebilanz zwischen Calorienzufuhr und -verbrauch legt fest, ob jemand dicker oder dünner wird. Jede zuviel genossene Calorie, gleich ob sie als Eiweiß, Fett oder Kohlenhydrat zugeführt worden ist, wird im Körper als Fett gespeichert. Dabei ist zu bemerken, daß fettsüchtige Menschen fast nie einen erniedrigten Grundumsatz aufweisen, ihre Nahrung besser verwerten oder ihre Muskelarbeit mit weniger Energieaufwand betreiben. Auch die Wärmeabstrahlung von Fettleibigen ist nicht vermindert. Zwar zeigen übergewichtige Menschen eine Reihe von metabolischen und hormonalen Veränderungen, wie beispielsweise einen Hyperinsulinismus, aber diese sind sekundär und verschwinden in der Regel nach Gewichtsreduktion auf ein normales Körpergewicht völlig.
Nur ganz wenige Menschen haben eine exakte Vorstellung, wieviel Calorien sie pro Tag verbrauchen. Die allermeisten machen sich darüber überhaupt keine Gedanken; gewohnheitsmäßig essen sie genausoviel Calorien wie ihre schwer arbeitenden Vorfahren von vor 100 Jahren, die durchschnittlich täglich etwas

Tabelle 65. Empfehlungen für den täglichen Calorienbedarf von Erwachsenen im Alter von 36 bis 55 Jahren

Frauen	Körper-größe	Calorienbedarf bei Sollgewicht		Empfehlung zur Gewichtsabnahme bei					
		Sollgewicht		5–20% Übergewicht		20–40% Übergewicht		> 40% Übergewicht	
	cm	kg	kal	kg	kal	kg	kcal	kg	kcal
leichte Arbeit –	150	48	2000	51–58	1200	59–67	1000	> 67	1000
körperlich nicht Arbeitende	155	51	2000	55–61	1200	62–71	1000	> 71	1000
z. B. Lehrerin – Näherin –	160	54	2100	58–65	1300	66–76	1100	> 76	1000
Sekretärin – Rentnerin –	165	57	2100	61–68	1300	69–80	1100	> 80	1000
Dolmetscherin –	170	60	2200	64–72	1400	73–84	1200	> 84	1000
Straßenbahnschaffnerin	175	63	2200	67–76	1400	77–89	1200	> 89	1000
	180	67	2300	71–80	1500	81–94	1300	> 94	1100
	185	71	2300	76–85	1500	86–99	1300	> 99	1100
mittelschwere Arbeit	150	48	2500	51–58	1700	59–67	1500	> 67	1300
	155	51	2500	55–61	1700	62–71	1300	> 71	1300
	160	54	2600	58–65	1800	66–76	1600	> 76	1400
	165	57	2600	61–68	1800	69–80	1600	> 80	1400
z. B. Hausfrau – Putzfrau –	170	60	2700	64–72	1900	73–84	1700	> 84	1500
Fabrikarbeiterin – Verkäuferin	175	63	2700	67–76	1900	77–89	1700	> 89	1500
Kellnerin – Krankenschwester	180	67	2800	71–80	2000	81–94	1800	> 94	1600
Stewardess	185	71	2800	76–85	2000	86–99	1800	> 99	1600

Tabelle 65. (Fortsetzung)

schwere Arbeit	150	48	3000	51–58	2200	59–67	2000	> 67	1800
	155	51	3000	55–61	2200	62–71	2000	> 71	1800
z. B. Waschfrau (Handarbeit)	160	54	3100	58–65	2300	66–76	2100	> 76	1900
Bäuerin – Packerin	165	57	3100	61–68	2300	69–80	2100	> 80	1900
in einer Fabrik	170	60	3200	64–72	2400	73–84	2200	> 84	2000
	175	63	3200	67–76	2400	77–89	2200	> 89	2000
	180	67	3300	71–80	2500	81–94	2300	> 94	2100
	185	71	3300	75–85	2500	86–99	2300	> 99	2100

Männer	Körper-größe	Calorienbedarf bei Sollgewicht		Empfehlung zur Gewichtsabnahme bei					
		Sollgewicht		5–20% Übergewicht		20–40% Übergewicht		>40%Übergewicht	
	cm	kg	kcal	kg	kcal	kg	kcal	kg	kcal
leichte Arbeit –	155	54	2100	58–65	1300	66– 76	1100	> 76	1000
körperlich nicht Arbeitende	160	58	2200	62–70	1400	71– 81	1200	> 81	1000
z. B. Lehrer – Beamter – Buchhalter	165	62	2300	66–74	1500	75– 87	1300	> 87	1100
Uhrmacher – Arzt	170	66	2400	70–79	1600	80– 82	1400	> 92	1200
	175	70	2400	75–84	1600	85– 96	1400	> 96	1200
	180	74	2500	79–89	1700	90–104	1500	> 104	1300
	185	77	2600	82–92	1800	93–108	1600	> 108	1400
	190	81	2700	86–97	1900	98–113	1700	> 113	1500

Tabelle 65 (Fortsetzung)

Männer	Körper-größe	Calorienbedarf bei Sollgewicht		Empfehlung zur Gewichtsabnahme bei					
		Sollgewicht		5–20% Übergewicht		20–40% Übergewicht		>40% Übergewicht	
	cm	kg	kal	kg	kal	kg	kcal	kg	kcal
mittelschwere Arbeit	155	54	2700	58–65	1900	66– 76	1700	> 76	1500
z. B.	160	58	2800	62–70	2000	71– 81	1800	> 81	1600
Schreiner – Schlosser	165	62	2900	66–74	2100	75– 87	1900	> 87	1700
Mechaniker – Weber	170	66	3000	70–79	2200	80– 92	2000	> 92	1800
Vertreter	175	70	3000	75–84	2200	85– 96	2000	> 96	1800
	180	74	3100	79–89	2300	90–104	2100	> 104	1900
	185	77	3200	82–92	2400	93–108	2200	> 108	2000
	190	81	3300	86–97	2500	98–113	2300	> 113	2100
schwere Arbeit	155	54	3300	58–65	2500	66– 76	2300	> 76	2100
z. B.	160	58	3400	62–70	2600	71– 81	2400	> 81	2200
Metzger – Maurer – Bauzimmerer	165	62	3500	66–74	2700	75– 87	2500	> 87	2300
Holzfäller – Bergarbeiter	170	66	3600	70–79	2800	80– 92	2600	> 92	2400
	175	70	3600	75–84	2800	85– 96	2600	> 96	2400
	180	74	3700	79–89	2900	90–104	2700	> 104	2500
	185	77	3800	82–82	3000	93–108	2800	> 108	2600
	190	81	3900	86–97	3100	98–113	2900	> 113	2700

Untergewichtige Personen können 100 bis 300 kcal mehr als Personen mit Idealgewicht zu sich nehmen: Patienten von 19 bis 35 Jahren benötigen etwa 100 kcal mehr, Patienten über 55 Jahren ca. 100 bis 200 kcal weniger.

mehr als 3000 Calorien an Energie im Organismus umsetzten. Heutzutage aber benötigt der deutsche Normalverbraucher mit leichter bis mittelschwerer körperlicher Tätigkeit nur mehr zwischen 2000 und 2600 Calorien. Der Anteil der Schwerarbeiter an der werktätigen Bevölkerung mit einem höheren Calorienbedarf ist bis auf 10 Prozent abgesunken. Detaillierten Aufschluß über calorische Richtwerte je nach Körpergröße, Gewicht und körperlicher Aktivität gibt die Tabelle 65.

Tabelle 66 gibt einen Überblick über die durchschnittlich pro Einwohner und Tag in der Bundesrepublik verfügbaren Nährstoffmengen im Vergleich zu dem von Ernährungswissenschaftlern vorgeschlagenen Verbrauch.

Tabelle 66. Mittlere Versorgung mit Nährstoffen im Vergleich zum Nährstoff-Soll in der Bundesrepublik Deutschland

| | | Ist-Zufuhr | Sollzufuhr | Ist in % |
		(je Kopf und Tag)		des Soll
Energie	kcal	3020	2660	114
Eiweiß	g	92	77	119
Fett	g	132	80	165
Kohlen-				
hydrate	g	340	395	85

Unter der Voraussetzung, daß die Versorgungsmenge in etwa der tatsächlichen Nährstoffzufuhr entspräche, würden die Bundesbürger täglich 360 Calorien zuviel zu sich nehmen. Vor allem der Fettverzehr übersteigt das Soll um 65 Prozent. Nicht zum Ausdruck kommt in der Tabelle der ungünstig hohe Zuckerverbrauch von 125 g pro Tag — vor hundert Jahren waren es nur 10 g. Bislang überhaupt noch nicht berücksichtigt ist der Energiegehalt des Alkohols, der pro Kopf der mindestens 15 Jahre alten Einwohner der Bundesrepublik Deutschland mit täglich zusätzlich etwa 250 Calorien zu veranschlagen ist. Nicht wenige Menschen sind allein aufgrund ihres täglichen Alkoholkonsums übergewichtig. Psychische Faktoren und Verhaltensstörungen dürfen bei der Entstehung der Adipositas sicherlich nicht vernachlässigt werden; manche Autoren messen ihnen sogar die ätiologisch entscheidende Rolle zu. Dabei handelt es sich nicht um einen direkten metabolischen Effekt auf das Fettgewebe, sondern um einen zwanghaft gesteigerten Nahrungsverzehr. Ältere oder vereinsamte Menschen entwickeln oft besonders ungünstige Eßgewohnheiten. In diesen Problemkreis fällt auch die Verringerung der körperlichen Aktivität unter Beibehaltung gewohnter Eßsitten beim Älterwerden oder die Gewichtszunahme bei Erkrankungen, welche mit einer vorübergehenden Immobilisierung einhergehen.
Endokrine Störungen als Ursache der Fettsucht finden sich bei einem verschwindenden Prozentsatz der Kranken; auch im Patientengut einer endokrinologisch orientierten Universitätsklinik in weniger als 5 Prozent der Fettsüchtigen. Differentialdiagnostisch kommt das Cushing-Syndrom (zur Diagnose s. S.

176) in Betracht, wenn es sich um eine reine Stammfettsucht mit Büffelnacken, Mondgesicht und Striae handelt. Bezeichnenderweise steht weniger das Übergewicht als die gestörte Fettverteilung im Vordergrund. Patienten mit einem Inselzelladenom (zur Diagnose s. S. 171) können eine echte Mastfettsucht entwickeln, wenn sie wegen der Hypoglykämiegefahr übermäßig viel Kohlenhydrate zu sich nehmen und diese infolge ihres Hyperinsulinismus als Fett speichern. Die Übergewichtigkeit bei Hypothyreose (zur Diagnose s. S. 158) ist selten ausgeprägt – außer bei Wachstumsstörungen des angeborenen Myxödems – und beruht im wesentlichen auf Flüssigkeitseinlagerung. Hypothalamische Störungen und das noch seltenere Laurence-Moon-Biedl-Syndrom führen über eine Polyphagie, bei verminderter Spontanaktivität, zur Gewichtszunahme. Eine endokrine Störung als Ursache einer Adipositas wird fälschlich oft vermutet, wenn die Krankheit im Pubertätsalter beginnt. Kinder in dieser Lebensphase besitzen physiologischerweise dickere Fettpolster und sind besonders gut mästbar. Ansonsten unterscheidet sich die Adipositas im Erwachsenen- und im Pubertätsalter nicht voneinander. Fehldiagnosen werden besonders häufig bei adipösen Jungen gestellt, deren leichter Großwuchs bei gering verzögerter Pubertät, die dadurch erklärbaren eunuchoiden Körperproportionen und das im Fettgewebe fast verschwindende Genitale zu Unrecht als Hypogonadismus oder gar als „Dystrophia adiposogenitalis Fröhlich" interpretiert werden. 1901 beschrieb Fröhlich einen einzigen Knaben mit Hypothalamustumor, geringfügiger Adipositas, permanentem Hypogonadismus und Wachstumshemmung. Dieser eine bedauernswerte Knabe ist ungewollt zum Ausgangspunkt für viele falsche Diagnosen geworden (Schöffling).

4. Epidemiologie und Prognose

Wie verbreitet die Fettsucht in Deutschland ist, zeigen 1971 durchgeführte Untersuchungen der Landesversicherungsanstalt Württemberg: bei Rentenerhebungen hatten 72 Prozent der Frauen und 44 Prozent der Männer ein Übergewicht von mehr als 10 Prozent, bei „Heilmaßnahmen" betrugen die respektiven Prozentzahlen 41,5 und 56 Prozent. Bezogen auf die Gesamtbevölkerung der Bundesrepublik Deutschland schätzt man – genaue Erhebungen darüber gibt es nicht – daß mindestens 30 Prozent übergewichtig sind.
Fettsucht begünstigt das Auftreten einer Reihe von Folgekrankheiten, die letztlich die Prognose der Adipositas bestimmen. Mit zunehmendem Übergewicht sinkt die Lebenserwartung drastisch ab: 10 Prozent Übergewicht verringern die Lebenserwartung bereits um 18 Prozent, 30 Prozent um rund 50 Prozent. Bei jedem Fettsüchtigen muß daher routinemäßig nach durch die Adipositas entstandenen gesundheitlichen Risiken gefahndet werden (s. Tabelle 68). Bei dieser Suche nach bereits vorhandenen Komplikationen kann auf eine körperliche Untersuchung im entkleideten Zustand nicht verzichtet werden.

Tabelle 67. Überlegungen zur Entstehung von Übergewicht

▶ Zu hohe Calorienzufuhr im Vergleich zum Verbrauch, vor allem durch übermäßigen Fettverzehr oder durch zusätzliche Alkoholcalorien.
▶ Psychische Faktoren und Verhaltensstörungen mit verantwortlich?
▶ Ödeme oder Ascites ausgeschlossen?
Leistungssportler mit vermehrter Muskelmasse?
▶ Endokrine Störungen sind sehr selten Ursache von Übergewicht

Cushing-Syndrom	– reine Stammfettsucht mit Büffelnacken, Mondgesicht und Striae.
Inselzelladenom	– Mastfettsucht mit spontanen Nüchternhypoglykämien und Blutzuckerwerten unter 30 mg%.
Hypothyreose	– meist vermehrte Flüssigkeitseinlagerung im Gewebe.
Diencephale Störungen	– Fettsucht infolge von Polyphagie (Hypothalamustumoren, Laurence-Moon-Biedl-Syndrom).
Hypogonadismus	– Männliche Individuen mit Fettverteilungsstörungen oder Gynäkomastie zusammen mit Störungen der übrigen sekundären Geschlechtsmerkmale (Behaarung, Ausbleiben des Stimmbruches).
„Dystrophia adiposo-genitalis Fröhlich"	gibt es nicht.
Kinder in der Pubertät	besitzen physiologischerweise dickere Fettpolster und sind besonders gut mästbar.

Tabelle 68. Praktisch wichtige Begleit- und Folgekrankheiten der Adipositas und daher routinemäßig erforderliche Diagnostik bei allen Fettsüchtigen

Hypertonie	RR-Kontrollen
Coronare Herzerkrankung	EKG und entsprechende anamnestische Befragung
Diabetes mellitus	postprandiale Blutzuckerbestimmung oder orale Glucosebelastung
Hyperlipidämie	Cholesterin- und Triglyceridbestimmung
Cholelithiasis	Anamnestische Befragung und evtl. röntgenologischer Steinnachweis
Gicht	zweimalige Harnsäurekontrolle
Venenerkrankungen	Anamnese und körperlicher Untersuchungsbefund
Plattfüße und degenerative Gelenkserkrankungen	Anamnese und körperlicher Untersuchungsbefund

Über die oben aufgeführten Krankheiten hinaus besteht bei Fettsüchtigen ein erhöhtes Risiko, eine Lebercirrhose oder eine Pankreatitis zu entwickeln. Ferner neigen Adipositaskranke zu infektiösen Hautkrankheiten und Hernien, zu Lungenembolien und Sekundärheilungen nach chirurgischen Eingriffen und schließlich zu geburtshilflichen Komplikationen.

5. Therapie

Die Therapie der Adipositas erscheint theoretisch einfach und gestaltet sich in der Praxis doch schwierig; denn das stetige Einhalten einer untercalorischen Kost – der einzig wirksamen und erfolgversprechenden Maßnahme zur Gewichtsabnahme – setzt neben der nötigen Motivation gewisse Grundkenntnisse in der Ernährungslehre voraus. Es ist daher nicht verwunderlich, daß viele Fettsüchtige glaubhaft beteuern, sie äßen nur wenig; aber sie ernähren sich falsch. Schon verhältnismäßig geringfügige Fehler schlagen sich gewichtig in Fett nieder. Wenn jemand täglich und regelmäßig nur 1 g Fett mehr ißt als er verbraucht und diesen Fehler nie mehr ablegt, nimmt er täglich 1,5 g an Fettgewebe zu, 10 kg in 20 Jahren. Daraus leitet sich unschwer ab, daß nicht nur vielessende Schlemmer fettsüchtig werden. Gerade die fast zu übersehenden „Kleinigkeiten" machen meist die calorische Überfütterung aus.
Abnehmen lohnt sich. Statistische Untersuchungen haben eindeutig ergeben, daß die Übersterblichkeit von Adipösen auf Normalwerte zurückgeht, nachdem sie ein normales Körpergewicht erreicht haben. Bei übergewichtigen Erwachsenendiabetikern entwickelt sich die manifeste Stoffwechselstörung nach Gewichtsreduktion sehr oft spontan in eine subklinische Form zurück (s. auch Kap. I); zwar läßt sich Diabetes im strengen Sinn nicht heilen, aber die faßbaren Symptome verschwinden unter diesen Umständen. Ganz ähnlich liegen die Verhältnisse bei verschiedenen Hyperlipidämieformen (s. Kap. II). Ebenso läßt sich die Rezidivgefahr eines Herzinfarktes durch Normalisierung des Körpergewichts drastisch einschränken – jedenfalls im statistischen Mittel. Dies sind nur einige Beispiele für die positiven Auswirkungen einer Gewichtsreduktion.

5.1. Aufstellen eines Diätplans

Bei einer Diätverordnung gilt es zunächst zu klären, wieviel der betreffende Fettsüchtige tatsächlich an Calorien verbraucht und welche Calorieneinschränkung pro Tag erforderlich ist, damit das gesteckte Ziel erreicht wird. Natürlich verliert bei einer stark beschränkten Calorienzufuhr, beispielsweise von 800 oder 1000 Calorien pro Tag, jeder Mensch an Gewicht. Will der Arzt jedoch einen annähernd individuellen, caloriengerechten Kostplan aufstellen, so muß er Lebensalter, Geschlecht, berufliche Tätigkeit und bestehendes Übergewicht berücksichtigen (s. Tabelle 65). Man kann den individuellen Calorienverbrauch aber auch leicht überschlagsmäßig errechnen; man multipliziert das Sollgewicht mit den folgenden Calorien-Richtzahlen:

24 kcal bei Bettruhe

32 kcal bei leichter körperlicher Arbeit

37 kcal bei mittelschwerer körperlicher Arbeit

40–50 kcal bei schwerer körperlicher Arbeit.

Ein Patient mit einem Sollgewicht von 70 kg würde demnach bei leichter Arbeit $70 \times 32 = 2240$ kcal umsetzen.

Außerdem muß der Calorienbedarf dem Alter angepaßt werden. Ein 18jähriger junger Mann kann täglich zwischen 1900 und 5000 Calorien benötigen, je nach Konstitution und Wachstum sowie Sport, den er treibt. Als grobe Regel gilt, daß 70jährige pro Tag nicht mehr als 1700 Calorien verbrauchen. Für Kinder gelten eigene Richtwerte, sie sind Tabelle 69 zu entnehmen.

Tabelle 69. Calorien – Richtwerte für Kinder von 1 bis 18 Jahren

Knaben			Mädchen		
Größe* cm	Gewicht* kg	Calorien*	Größe* cm	Gewicht* kg	Calorien*
75	10	1000	74	10	1000
88	13	1100	87	12	1000
96	15	1200	96	14	1100
103	17	1300	103	16	1200
110	19	1400	109	18	1300
118	22	1600	116	21	1500
124	25	1600	122	24	1600
130	27	1800	128	26	1700
136	30	1900	133	29	1800
140	33	2000	139	32	1900
144	35	2100	145	36	2100
150	38	2200	152	40	2200
155	42	2300	157	45	2400
163	49	2500	160	49	2400
168	54	2800	161	51	2400
172	59	2800	162	53	2400
174	62	2800	163	54	2400
175	63	2800	163	54	2400

* Durchschnittswerte bei Lebensalter von 1–18 Jahren

Die Geschwindigkeit, mit der Gewicht abgenommen werden soll, bestimmt, um wieviel der tägliche Calorienverbrauch im Kostplan unterboten werden muß. Man kann dabei von der Voraussetzung ausgehen, daß in 1 kg Fettgewebe ungefähr 6000 Calorien gespeichert sind. Wenn man also in 6 Tagen 1 kg an Fett abnehmen will, muß man pro Tag 1000 Calorien einsparen. Das Minimalziel von

Tabelle 70. Aufteilung der einzelnen Grundnährstoffe gemäß der Anzahl der ermittelten Calorien sowie die Verteilung der Broteinheiten (BE) auf die einzelnen Tagesmahlzeiten

Nährstoffverteilung						Verteilung der BE auf die Mahlzeiten						
1 BE = 12 g Kohlenhydrate	Kohlen-hydrate g	Eiweiß g	Gesamt-Fett g	Streich-Fett g	kcal	1. Frühstück BE	2. Frühstück BE	Mittagessen BE	1. Zwischen-mahlzeit BE	2. Zwischen-mahlzeit BE	Abendessen BE	Spätmahl-zeit BE
9	110	75	25	–	1000	2	1	2	1	–	2	1
9	110	75	35	–	1100	2	1	2	1	–	2	1
10	120	75	40	10	1200	2	1	2	1	1	2	1
11	135	75	45	10	1300	2	2	2	1	1	2	1
12	145	80	50	10	1400	2	2	2	2	1	2	1
13	155	80	55	10	1500	2	2	3	2	1	2	1
14	165	85	60	20	1600	2	2	3	2	1	3	1
15	180	85	60	20	1700	2	2	3	2	1	3	2
16	190	90	65	20	1800	2	2	4	2	1	3	2
17	200	95	70	20	1900	2	2	4	2	1	4	2
18	220	100	75	20	2000	3	2	4	2	1	4	2
19	230	105	80	20	2100	3	3	4	2	1	4	2
20	240	110	80	20	2200	3	3	4	3	1	4	2
21	250	115	85	20	2300	3	3	5	3	1	4	2
22	265	120	90	20	2400	3	3	5	3	1	5	2
23	275	125	95	20	2500	4	3	5	3	1	5	2
24	285	130	100	30	2600	4	3	5	3	2	5	2
25	300	135	100	30	2700	4	3	6	3	2	5	2
26	310	140	105	30	2800	4	3	6	3	2	6	2
27	325	140	110	30	2900	5	3	6	3	2	6	2
28	335	140	120	30	3000	5	3	6	3	3	6	2
29	350	140	120	30	3100	5	4	6	3	3	6	2
30	360	140	130	30	3200	5	4	6	3	3	6	3
31	370	145	130	30	3300	5	4	6	4	3	6	3
32	385	145	135	40	3400	6	4	6	4	3	6	3
33	395	145	145	40	3500	6	4	6	4	4	6	3
34	410	145	145	40	3600	6	5	6	4	4	6	3
35	420	145	150	40	3700	6	6	6	4	4	6	3
36	435	150	155	40	3800	6	6	6	5	4	6	3
37	445	150	160	40	3900	6	6	7	5	4	6	3

Die Kohlenhydrate sind auf- oder abgerundet und stimmen deswegen nicht immer genau mit den BE-Werten überein (1 BE = 12 g)

wöchentlich mindestens 1 Pfund Gewichtsreduktion sollte nicht unterschritten werden; auf das Jahr umgerechnet sind das immerhin 26 kg.
Nach diesen Vorbereitungen wird nunmehr die Calorienempfehlung in eine ausgewogene Kostverordnung mit Kohlenhydraten, Fett und Eiweiß umgesetzt (nach Tabelle 70; die Tabelle gilt gleichzeitig für die Zusammenstellung einer Diabetesdiät, sie enthält deshalb auch Angaben in Broteinheiten). Anschließend bekommt der Patient das Diätschema ausgehändigt, am besten zusammen mit einigen Tagesbeispielen. (Bezüglich Tagesbeispiele über 1200 Calorien s. S. 137 ff.). Am Zeitaufwand, der für die Erläuterung des Diätplans notwendig ist, darf nicht gespart werden. Gegebenenfalls empfiehlt es sich, mehrere Patienten – bis zu fünf – gemeinsam diätetisch zu unterweisen, d. h. in die Ernährungslehre und Kostberechnung einzuführen. Es genügt nicht, wenn der behandelnde Arzt dem übergewichtigen Patienten einfach eine Diätbroschüre in die Hand drückt oder gar nur empfiehlt. Solches Informationsmaterial, einschließlich Austauschtabellen ist notwendig, kann aber die ärztlichen Ausführungen nicht ersetzen.
Die Möglichkeiten und Grenzen einer Gewichtsabnahme und daß Ausdauer und Geduld erforderlich sind, muß mit dem Patienten vor Beginn der Behandlung besprochen werden. Während der Therapie ergeben Prüffragen des Arztes in der Sprechstunde, ob der Fettsüchtige mit seiner Diät zurechtkommt, oder ob er nochmals geschult werden muß. Den genauen Therapieerfolg zeigt die Gewichtskurve des Patienten. Er muß sich regelmäßig und unter gleichen Bedingungen exakt wiegen – etwa einmal pro Woche auf der gleichen Waage morgens nach dem Aufstehen mit entleerter Blase und in leichten Unterkleidern – und darüber Buch führen. Ebenfalls genau gewogen werden müssen vom Patienten die vorgesehenen Nahrungsmengen, zumindest anfangs, bis das Augenmaß geschult ist. Auch später muß das Schätzvermögen mit Hilfe einer Brief- oder Diätwaage immer wieder überprüft werden.
Der Patient muß darauf hingewiesen werden, daß er reichlich Flüssigkeit trinken soll, 1,5 bis 2 Liter täglich. Das trifft insbesondere auf stark untercalorische Diäten zu, weil damit sichergestellt ist, daß weder eine Acidose entsteht noch der Harnsäurespiegel im Serum allzu stark ansteigt. Trotz der reichlichen – im übrigen möglichst calorienarmen – Flüssigkeitszufuhr können sich in der Anfangsphase einer Gewichtsreduktion Störungen im Wasserhaushalt des Organismus entwickeln. Meist wird übermäßig viel Harn ausgeschieden, wohl weil mit der Entleerung der Glykogenspeicher auch Wasser freigegeben wird; mitunter kommt es auch zu einer vorübergehenden Flüssigkeitsretention. Keinesfall dürfen deshalb in den ersten Tagen der untercalorischen Ernährung Fehlschlüsse in bezug auf die zu erwartende Gewichtsabnahme gezogen werden. Empfehlenswerte Getränke sind Kaffee und Tee (ohne Zucker), Mineral- und Tafelwasser, süßstoffgesüßte Limonaden oder Gemüsebrühe.
Bei der praktischen Gestaltung einer Reduktionsdiät werden im allgemeinen 5 kleine Mahlzeiten für günstiger angesehen als 2 bis 3 gehaltvollere. Das mag vielleicht nur mit dem psychologischen Effekt zu tun haben, daß eine Abmage-

rungskost leichter eingehalten wird, wenn öfter gegessen werden darf. Es gibt aber auch Hinweise, daß mit zwar gleichviel Calorien, aber auf nur 2 oder 3 Mahlzeiten verteilt, eine Gewichtsabnahme schwerer zu erreichen ist.

Tabelle 71a. Vorgehen bei der Diätgestaltung

- Therapieziel: Sollgewicht. Damit gleiche Lebenserwartung als von vornherein Normalgewichtige
- Ermittlung des Calorienverbrauchs nach Tabelle 65, entsprechend der Größe, dem Alter und der körperlichen Aktivität. Für Kinder gilt Tabelle 69.
- Calorienempfehlung zur Gewichtsabnahme. 1 kg Fettgewebe enthält etwa 6000 kcal. Das Ausmaß der Calorienbeschränkung legt fest, wie schnell man abnimmt. Mindestziel 1 Pfund pro Woche.
- Umsetzen der Calorienempfehlung in eine Kostverordnung mit Kohlenhydraten, Fett und Eiweiß nach Tabelle 70.
- Aushändigen des Diätschemas mit einigen Tagesbeispielen an den Patienten. Bezüglich Tagesbeispiele über 1200 Calorien s. S. 137ff.
- Aushändigen oder Empfehlen einer Diätbroschüre mit Austauschtabellen.
- Unterricht über Ernährungslehre und Kostberechnung, gegebenenfalls in kleinen Gruppen.
- Prüffragen in der Sprechstunde, nötigenfalls erneuter Unterricht für „Diätversager".
- Überprüfung des Therapieerfolges anhand des schriftlich vom Patienten geführten Gewichtsprotokolls.
- Allgemeine Hinweise: Flüssigkeitszufuhr von mindestens 1,5 Litern täglich. 5 kleinere Mahlzeiten sind günstiger als 2 bis 3 größere.

5.2. Ernährungs- und Nahrungsmittellehre

Der Energiegehalt der menschlichen Nahrung steckt in den Grundnährstoffen Eiweiß, Fett und Kohlenhydrate, bei nicht wenigen Menschen kommt noch der Alkohol als bedeutsame „Energiequelle" hinzu. Diese Energieträger liefern unterschiedliche Mengen an Calorien:

1 Gramm Eiweiß   4,1 Calorien
1 Gramm Fett   9,3 Calorien
1 Gramm Kohlenhydrate   4,1 Calorien
1 Gramm Alkohol   7,0 Calorien

Dabei ist zu bemerken, daß diese im Calorimeter erhaltenen Calorienwerte nicht einfach gleichzusetzen sind mit der tatsächlich verfügbaren Verbrennungswärme im Organismus. Für den allgemeinen Gebrauch kann dieses Problem jedoch vernachlässigt werden. Die Grundnährstoffe kommen nur selten in reiner Form in den Nahrungsmitteln vor, vielmehr treten sie kombiniert auf, so daß man den Caloriengehalt getrennt nach Eiweiß, Fett und Kohlenhydrate errechnen muß. Ein Hühnerei mit dem Durchschnittsgewicht von 57 g enthält beispielsweise 7 g Eiweiß und 6 g Fett, zusammen also rund 85 Calorien.

128

Die Ernährung soll ausgewogen und wohlschmeckend sein. Sie soll nach den Vorstellungen der Ernährungsphysiologen aus etwa 15–20 Prozent Eiweiß, 35 bis 40 Prozent Fett und 40 bis 45 Prozent Kohlenhydraten bestehen – bezogen auf Prozent der Calorien. Diese ungefähren Nährstoffrelationen sind auch den Empfehlungen für die tägliche Nährstoffzufuhr bei Reduktionsdiäten in Tabelle 70 zugrundegelegt – allerdings mit der einschränkenden Maßgabe, daß der Eiweißgehalt auch bei stark calorienreduzierten Kostformen noch die sonst üblichen 1 Gramm pro Kilogramm Sollgewicht enthalten soll. Zwar sind die drei Grundnährstoffe nach dem Isodynamiegesetz calorisch austauschbar, aber das gilt nur für den Betriebsstoffwechsel und nicht im Hinblick auf die Bedürfnisse des Bau- und Erhaltungsstoffwechsels. Verstöße gegen das Gebot einer ausreichenden Eiweißzufuhr über Monate begünstigen Mangelerscheinungen.

5.2.1. Eiweiß

Eiweiß oder Protein setzt sich aus Aminosäuren zusammen. Viele der Aminosäuren können im menschlichen Organismus nicht synthetisiert werden; sie müssen daher in der Nahrung als essentielle Aminosäuren zugeführt werden. Tierisches Eiweiß ist pflanzlichem Protein vorzuziehen, da es mehr essentielle Aminosäuren enthält. Tatsächlich deckt die Bevölkerung in der Bundesrepublik ihren Eiweißbedarf zu zwei Dritteln aus Proteinen tierischer Herkunft. Die wichtigsten tierischen Eiweißträger sind Fleisch, Geflügel, Fisch, Eier, Milch und Milchprodukte, beispielsweise Quark, Joghurt und Käse. Pflanzliches Eiweiß findet sich in Kartoffeln und Gemüse sowie in den Getreideprodukten Brot, Mehl, Haferflocken, Grieß oder Reis. Der Proteingehalt einzelner Nahrungsmittel ist speziellen Nährwerttabellen zu entnehmen (s. S. 190), für magere Fleisch- und Fischsorten sowie für die meisten Käsearten kann er überschlagsmäßig mit 20 Prozent angenommen werden. Ein Ei enthält 7 g, Milch 3,5 Prozent Eiweiß. 100 g Magerquark entsprechen im Proteingehalt ungefähr 100 g magerem Fleisch. Ein Mittagessen braucht also nicht unbedingt aus einem Fleischgericht zu bestehen, damit es die notwendige Eiweißmenge zuführt; es kann auch mit einem Quarkgericht vollwertig sein, das als Nachspeise gegessen wird.
Eigentliche Eiweißdepots im menschlichen Körper gibt es nicht. Die essentiellen Aminosäuren müssen beständig zugeführt werden. Man darf aber den täglichen Eiweißkonsum nicht unermeßlich steigern, da selbst in mageren Eiweißträgern Fett enthalten ist – durchschnittlich 0,4 g Fett pro 1 g Eiweiß – und man sonst mit den Regeln für den Fettverzehr kollidiert. Im allgemeinen aber – wie auch der Ernährungsbericht 1972 der Deutschen Gesellschaft für Ernährung ausweist – werden hinsichtlich des Eiweißverbrauchs nur selten grobe Fehler gemacht.

5.2.2. Fett

Dagegen wird beim Fettkonsum um so mehr gesündigt. Würde der durchschnittliche Fettanteil in der den Bundesbürgern zur Verfügung stehenden Nahrung nicht 132, sondern 80 g pro Tag betragen, wie es Ernährungswissenschaftler befürworten, würden über 450 Calorien eingespart. Das würde für viele Menschen die Lösung ihres Problems „Adipositas" bedeuten. Vor allem das versteckte Fett in Milch und Milchprodukten, Fleisch, Wurstwaren, Eigelb und Nüssen wird allzu leicht übersehen. Dabei enthält ein Eigelb 6 g oder 1 l Milch 35 bis 40 g Fett. Selbst wer sehr magere Eiweißprodukte ißt, hat damit im allgemeinen schon ein Drittel bis die Hälfte der ihm zustehenden Fettmenge verzehrt. In dieser Hinsicht sehr günstig schneiden meist Fleisch- und Wursterzeugnisse aus Truthahnfleisch ab. Der Fettgehalt einzelner Nahrungsmittel ist in der schon erwähnten „kleinen Nährwerttabelle der Deutschen Gesellschaft für Ernährung" verzeichnet.

Sichtbares tierisches Fett kommt in der Nahrung als Butter, Speck, Schmalz und Talg vor. Zu den sichtbaren pflanzlichen Fetten gehören Margarine und Öle. Die Nahrungsfette setzen sich aus mehreren Bestandteilen zusammen und enthalten unter anderem auch die fettlöslichen Vitamine A, D, E und K bzw. ermöglichen deren Resorption. Bedeutsam bei der Diätgestaltung sind die Art der Triglyceride und der Cholesteringehalt. Die Triglyceride wiederum bestehen zu 90% aus Fettsäuren unterschiedlicher Kohlenstofflänge, die mit Glycerin verestert sind. Sowohl Glycerin als auch gesättigte und ungesättigte Fettsäuren können im Organismus selbst aus Kohlenhydraten und Aminosäuren synthetisiert werden, nicht aber die hochungesättigten Fettsäuren, wie Linol- und Arachidonsäure, die auch als essentielle Fettsäuren bezeichnet werden. Von der früher häufig gebräuchlichen Benennung Vitamin F ist man inzwischen offiziell abgegangen. Der Ersatz gesättigter durch hoch ungesättigte Fettsäuren in der Nahrung senkt, auch im Einzelfall reproduzierbar, den Serumcholesterinspiegel. Außerdem werden die essentiellen Fettsäuren im Organismus in Enzyme und andere Eiweißkörper, vor allem in deren Phospholipidanteil eingebaut sowie in Prostaglandine umgewandelt. Reich an essentiellen Fettsäuren sind Pflanzenöle, wie Maiskeim- oder Sonnenblumenöl. Aufschluß über den Calorien-, Fett- und Cholesteringehalt verschiedener Fette und deren Fettsäurezusammensetzung gibt Tabelle 71 b.

Eine linolsäurereiche Ernährung wurde von der amerikanischen Herzgesellschaft AHA aus präventivmedizinischen Gründen nicht nur für Risikopatienten mit Gefäßsklerose, sondern für die gesamte Bevölkerung empfohlen, und zwar von Jugend an. Jedoch ist die Diskussion hierüber in letzter Zeit wieder in Fluß geraten. Das Bestreben, möglichst viel ungesättigte Fettsäuren zu sich zu nehmen, darf aber keinesfalls dazu führen, daß die im Kostplan vorgesehene Fettmenge überschritten wird.

Der Aufdruck „Prozent Fett in der Trockensubstanz" bei Käsesorten bereitet oft Schwierigkeiten – näherungsweise entspricht die Hälfte des prozentualen Fettanteils in der Trockensubstanz der Fettmenge in Gramm, die in 100 g des betreffenden Käses enthalten ist.

Bei der praktischen Durchführung einer nicht allzu drastisch calorienreduzier-

Tabelle 71b. Calorien-, Fett- und Cholesteringehalt von Nahrungsfetten sowie deren Fettsäurezusammensetzung $(s - {}^1/_2\,p)$

Nahrungsmittel	Calorien	Fett	gesättigte Fettsäuren = s	mehrfach ungesättigte Fettsäuren = p	$s - {}^1/_2\,p$	Cholesterin
100 g	kcal	g	g	g		mg
Schmalz	930	100,0	38,0	10,0	+33,0	100
Talg	880	98,7	47,2	4,3	+45,0	107
Butter	755	82,0	46,0	2,0	+45,0	280
einfache Haushaltsmargarine	750	80,0	32,0	22,0	+21,0	–
Margarine (ölreich)	750	80,0	13,0	32,0	– 3,0	–
Sonnenblumenöl	930	100,0	6,0	65,0	–26,5	–
Maisöl	930	100,0	10,0	53,0	–25,0	–
Baumwollsaatöl	930	100,0	25,0	50,0	– 0,0	–
Olivenöl	930	100,0	11,0	7,0	+ 7,5	–
Erdnußöl	930	100,0	18,0	29,0	+ 3,5	–
Sojaöl	930	100,0	15,0	72,0	–11,0	–
Mayonnaise, 80%	718	79,9	14,0	40,0	– 6,0	55

(Nach Schettler, Fettstoffwechselstörungen)

131

ten Kost gilt als grobe Orientierungshilfe, daß jeweils ein Drittel der erlaubten Fettmenge auf Brotaufstrich, Kochfett und verstecktes Fett entfallen. Die Nahrung muß also möglichst fettarm zubereitet werden. Daher sind Gefäße empfehlenswert, in denen man schmackhaft aber fettarm kochen, braten und dünsten kann, wie beispielsweise in kunststoffbeschichteten Pfannen und Töpfen, Dampfdruck- und Tontöpfen, Alu- und Backfolien sowie mit Grillgeräten. Reduktionsdiäten mit weniger als 1200 Calorien lassen in der Regel keinen Platz mehr für Streichfett. Ob Spezialmargarinen als Brotaufstrich sinnvoll sind, deren Fettgehalt durch Wasserzusatz um die Hälfte reduziert ist – das Augenmaß würde damit getäuscht –, ist noch umstritten.

5.2.3. Kohlenhydrate

Die Kohlenhydrate in der menschlichen Nahrung sind vorwiegend pflanzlichen Ursprungs; sie sind enthalten in allen zucker- und stärkehaltigen Nahrungsmitteln, beispielsweise in Brot, Kartoffeln, Teigwaren, Grieß, Reis, Haferflocken, Obst und Gemüse. Von den Produkten tierischer Herkunft fällt besonders die Milch mit ihrem Lactosegehalt ins Gewicht. Im Überschuß zugeführte Kohlenhydrate werden in körpereigenes Fett umgewandelt. Der Kohlenhydratgehalt einzelner Nahrungsmittel ist in der „Kleinen Nährwerttabelle" nachzulesen. Damit durch ein allzu starkes Absinken des Blutzuckers kein Hungergefühl verursacht wird, sollte bei einer Abmagerungskur die Insulinsekretion möglichst wenig angeregt werden. Reiner Zucker und die damit zubereiteten Speisen und Getränke wie Marmelade, Honig, Schokolade, Pralinen, Bonbons, Torten, Kuchen, Eis, Limonaden oder Süßmost sollten daher nicht in den Kostplan aufgenommen werden. Zucker enthält außerdem im Vergleich zu den polysaccharidhaltigen Nahrungsmitteln praktisch keine Vitamine – im Gegenteil, übermäßige Zuckerzufuhr ruft auf bisher noch nicht ganz geklärte Weise eine Verarmung an B-Vitaminen und Magnesium im Körper hervor. Man hat deshalb Zucker auch mit dem Schlagwort „leere Calorien" belegt. Schließlich wurde von Yudkin der übermäßige Zuckerverbrauch von etwa 13 Calorienprozent in der Nahrung westlicher Industrienationen mit der steigenden Herzinfarktmorbidität in Verbindung gebracht. Diese attraktive Hypothese konnte aber bei Kontrollstudien, die wesentlich mehr Patienten über einen längeren Zeitraum berücksichtigten, nicht bestätigt werden.

5.2.4. Süßen und Würzen

Zur Befriedigung des Süßungsbedürfnisses sollten bei einer Abmagerungsdiät nur calorienfreie Süßstoffe wie Saccharin und Cyclamate verwendet werden. Der Verdacht, Cyclamate begünstigen das Auftreten von Blasenkrebs im Tierversuch, ist inzwischen eindeutig widerlegt worden. Ferner haben Befragungen bei Patienten ergeben, daß die von der Weltgesundheitsorganisation sicherheitshalber vorgeschlagenen Toleranzgrenzen von 5 mg/kg Körpergewicht für Saccharin und 50 mg/kg Körpergewicht für Cyclamat in der Praxis bei weitem nicht erreicht werden. Cyclamathaltige Süßstoffe haben im Vergleich zu Haushaltszucker eine um das 35fache gesteigerte Süßkraft, Kombinationspräparate von Cyclamat und Saccharin eine um das 90fache. Die genannten Süßstoffe sind gut wasserlöslich sowie back- und kochfest. Gewürze und Kräuter machen auch calorienarme Speisen schmackhaft und pikant. Der Adipöse kann und sollte sie beliebig verwenden. Ebenso ist der Gebrauch von Salz erlaubt, falls keine anderweitigen Kontraindikationen bestehen. Für gewöhnlich gewährleistet eine Kost in den in Tabelle 70 angegebenen Nährstoffrelationen eine ausgewogene Zufuhr von Vitaminen und Mineralstoffen, sofern Obst, Salate, Gemüse und Vollkornbrot reichlich in den Kostplan eingefügt werden.

5.2.5. Diätetische Lebensmittel

Speziell hergestellte calorienreduzierte Lebensmittel sind für eine Schlankheitskur nicht notwendig, zum Teil sogar unerwünscht; sie können obendrein ein solches Vorhaben recht teuer gestalten, vor allem, wenn man spezielles Brot oder Mehl und ähnliche Grundnahrungsmittel verwendet. Hilfreich werden oft calorienreduzierte, d.h. süßstoffgesüßte Limonaden und calorienreduziertes, d.h. alkoholreduziertes Bier empfunden. Man muß sich aber eingehend über den tatsächlichen Inhalt solcher Getränke vergewissern, da der Aufdruck „Diät" irreführend sein kann; er mag vielleicht nur bedeuten, daß Trauben- oder Rohrzucker gegen die sogenannten Zuckeraustauschstoffe Sorbit, Fruchtzucker und Xylit ausgetauscht sind, die aber ebensoviel Calorien enthalten, oder, daß bei Bieren zwar der Gehalt an Kohlenhydraten vermindert, aber stattdessen der an Alkohol angehoben und damit der an Calorien in etwa gleichgeblieben ist. Nicht geeignet für eine Reduktionsdiät sind Diätkuchen, -kekse und -schokoladen, weil sie nach wie vor sehr calorienreich sind und nur der reine Zucker durch die ebenso calorienhaltigen Zuckeraustauschstoffe ersetzt ist. In jedem Fall müssen alle zugeführten Speisen und Getränke vom Patienten in den vorgesehenen Kostplan integriert werden, da sonst sehr schnell Pluscalorien entstehen, die das gesteckte Gewichtsziel verfehlen lassen.
Wegen ihrer einfachen Berechnung von manchen Patienten sehr geschätzt sind calorien- und nährstoffgenormte Konserven oder Fertiggerichte, die, schmackhaft und schnell zubereitet, zu den Hauptmahlzeiten gegessen werden können. Nicht jedermanns Sache dagegen sind Formeldiäten, da die alleinige Zufuhr z.B. von aufgerührtem Pulver auch psychisch stabile Patienten depressiv stimmen kann.

5.3. Ungeeignete und gefährliche Behandlungsversuche

Kostformen, bei denen keine ausgewogene Nährstoffzufuhr gewährleistet ist, sollten von Ärzten nicht verordnet werden, auch wenn sie in der Laienpresse noch so sehr empfohlen werden. Das trifft auch auf die Alkohol-Eiweiß-Fett-Kost und die extrem fettreiche Kost zu. Da die Patienten bei diesen einseitigen

Tabelle 72. Praktisch wichtige Gesichtspunkte der Ernährungs- und Nahrungsmittellehre

● Nicht weniger als 1 g Eiweiß/kg Sollgewicht in einer Dauerkost. Fettarme Produkte wählen.
● Fettverzehr unterteilen in Kochfett, Streichfett und verstecktes Fett. Gesamtmenge beachten.
● Möglichst linolsäurereiche Fette verwenden.
● Fettarme Zubereitungsmöglichkeiten ausnutzen.
● Reinen Zucker vermeiden.
● Zum Süßen Saccharin und Cyclamate.
● Gewürze, Kräuter und Salz sind erlaubt.
● Diätetische Lebensmittel sind nicht notwendig.

„Diäten" keine Kohlenhydrate essen dürfen, nehmen sie aus Widerwillen überhaupt weniger zu sich, erreichen damit einen niedrigen Gesamtcalorienverbrauch und verlieren an Gewicht. Die Einseitigkeit der Ernährung birgt die Gefahr in sich, daß der Organismus an verschiedenen Vitaminen und Mineralsalzen verarmt und Organschäden auftreten. Eine „Therapie" der Fettsucht, die geradezu kriminell anmutet, stellt die Resektion großer Teile des Dünndarms dar. Sicherlich wird die Resorptionsfläche im Darm damit verkleinert und die so Behandelten nehmen an Gewicht ab, aber um den Preis einer verstümmelnden Operation.

Ebenfalls gewarnt werden muß vor der unkritischen Anwendung von Schilddrüsenpräparaten bei der Behandlung der Adipositas. Sie sind nur indiziert, wenn tatsächlich eine Hypothyreose nachgewiesen wird, was selten ist. Keineswegs ungefährlich und daher abzulehnen ist auch der Einsatz von Diuretica und Laxantien zur Gewichtsabnahme. Schwerwiegende Elektrolytstörungen können die Folge sein. Ähnlich wie infolge einer extrem salzarmen Ernährung kommt es vorübergehend zu einem stärkeren Flüssigkeitsverlust, der sich als Gewichtsabnahme manifestiert und der sofort wieder ausgeglichen wird, wenn die genannten Medikamente oder die Kochsalzrestriktion abgesetzt werden.

Die Diskussion um die sogenannten Appetitzügler scheint fast abgeschlossen zu sein. Abgesehen, daß verschiedene von ihnen suchterzeugend wirken, sind fast alle inzwischen aus dem Handel gezogen worden, da ein Zusammenhang zwischen pulmonaler Hypertension und der Einnahme dieser Medikamente sehr wahrscheinlich gemacht werden konnte. Im übrigen berichten viele der erfolgreich behandelten Fettsüchtigen, daß sie sich im Lauf der Zeit an die untercalorische Nahrungszufuhr gewöhnt und keine quälenden Hungergefühle mehr verspürt hätten.

5.4. Unterstützende Maßnahmen

Obwohl körperliche Bewegung während einer Abmagerungskur unbestreitbar wertvoll ist und sich positiv auf den Trainingszustand von Herz und Kreislauf

Tabelle 73. Unzulässige und gefährliche Behandlungsversuche der Adipositas

- Einseitige „Diäten" wie Alkohol-Eiweiß-Fett-Diät oder extrem fettreiche Kost
- Dünndarmresektion
- Schilddrüsenhormone bei euthyreoter Stoffwechsellage
- Diuretica, Laxantien und Kochsalzrestriktion
- Appetitzügler

auswirkt, wird ihre therapeutische Bedeutung für die Gewichtsreduktion meist überschätzt. Spazierengehen beispielsweise hebt den Calorienverbrauch nur geringfügig über den basalen Energieumsatz an, ganz abgesehen davon, daß damit auch der Appetit angeregt wird. Wenn also die Gewichtsabnahme durch zusätzlich abgearbeitete Calorien beschleunigt werden soll, müssen körperlich anstrengende Tätigkeiten bei gleicher Calorienzufuhr ausgeübt werden.

Da psychische Momente und gestörte Verhaltensweisen bei der Entstehung der Adipositas eine gewichtige Rolle spielen, können deren Therapie und Beseitigung auch Erfolge bei einer angestrebten Gewichtsabnahme bringen. Psychotherapeutische Ansätze erscheinen besonders bei fettsüchtigen jüngeren Erwachsenen bis zum 40. Lebensjahr lohnend, zumal sich die Fettsucht in dieser Altersgruppe, auch wenn sie während oder im Anschluß an eine Schwangerschaft auftritt, als recht therapieresistent erweist. Im Gegensatz dazu sind Altersfettsüchtige eher verhaltenstherapeutischen Maßnahmen zugänglich. Allerdings muß einschränkend festgestellt werden, daß bislang sowohl psychotherapeutische als auch verhaltenstherapeutische Programme aus personellen Schwierigkeiten nur bei kleinen, ausgewählten Gruppen durchgeführt wurden. Keinesfalls jedoch können solche Behandlungsversuche eine Reduktionsdiät ersetzen.

Tabelle 74. Unterstützende Maßnahmen

- Körperliche Bewegung; der dadurch zustandekommende Calorienmehrverbrauch wird meist überschätzt
- evtl. Psychotherapie bei jüngeren Erwachsenen
- evtl. verhaltenstherapeutische Maßnahmen bei älteren Patienten

5.5. Nulldiät

Kontraindikationen für eine Entfettungskur gibt es im Grunde nicht, wenn man von der aktiven Lungentuberkulose einmal absieht. Nicht zu sehr forciert werden sollte eine Gewichtsreduktion bei alten Menschen und bei adipösen Mädchen während der Pubertät. Eine Maßnahme zur Gewichtsabnahme, die in der Regel nur unter Krankenhausbedingungen durchgeführt wird, ist die Nulldiät zur initialen Therapie für stark fettsüchtige Patienten. Wenngleich das Wirkmuster einer Nulldiät sich nicht grundsätzlich von den übrigen Formen der untercalorischen Ernährung unterscheidet, sondern nur deren Extremform verkörpert, gilt für sie ein engerer Indikationsbereich; sie ist nicht anwendbar während einer Schwangerschaft, bei akuten Infekten oder fortgeschrittenen Lebererkrankungen sowie nach einem frischen Herzinfarkt. Ansonsten aber ist sie ungefährlich und verhilft dem Adipositaskranken zu einem ersten therapeutischen Erfolgserlebnis, das Ansporn für eine geglückte Langzeitbehandlung geben kann. Die Phase der Nulldiät erstreckt sich meist auf einen Zeitraum von drei bis sechs Wochen. Es ist erstaunlich, wie sich der Organismus innerhalb von ein bis zwei Tagen auf die ausschließliche Verbrennung der eigenen Fettdepots umstellt. Auch das Gehirn, das normalerweise ungefähr 150 g Glucose täglich verbraucht, deckt nunmehr seinen Energiebedarf, indem es Metabolite des Fettstoffwechsels oxydiert. Diese Umstellung des Gehirns auf ein anderes Substrat und die Tatsache, daß die Gluconeogenese aus Aminosäuren im anhaltenden Hungerzustand nur gedrosselt abläuft und dadurch körpereigene Proteine gespart werden, wie man unschwer am Rückgang der Stickstoffausscheidung erkennen kann, ermöglichen ein gefahrloses Fasten über viele Tage. Die Meinung, der vermehrte Fettsäurenabbau, der immer – und das kann zur Überwachung der Therapie herangezogen werden – zu einer starken Acetonurie führt, müsse unweigerlich, vor allem bei Diabetikern, in eine Ketoacidose einmünden, hat sich als ein Vorurteil erwiesen. Sofern täglich zwei bis drei Liter Flüssigkeit in Form von ungezuckertem Tee, Kaffee, Mineralwasser oder Gemüsebrühe getrunken wird, kommt es weder zu Störungen im Säure-Basenhaushalt noch im Elektrolytstoffwechsel. Im Gegenteil, bei vielen adipösen Diabetikern kann während einer Nulldiät ganz, zumindest aber teilweise, auf blutzuckersenkende Medikamente verzichtet werden. Prophylaktisch werden meist ein Multivitaminpräparat sowie Allopurinol gegeben, das zweite, da die tubuläre Harnsäuresekretion in der Niere infolge der vermehrten Ketonkörperausscheidung eingeschränkt und obendrein die Harnsäuresynthese im katabol eingestellten Organismus gesteigert ist. Die Harnsäurespiegel müssen daher überwacht werden, ebenso wie die Transaminasen im Serum, die geringgradig ansteigen können.

Tabelle 75. Nulldiät

- Kein grundsätzlicher Unterschied zu anderen Formen der untercalorischen Ernährung; auch für Diabetiker geeignet
- Meist stationär durchgeführt über 3 bis 6 Wochen
- Mindesttrinkmenge 2 Liter pro Tag
- Blutzuckersenkende Medikamente reduzieren
- Überwachung der Transaminasen und der Harnsäurespiegel im Serum; evtl. Gabe von Allopurinol
- Vitaminsubstitution

6. Therapieerfolg und Ausblick

Die langfristigen Therapieergebnisse von allen Reduktionsdiäten einschließlich der Nulldiät sind uneinheitlich. Das hängt sicherlich z. T. von der Intensität und Überzeugungskraft ab, mit der die Adipositaskranken geschult werden; aber auch bei Einsatz aller uns zu Gebote stehenden Möglichkeiten versagt bei gut einem Drittel die Behandlung, d. h. nach zwei Jahren ist das Ausgangsgewicht wieder erreicht bzw. überschritten, oder die Patienten entziehen sich nach einer anfänglichen Unterweisung der weiteren Therapie. Der Überzeugungskraft der ärztlichen Aufforderung und Anleitung zur Calorienbeschränkung sind also deutlich Grenzen gesetzt.

Das wird sich auch nicht ändern, obwohl nach dem Willen des Gesetzgebers ab 1. Januar 1975 das „Joule" die Calorie als Maßeinheit der Nahrungsenergie in Angleichung an die geplante internationale Vereinheitlichung des Meßwesens abgelöst hat. Die Übergangsfrist für die neue Regelung beträgt drei Jahre. Es hat sich eingebürgert, nur von Calorien zu sprechen, wenn eigentlich Kilocalorien gemeint sind. Einer Kilocalorie entsprechen nunmehr 4,1868 Kilojoule (KJ). Um nicht mit astronomischen Zahlen rechnen zu müssen, wird man, analog zur Kilocalorie, das Kilojoule als Grundeinheit ansehen müssen. Weiterhin aber Bestand haben wird das Faktum, daß sich adipöse Menschen eine Gewichtsabnahme „erhungern" müssen, gleichviel ob durch eine „untercalorische" oder eine „unterjoulische" Ernährung.

7. Tagesbeispiele für Reduktionskost mit 1200 kcal

I.			
		kcal	
1. *Frühstück:*			
Kaffee oder Tee mit Süßstoff u. etwas Milch			
50 g	1 Sch.	Vollkornbrot	120
40 g	2 Eßl.	Magerquark	35
20 g	2 Teel.	Marmelade	50
2. *Frühstück:*			
10 g	1 Sch.	Knäckebrot	38
5 g	1 Me.	Butter oder Margarine	38
25 g	1 Sch.	Geflügelwurst	40
		321	321
Mittagessen:			
(Rinderroulade, Kartoffelbrei, Salat)			
125 g		Rinderlende	292
		Zwiebel, Petersilie	10

5 g	1 Eßl.	Öl	45	
		Zwiebel, Wurzelwerk, entfettete Brühe	10	
15 g	1 Eßl.	saure Sahne	20	
		Tomatenmark		
50 g	2 Eßl.	Kartoffelbrei		
		aus Magermilch (1,5% Fett) u. ohne		
		Fettzusatz	40	
30 g		Kopfsalat	5	
2 g	1 Teel.	Öl	18	
		Essig/Zitrone, Gewürze		
			440	440

Nachmittag:

150 g	1 St.	Apfel	70	70

Abendessen:
(Käsesalat u. Toast)

60 g	2 Sch.	Edamer Käse 30% Fett i. Tr.	170	
50 g	½ St.	Paprikaschote	14	
50 g	1 St.	Gewürzgurke	10	
	1 St.	Ei, hartgekocht	85	
2 g	1 Teel.	Öl	19	
		Essig, Gewürze, Schnittlauch		
25 g	1 Sch.	Toastbrot	65	
			363	363

Insgesamt 1194 kcal

II.

1. *Frühstück*:			kcal	
Kaffee oder Tee mit Süßstoff u. etwas Milch				
45 g	1 St.	Brötchen	125	
50 g	2 Sch.	Schinkenwurst	130	

2. *Frühstück:*

150 g	1 St.	Magermilchjoghurt, natur	65	
10 g	2 Sch.	Knäckebrot	40	
			360	360

Mittagessen:
(Hühnerbrust gedünstet, Curryreis, Salat)

125 g		Hühnerbrust (ohne Knochen)	135	
		Gewürze		
5 g	1 Eßl.	Öl	45	
		Zwiebel	10	
2 g	½ Teel.	Mehl	7	

			kcal	
15 g	1 Eßl.	saure Sahne, Zitronensaft	20	
30 g		Reis, roh	110	
		Gewürze u. Curry		
30 g		Kopfsalat	5	
2 g	1 Teel.	Öl		
		Essig/Zitrone, Gewürze		
			351	351

Nachmittag:
Kaffee oder Tee mit Süßstoff u. etwas Milch

			kcal	
60 g	1 St.	Rosinenkuchen (Hefeteig)	160	160

Abendessen:
(pikantes Tatar u. Knäckebrot)

			kcal	
125 g		Beefsteakhack (Tatar)	160	
		Gewürze		
50 g	½ St.	Zwiebel	23	
60 g	1 St.	Gewürzgurke	10	
18 g	1 St.	Eigelb	70	
20 g	2 Sch.	Knäckebrot	76	
			339	339

Insgesamt 1210 kcal

III.

1. Frühstück:
Kaffee oder Tee mit Süßstoff u. etwas Milch
Cornflakes mit Milch u. Apfel

			kcal	
150 g		Magermilch 1,5% Fett	75	
20 g		Cornflakes	78	
50 g	½ St.	Apfel	26	

2. Frühstück:

			kcal	
100 g	½ St.	Hüttenkäse 20% Fett i. Tr.	108	
			287	287

Mittagessen:
(Fischgulasch, Lauchgemüse, Kartoffeln)

			kcal	
200 g		Kabeljaufilet	156	
		Zitronensaft, Gewürze		
5 g	1 Eßl.	Öl	45	

50 g	½ St.	Zwiebel	23	
		Tomatenmark, Petersilie		
10 g	1 Eßl.	geriebenen Edamer Käse 30% Fett i. Tr.	28	
250 g		Lauch (Porree)	95	
5 g	1 Me.	Butter oder Margarine	39	
60 g	1 St.	Kartoffel	50	
			436	436

Nachmittag:

300 g	1 St.	Grapefruit	70	70

Abendessen:
(Omelett mit Champignons, gemischter Salat)

150 g		Champignons, frisch	36	
5 g	1 Eßl.	Öl	45	
	2 St.	Eier	176	
10 g		Butter oder Margarine	78	
		Petersilie		
30 g		Kopfsalat	5	
100 g		Salatgurke	10	
50		Radieschen	10	
75 g	½ St.	Magermilchjoghurt	33	
		Essig/Zitronensaft, Gewürze		
			393	393

Insgesamt 1186 kcal

Sch.	=	Scheibe
St.	=	Stück
Eßl.	=	Eßlöffel
Teel.	=	Teelöffel
Me.	=	Messerspitze

Peter-Uwe Heuckenkamp

IX. Untergewicht und Kachexie

Unterernährung und deren Extrem, die Kachexie, sind in unserer Wohlstandsgesellschaft nur selten auf ein mangelndes Nahrungsangebot zurückzuführen.
Unterernährung ist aber auch bei uns keine Seltenheit und jedem Arzt vertraut,
der Carcinompatienten zu betreuen hat.
Die Unterernährung ist durch eine negative Energiebilanz gekennzeichnet. Sie
entsteht durch unzureichende Nahrungsmittelzufuhr, ungenügende Resorption
oder durch gestörte Verwertung. Nicht jede Unterernährung führt zur Gewichtsabnahme. Bei manchen Formen kann das Körpergewicht sogar zunehmen: hierbei handelt es sich, wie beim Hungerödem, um eine Wasserretention.
Die eigentliche Abmagerung wird erst nach Wasserausschwemmung sichtbar.
Die Magersucht infolge einer generellen Mangelernährung führt zu einer verminderten Zufuhr vieler essentieller Nährstoffe (quantitativer Mangel an Nahrung). Hiervon abzugrenzen sind die Mangelkrankheiten, die sich bei unzureichender Zufuhr nur einiger weniger Nährstoffe (z.B. Vitamine, Eiweiß oder
Mineralien) entwickeln (qualitativer und quantitativer Mangel an Nahrung).

1. Ätiologie und Pathogenese

Für die Entstehung von Unterernährung und Mangelkrankheiten kommen
mehrere Ursachen in Betracht (Tabelle 76):
1. *Mangel an Nahrungsmitteln* während einer Hungersnot.
2. Ausgedehnte *Krankheiten des Intestinaltraktes,* die mit einer verminderten
Resorption von Nährstoffen einhergehen, wie z.B. beim Malabsorptionssyn-
drom (Coeliakie und Sprue) oder beim Oesophaguscarcinom. Weiterhin kommen eine Pylorusstenose, Magen- und Colonfistel, chronische Enteritis, Ileitis
terminalis (Morbus Crohn) und eine ausgedehnte Darmamyloidose in Betracht.

Tabelle 76. Ursachen für eine Unterernährung

1. Äußerer Mangel an Nahrungsmitteln
2. Krankheiten des Magen-Darm-Traktes
3. Schwere Organkrankheiten, z.B. Lebercirrhose, Urämie
4. Störungen des Stoffwechsels und endokriner Organe
5. Psychische Faktoren, z.B. Cerebralsklerose, Anorexie
6. Metastasierende Tumoren

3. *Organkrankheiten,* die schlechten Appetit bedingen oder Verwertung, Abbau
und Ausscheidung resorbierter Nährstoffe durch diese Organe beeinträchtigen.
Hierzu sind die Leber- und Niereninsuffizienz einerseits, schwere chronische
Infekte (z. B. Lungen- oder Nierentuberkulose) andererseits zu rechnen.
4. Von den *Stoffwechselkrankheiten* sind ein dekompensierter Diabetes mellitus,
die Addisonsche Krankheit, Hyperthyreosen und der Morbus Sheehan zu erwähnen.
5. Auch *psychische Ursachen* können zu extremer Abmagerung führen. Hierbei
ist die Anorexia nervosa zu nennen, über die im Abschnitt „Sonderformen"
noch ausführlicher berichtet wird. Häufiger ist jedoch die Unterernährung bei
psychischen Veränderungen infolge Cerebralsklerose.
6. Sämtliche *Neoplasien,* besonders im Stadium der Metastasierung, führen zur
Unterernährung. Zu den wichtigsten gehören das Magen-, Pankreas-, Oeso-
phagus- und Bronchialcarcinom, das Hypernephrom und die chronische Leukämie.
In allen diesen Fällen kommt es zum Schwund von Körpersubstanz, insbesondere von Muskulatur und Fettgewebe. Oft läßt sich bei einem kachektischen
Patienten nicht sicher eine Zuordnung zu einer einzigen Ursache vornehmen. So
stellt beispielsweise die kardiale Kachexie eine Mischung aus verminderter
intestinaler Resorption, Appetitlosigkeit und erhöhtem Sauerstoffbedarf infolge Mehrarbeit der Atemmuskulatur und des hypertrophierten Herzmuskels dar.

2. Pathophysiologie

Ein normalgewichtiger, gesunder Mensch kann ohne unmittelbare Gefahr für
sein Leben 25% seines Körpergewichts verlieren. Gelegentlich ist von Personen
berichtet worden, die einen Gewichtsverlust von 50% ihres Ausgangsgewichts
überlebt haben. Es ist verständlich, daß dies ohne eine Adaptation des Organismus an eine unzureichende Nahrungszufuhr unmöglich ist.
Entscheidend für den Zeitpunkt des Auftretens und das Ausmaß von Symptomen der Unterernährung ist die Ausgangssituation des Menschen, die Restzu-
fuhr an Calorien und deren Zusammensetzung sowie das Ausmaß an körperlicher Aktivität. Ein normalgewichtiger Mensch besitzt ein Fettdepot von 9–10
kg. Ein kg Fettgewebe liefert 6000 kcal = 25100 kJ.
Bei völligem Hungern reichen die Energiereserven eines normalgewichtigen
Menschen bei körperlicher Ruhe etwa 45–60 Tage. Dabei kommt es im wesentlichen zu einem Verlust des Fettgewebes. Tabelle 77 ist zu entnehmen, wie sich
die verschiedenen Anteile der Körpermasse bei einem 65 kg schweren Mann
verändern, wenn dieser innerhalb von sechs Wochen 25% seines ursprünglichen
Gewichts verliert.
Außer dem Verlust von Körperfettgewebe und der Muskulatur kommt es bei
anhaltend unzureichender Nahrungsmittelzufuhr zu einer Atrophie der viscera-

Tabelle 77. Zusammensetzung der Körpermasse eines 65 kg schweren Mannes vor und nach 6 Wochen Hunger

	gesund (kg)	nach 6 Wochen Hunger (kg)
Protein	11,5	8,5
Fett	9,0	2,5
Kohlenhydrat	0,5	0,3
Wasser		
(extracellulär)	15,0	15,0
(intracellulär)	25,0	19,0
Minerale	4,0	3,5
Körpergewicht	65,0	48,0

len Organe sowie des Herzens. Auffallenderweise wird das Gehirn nur im Endstadium der Kachexie von einer Gewebeatrophie betroffen.

Infolge hochgradiger Herzmuskelatrophie, die irreversibel wird, kommt es – aufgrund einer stark verminderten Blutzirkulation – nicht selten zum Tod.

Eine ausgedehnte Dünndarmatrophie mit Verlust von Zotten und Muscularis propria hat zur Folge, daß Nahrungsmittel mit Beginn einer Behandlung nicht ausreichend resorbiert werden können und somit den Darm zum großen Teil unverdaut wieder verlassen. Hieraus ergeben sich Konsequenzen für die Therapie.

Zu Beginn einer Hunger- oder auch einer freiwillig auferlegten Fastenperiode nimmt das Körpergewicht rasch ab. Im weiteren Verlauf der Hungerperiode ist der Gewichtsverlust geringer, ohne daß mehr Nahrung aufgenommen wird. Hierfür gibt es drei Erklärungen:

1. Mit dem Schwund der Körpermasse verringert sich auch das am Stoffwechsel aktiv beteiligte Gewebe, wodurch wiederum weniger Energie zur Aufrechterhaltung der Funktion dieser Gewebe benötigt wird.

2. Der leichter werdende Körper braucht für seine Bewegungen weniger Energie.

3. Unnötige Willkürbewegungen werden eingeschränkt.

Mit Hilfe dieser Regulationsmechanismen ist es möglich, sich an eine limitierte Nahrungsmittelzufuhr für lange Zeit weitgehend anzupassen. Ein normalgewichtiger Mensch, der, wie bereits aufgeführt, 25% seines Körpergewichts ohne Gefahr für sein Leben verlieren kann, verfügt über eine Brennstoffreserve von 75 000 kcal = 310 MJ in Form von Fett, Eiweiß und Kohlenhydraten. Natürlich ist ein adipöser Mensch weitaus besser für eine Hungersnot gerüstet als ein schlanker.

Wenn ein normalgewichtiger Mensch nichts ißt und sich nicht bewegt, verbraucht er täglich 1600 kcal = 6,7 MJ (Ruhegrundumsatz); mit den ihm zur Verfügung stehenden Reserven kann er somit 45–50 Tage leben ohne zu essen. Am raschesten werden die Kohlenhydratreserven erschöpft. Das Zentralnervensystem benötigt zur Aufrechterhaltung seiner Funktion täglich zwischen 100 und 150 g Glucose, diese Menge entspricht $^1/_3$–$^1/_4$ des täglichen Gesamtenergiebedarfs. Ohne adaptive Veränderungen im Gesamtstoffwechsel müßte das Gehirn als erstes Organ die Folgen der unzureichenden Energiezufuhr zu spüren bekommen. Erstaunlicherweise werden jedoch die intellektuellen Leistungen des Menschen erst spät im Verlauf einer Hungerperiode betroffen. Dies ist darauf zurückzuführen, daß im Hunger in zunehmendem Maße Ketosäuren, insbesondere β-Hydroxybuttersäure, die bei einer unvollständigen Verbrennung freier Fettsäuren entsteht, von den Hirnzellen verbrannt werden. Auf diese Weise wird Glucose, die im Hunger im wesentlichen aus glucoplastischen Aminosäuren und zu einem geringen Teil aus Glycerin und Lactat gebildet wird, eingespart. Anstelle von 150 g Glucose werden im Hunger nur noch 44 g Glucose vom Zentralnervensystem benötigt; dieser reduzierte Bedarf entspricht ziemlich genau der Menge Glucose, die die Leber im Hunger aus Lactat, Pyruvat und Glycerin produziert.

Allerdings sind andere Gewebe ebenfalls obligatorische Glucoseverwerter (Erythrocyten, Leukocyten und Fibroblasten), so daß eine zusätzliche Glucoseproduktion aus glucoplastischen Aminosäuren, in der Hauptsache Alanin, unerläßlich ist. Die zuletzt genannten Gewebe benötigen etwa 36 g Glucose pro Tag, die allerdings anaerob zu Lactat und Pyruvat abgebaut werden und somit wieder in die Gluconeogenese einmünden.

Infolge der gesteigerten Lipolyse mit zum Teil unvollständiger Verbrennung freier Fettsäuren steigt die Konzentration der Ketosäuren im Blut im Hunger an. Dies führt zu einer mäßigen metabolischen Acidose mit Absinken von Bicarbonat und pH-Wert. Gleichzeitig läßt sich im Urin eine Acetonurie (Hungeraceton!) nachweisen. Infolge der Acidose kommt es im Hunger zu einer Hemmung der Harnsäureausscheidung durch die Niere und zu einem Anstieg der Harnsäurekonzentration.

3. Klinik der Kachexie

Das klinische Bild der Unterernährung ist vielfältig. Die Patienten klagen über zunehmende Müdigkeit und Schwächegefühl. Oft gesellen sich Reizbarkeit bzw. depressive Verstimmungen hinzu. Mangelnder Ehrgeiz und Interesselosigkeit kennzeichnen weiterhin die psychischen Veränderungen der Magersucht. Die intellektuellen Fähigkeiten erleiden erst im Endstadium eine Einbuße. Verlust von Libido, Potenz und sekundäre (bei Heranwachsenden auch primäre) Amenorrhoe sind stets vorhanden. Bei Männern wird nicht selten eine Gynäkomastie beobachtet. Hände und Füße fühlen sich kalt an, selbst wenn die Umgebungstemperatur relativ warm ist. Dementsprechend ist die Körpertemperatur geringfügig gesenkt. Des weiteren sind Untergewichtige von Polyurie und Nykturie geplagt.

Der Hals ist dünn und erscheint abnorm verlängert. Auffallend ist ein starkes Hervortreten von Schulterblättern, Rippen, Dornfortsätzen, Hüftknochen und Schlüsselbeinen. Der Gesichtsausdruck wird bei ausgesprochener Hohläugigkeit greisenhaft. Die Haut wird atrophisch, faltig, trocken und graubraun pigmentiert. Sie schuppt auffällig stark (Tabelle 78).

Tabelle 78. Beschwerden, klinische Befunde und Laborwerte bei Untergewicht und Kachexie

Subjektive Beschwerden	Klinische Befunde	Laborwerte
Müdigkeit	Äußeres Bild	Aceton im Urin positiv
Schwächegefühl	Hautatrophie	Grundumsatz ↓ (bis
Interesselosigkeit	Bradykardie	− 40%)
Stimmungslabilität	Hypotonie	Gesamteiweiß im Serum ↓
Obstipation	Körpertemperatur ↓	Albumin ↓
Polyurie, Nykturie	Ödeme	Anämie
	Libido- und Potenzverlust	Serum-Kalium ↓
		Harnsäure im Serum ↑
	Amenorrhoe	Freie Fettsäuren ↑
		pH-Wert im Blut ↓
		Bicarbonatspiegel im Blut ↓

Patienten mit Kachexie sind bradykard und hypoton. Die Herztöne sind leise, gelegentlich besteht ein akzidentelles systolisches Geräusch. Der Grundumsatz ist auf Werte von −40% herabgesetzt. Mäßige Anämie und leichte Lymphocytose sind die einzigen Blutveränderungen. Im Falle einer Eiweißmangelernährung findet sich auch eine Erniedrigung des Gesamteiweißes und der Albuminfraktion. In diesem Fall kann zusätzlich zur Abmagerung ein Hungerödem auftreten. Demnach läßt sich eine *trockene* Abmagerung von einer sog. *feuchten* abgrenzen. Es muß jedoch darauf hingewiesen werden, daß keine Korrelation zwischen dem Schweregrad des Ödems und der Albuminkonzentration besteht. Andere Mechanismen, wie der einer verminderten Gewebselastizität infolge raschen Fett- und Eiweißabbaus, sind wahrscheinlich ebenso wichtig für die Entstehung eines Hungerödems. Mit fortschreitendem Gewichtsverlust werden die Patienten zunehmend anfällig für Infektionskrankheiten. Neben dem Befall der Haut durch Erysipel und Phlegmonen spielt die Tuberkulose eine große Rolle. Hierbei ist zu berücksichtigen, daß Infekte bei unterernährten Menschen oft ohne Fieber verlaufen.

Das Endstadium kündigt sich durch schwere, unbeeinflußbare Durchfälle an, da eine normale Verdauung durch die gastrointestinalen Schleimhaut- und Drüsenatrophien nicht mehr möglich ist.

Mögen die Folgen einer Unterernährung in unserer Wohlstandsgesellschaft nur sehr selten als Todesursache vorkommen, die Gefahren einer unzureichenden Nahrungszufuhr sind dennoch nicht zu unterschätzen (Tabelle 79).

Tabelle 79. Gefahren der Unterernährung

Verminderung der Leistungsreserven
Anfälligkeit gegenüber Infektionen
Vitaminmangel-Krankheiten
Leberschäden
Im Säuglings- und Kindesalter zusätzlich:
Wachstumsstörungen
Intelligenzdefekte

4. Sonderformen der Unterernährung

4.1. Anorexia nervosa

Hierbei handelt es sich um eine selbst verursachte Magersucht, von der fast ausschließlich Frauen betroffen sind. Der Krankheitsbeginn liegt gewöhnlich vor dem zwanzigsten Lebensjahr. Die Anorexie ist psychischer Art und durch ein ungewöhnliches Bestreben, Gewicht zu verlieren, charakterisiert.
Klinisch steht ein sehr starker Gewichtsverlust im Vordergrund, ohne Hinweis auf eine ihn verursachende organische Erkrankung. Alle Patientinnen leiden an einer Amenorrhoe. Dies ist die einzige endokrine Störung dieser Erkrankung. Die meisten Patienten sind sehr aktiv, ihr Bewegungsdrang steht im krassen Gegensatz zu der Bewegungsarmut bei Kranken, die infolge einer Hungersnot oder einer organischen Krankheit abgemagert sind.
Oft ist die verminderte Nahrungsaufnahme nicht sofort erkennbar; Perioden exzessiven Essens wechseln mit solchen extremer Appetitlosigkeit. Die meisten Patientinnen geben jedoch an, reichlich zu essen. Willkürliches und heimliches Erbrechen aufgenommener Speisen ist ein typisches Symptom. Mit zunehmender Abmagerung treten die oben bereits beschriebenen klinischen Manifestationen extremer Kachexie zu Tage.
Die Prognose ist ernst, etwa ein Drittel der Patientinnen stirbt in jungen Jahren an interkurrenten Infekten.
Differentialdiagnostisch sind vor Beginn einer speziellen Behandlung alle organischen Ursachen für eine Magersucht abzuklären: metastasierende Carcinome, ein juveniler Insulinmangeldiabetes (wobei ebenfalls Aceton im Urin nachweisbar ist!), Hyperthyreosen, Prozesse im Hypothalamus u. a. In erster Linie muß die Hypophyseninsuffizienz (*Simmonds'sche* Kachexie) ausgeschlossen werden.

4.2. Panhypopituitarismus oder Simmonds'sche Kachexie

Bei dieser, ebenfalls hauptsächlich Frauen befallenden, seltenen Krankheit besteht eine Unterfunktion des gesamten Hypophysenvorderlappens. Tritt ein

Panhypopituitarismus im Anschluß an eine Geburt auf, so handelt es sich um das Sheehan-Syndrom. Die Ursache dafür ist eine ausgedehnte Störung der Hypophysendurchblutung während der Entbindung mit daraus resultierender Nekrose der Hypophyse.

Als Folge einer langdauernden Hypophysenvorderlappeninsuffizienz kommt es zu einem Verlust der Sekundärbehaarung, der sekundären Geschlechtsmerkmale, zu einer Atrophie der Brüste und Genitalien. Diese Befunde lassen sich nicht bei der Anorexia nervosa erheben. Weiterhin besteht eine ausgeprägte Atrophie der Schilddrüsen, der Nebennieren und Gonaden. Tritt die Erkrankung noch vor Schluß der Epiphysen auf, so wird ein verzögertes Wachstum beobachtet.

Es sei aber darauf hingewiesen, daß der völlige Funktionsverlust des gesamten Hypophysenvorderlappens selten ist; in vielen Fällen besteht ein Funktionsausfall nur einer endokrinen Drüse, so z.B. die relativ häufig isoliert auftretende Gonadeninsuffizienz.

4.3. Lipoatrophischer Diabetes mellitus

Dieses sehr seltene Krankheitsbild, das ebenfalls vorwiegend Frauen befällt, ist durch folgende Merkmale charakterisiert:
a) generalisierte Atrophie des Fettgewebes
b) insulinresistenter Diabetes mit auffallend mäßiger Ketose
c) Hepatosplenomegalie
b) Hyperlipoproteinämie (Typ IV oder V)
e) Erhöhung des Grundumsatzes ohne Vorliegen einer Hyperthyreose.
Im Serum lassen sich stets hohe Insulinspiegel messen. Die Prognose der Krankheit ist schlecht, da frühzeitig eine generalisierte Atherosklerose mit allen Folgeerscheinungen auftritt.

5. Therapie

Bettruhe und Schutz vor Wärmeverlust sind Schwerpunkte in der Behandlung kachektischer Patienten. Infolge der Atrophie und Hypomotilität des Verdauungstraktes sind zu Beginn der Therapie Belastungen durch normale Speisen kontraindiziert. Bei weniger ausgeprägten Formen der Unterernährung werden dem Patienten täglich Calorien in der Größenordnung seines Sollgewichts zugeführt. Dabei wird man vorsichtig mit der Einleitung körperlicher Aktivität beginnen, um den Muskelansatz zu fördern.
Von den zur Verfügung stehenden Nahrungsmitteln sind schlackenlose, leicht

verdauliche Speisen zu bevorzugen. Fetthaltige Nahrungsmittel sind zunächst
ganz wegzulassen; sie verstärken nur die oft schon bestehende Durchfallsnei-
gung. Entrahmte Milch und Fruchtsäfte eignen sich gut zu Beginn der Therapie.
Später können Yoghurt und andere vergorene Milchprodukte versucht werden.
Bei Tolerierung dieser Nahrungsmittel können dann leicht verdauliche Breie
und passiertes Fleisch zugeführt werden.

Wesentlich ist die Aufteilung der Gesamttagesration in viele (sechs bis sieben)
kleine Portionen über den Tag verteilt, z. B. 100 ml Magermilch als Einzelmahl-
zeit. Außer eiweiß- soll die Ernährung kohlenhydratreich sein, damit das Eiweiß
in die Proteinsynthese eingeht und nicht zu Glucose umgewandelt wird. Infolge
einer oft nachzuweisenden Insuffizienz der β-Zellen des Pankreas führt eine
Kohlenhydratbelastung bei Hungernden nicht selten zu einer diabetischen
Stoffwechsellage („starvation diabetes"). Hierauf ist besonders bei einer parenteralen Ernährung zu achten (s. unten).

In vielen Fällen muß auf die *Sondenernährung* zurückgegriffen werden. Die
Sonde wird durch die Nase eingeführt. Um Verstopfungen zu vermeiden, sollte
die Sonde nach jeder Mahlzeit mit Tee durchgespült werden. Es wird empfohlen, die Sonde alle 48 Std herauszunehmen, um sie zu säubern und auszukochen.
Nach Möglichkeit sollte man dann den Zugang über die andere Nasenöffnung
versuchen.

Auch für die Sondenernährung gilt, daß die Nahrung auf mehrere Portionen
verteilt wird. Die mit Hilfe einer Spritze zugeführte Sondenmahlzeit soll sich
über mindestens eine halbe Stunde erstrecken. Sondengemische herzustellen ist
im allgemeinen für Diätassistentinnen keine Schwierigkeit. Man kann auch auf
die industriell gefertigten, hochwertigen Sondennahrungen zurückgreifen (Bio-
sorbin MCT).

Wenn es nicht gelingt, ausreichend Energie und Eiweiß auf oralem Weg oder
durch eine Sonde zuzuführen, muß eine *parenterale Ernährung* durchgeführt
werden. Dabei ist zu unterscheiden, ob man zusätzlich zur oralen Ernährung
Nährstoffe intravenös ergänzen muß, oder ob eine *vollständige* parenterale
Ernährung notwendig ist.

Die parenterale Ernährung ist keineswegs ohne Risiko, da sie stets die Gefahr
der Bakteriämie in sich trägt. Bei kachektischen Personen, deren Abwehrkraft
ohnedies schon geschwächt ist, ist besondere Vorsicht bei der Venenpunktion
angezeigt. Üblicherweise wird man Lösungen und Emulsionen über periphere
Venen infundieren. Erweist sich dies als nicht durchführbar, muß ein Zugang zur
Vena cava superior, z. B. via Vena subclavia, eröffnet werden. Der Vorteil dieser
Methode liegt darin, daß hochkonzentrierte Zuckerlösungen, die sich im oberen
Hohlvenenblut rasch vermischen, infundiert werden können. Dadurch kann
Flüssigkeit eingespart werden, was für Patienten mit reduzierter Herzleistung
von Vorteil ist.

Bei der partiellen parenteralen Ernährung wird man sich danach richten, welche
Nährstoffe dem Patienten zusätzlich zur oralen Ernährung infundiert werden

müssen. Zur Verbesserung der Calorienbilanz wird man Fettemulsionen intravenös zuführen. Aminosäurelösungen sind besonders zu Therapiebeginn zur Verbesserung der Stickstoffbilanz indiziert. Aminosäurelösungen münden aber nur dann in die Proteinsynthese, wenn die Calorienversorgung ausreichend ist. Im anderen Fall werden die Aminosäuren in Glucose umgewandelt. Aminosäurelösungen müssen langsam infundiert werden, da sonst Verluste im Harn unvermeidlich sind.

Fettemulsionen bieten gegenüber anderen Energiespendern einige wesentliche Vorteile (hoher Energiegehalt bei geringem Volumen, osmotisch inerte Lösung). Bei kachektischen Patienten kann man aber trotz der Vorteile der Fettemulsionen keineswegs auf die Kohlenhydrate verzichten. Es besteht heute Einigkeit darüber, daß Glucose der Zucker der Wahl ist. Lediglich bei Patienten mit unkompliziertem Diabetes kann Fructose anstelle von Glucose verwendet werden (80 g/Tag).

Der Nachteil der Glucose liegt in ihrer osmotischen Wirkung, wenn höhere als 5%ige Lösungen in periphere Venen infundiert werden. Konzentriertere Lösungen lassen sich aber ohne diese Gefahr in die Vena cava zuführen. Werden Glucoselösungen mit konstanter Zufuhrrate infundiert, sind die renalen Verluste selbst mit Raten von 1,5 g Glucose/kg Körpergewicht/Std äußerst gering. Durch eine drei- bis viermalige Kontrolle des Blutzuckers läßt sich leicht erkennen, ob die Glucosekonzentration überhöht ist: oberhalb eines Wertes von 260 mg% wird man Insulin hinzufügen müssen. Die Größe richtet sich nach dem Glucosespiegel. Gewöhnlich kommt man mit 10 E Altinsulin alle 4–6 Std zu Beginn einer Infusionsbehandlung aus. Besonders bei weit fortgeschrittener Kachexie kann diese Maßnahme infolge einer anfänglichen β-Zelleninsuffizienz notwendig werden.

Bei der *vollständigen* parenteralen Ernährung ist es zweckmäßig, sowohl Aminosäuren als auch Fettemulsionen und Zuckerlösungen zu infundieren. Der Tagesbedarf dieser Nährstoffe ist der Tabelle 80 zu entnehmen.

Tabelle 80. Tagesbedarf bei vollständiger parenteraler Ernährung

Grundumsatzbedingungen		Erhöhter Bedarf (z. B. Kachexie, Trauma)
Angaben jeweils pro kg Körpergewicht		
Wasser	25–35 ml	50–60 ml
Energie	25–30 kcal	40–60 kcal
	(= 105–125 kJ)	(= 170–250 kJ)
Proteine		
(Aminosäuren)	0,8–1,0 g	1,5–2,5 g
Kohlenhydrate	2,0 g	4,0–6,0 g
Fette	2,0 g	3,0–5,0 g

Natürlich muß bei kompletter parenteraler Ernährung auf eine ausreichende Zufuhr von Elektrolyten und Vitaminen geachtet werden.

Der Erfolg der Behandlung unterernährter Patienten hängt weitgehend von der Sorgfalt, Intensität und Zuwendung des Ärzte- und Pflegepersonals ab. Je schwerer der Hungerschaden, um so geringer ist die Aussicht auf vollständige Ausheilung. Eine verstärkte Schweißbildung, Störungen von Libido und Potenz und eine Tendenz zu hypotoner Kreislaufregulation bleiben für längere Zeit bestehen. Nicht selten kann in der Wiederauffütterungsphase oder noch später eine Fettsucht entstehen.

Ist die Magersucht durch eine Anorexia nervosa bedingt, ist eine zusätzliche psychotherapeutische Behandlung erforderlich.

Hans Josef Karl und Hans Jörg Bauer

X. Innere Sekretion

1. Hypothalamus-Neurohypophyse

1.1. Diabetes insipidus

1.1.1. Definition und Ursachen

Der zentrale Diabetes insipidus beruht auf einer Störung der Biosynthese und/
oder Sekretion von Vasopressin. Der Hormonmangel führt am distalen Teil des
Nephrons zu ungenügender Wasserrückresorption und Polyurie, infolge des
Unvermögens, Urin zu konzentrieren. Vom zentralen Diabetes insipidus ist der
nephrogene, hereditäre Diabetes insipidus abzugrenzen, bei dem die Tubuli auf
Vasopressin nicht ansprechen.
Der Diabetes insipidus ist eine Erkrankung mit vielfältigen Ursachen, die zu
bedenken sind.

Tabelle 81. Ursachen des Diabetes insipidus

1. Symptomatischer Diabetes insipidus (sekundär, infolge Schädigung des Hypothalamus-Neurohypophysensystems) durch:
   a) Gehirn-Tumoren (in 15%!), -Metastasen, -Speichergranulome
   b) Entzündungen, degenerative oder vasculäre Schädigungen
   c) Schädeltraumen
   d) nach therapeutischer Hypophysektomie
2. Idiopathischer Diabetes insipidus
3. Hereditärer Diabetes insipidus
4. Nephrogener, hereditärer, Vasopressin-resistenter Diabetes insipidus

1.1.2. Symptomatik

Das Kardinalsymptom ist die *Polyurie* (50% der Kranken haben Urinmengen
zwischen 4 und 8 l/Tag), die der Patient durch *Polydipsie* auszugleichen sucht.
Ist eine ausreichende Flüssigkeitszufuhr nicht möglich, werden die Kranken
alsbald exsikkotisch, hochfieberhaft und verlieren das Bewußtsein!

1.1.3. Diagnose

Wichtigster Befund ist der helle, zucker- und eiweißfreie Urin mit einer
24-Std-Menge über 4 l und einem spezifischen Gewicht unter 1006. Teste zur
differentialdiagnostischen Abklärung einer Polyurie bzw. Polydipsie (z.B.
Durstversuch, Vasopressin-Test) sind stationär durchzuführen.

151

1.1.4. Therapie

Primär ist die Behandlung der Grundkrankheit zu beachten. Daneben wird in der Regel eine Substitutionstherapie mit Vasopressin oder dem Analogon DDAVP (z.B. intranasale Applikation von 0,05 ml DDAVP, 2–3mal/Tag) dann erforderlich sein, wenn die Störung des Wasserhaushalts das Allgemeinbefinden des Patienten erheblich beeinflußt. Als Basisbehandlung ist eine kochsalzarme Kost zu empfehlen (< 4 g NaCl/Tag), ggf. unterstützt durch ein natriuretisch wirksames Diureticum.

Eine *akute* Dehydratation sollte durch Zufuhr von hypotoner Glucoselösung (2,5–3% Glucose, nicht 5%ig!) behandelt werden. Beim *renalen* Diabetes insipidus ist eine ausreichende Wasserzufuhr zu sichern.

2. Adenohypophyse

2.1. Hypophysenvorderlappeninsuffizienz

2.1.1. Definition und Ursachen

Der Panhypopituitarismus beruht auf einem totalen Ausfall der Hypophysenvorderlappenhormone: TSH (= thyreotropes Hormon), ACTH (= adrenocorticotropes Hormon), STH (= Wachstumshormon), LH und FSH (= luteinisierendes und follikelstimulierendes Hormon) sowie MSH (= melanocytenstimulierendes Hormon) und Prolactin. Es gibt auch eine partielle Insuffizienz des Vorderlappens mit Verminderung nur eines oder einzelner Hormone. Vielfältige Ursachen können zum Ausfall der Hypophysenfunktion führen, der klinisch erst manifest wird, wenn etwa $^3/_4$ der Drüse funktionsuntüchtig sind.

Tabelle 82. Ursachen einer HVL-Insuffizienz

Schock: Postpartale Hypophysennekrose (Sheehan-Syndrom)
    Blutungen (z.B. Oesophagusvaricen, Antikoagulantien)
    Verbrennungen
Tumoren und Tumormetastasen:
    HVL-Adenome
    extraselläre Tumoren (z.B. Craniopharyngeom)
    Metastasen (bes. Mamma-, Bronchialcarcinom)
Entzündungen:
    Tuberkulose, M. Boeck
Stoffwechselerkrankungen:
    Diabetes mellitus, Hämochromatose
Traumen: z.B. Schädelbasisfraktur
Therapeutische Eingriffe:
    z.B. Hypophysektomie, Röntgenbestrahlung, Implantation radioaktiver Substanzen

2.1.2. Symptomatik

Die Symptome der totalen HVL-Insuffizienz treten in der Regel in der Reihenfolge auf: Hypogonadismus, Hypothyreose und Nebennierenrindeninsuffizienz.

Tabelle 83. Symptome der totalen HVL-Insuffizienz

Hormonausfall	Folge	Symptom
FSH/LH	Hypogonadismus	sek. Amenorrhoe
		Libidoverlust
		Impotenz
TSH	Hypothyreose	Kälteintoleranz
		Obstipation
		Antriebsschwäche
		Bradykardie
		Hypothermie
ACTH	NNR-Insuffizienz	Adynamie
		Hypoglykämie
MSH		Pigmentverlust
Prolactin		fehlende Lactation

Bei der partiellen HVL-Insuffizienz ist vor der Pubertät der Wachstumshormonmangel von Bedeutung, der zum hypophysären Zwergwuchs mit verzögerter Knochenentwicklung führt. Gleichzeitig besteht in der Regel ein sekundärer Hypogonadismus. Die Abgrenzung des hypophysären Zwergwuchses gegenüber anderen Formen des Minderwuchses ist aus therapeutischen Gründen von großer Bedeutung und sollte stationär erfolgen.

2.1.3. Diagnose

Die Verdachtsdiagnose HVL-Insuffizienz ist in der Praxis aufgrund anamnestischer Angaben und allgemeiner klinischer Symptome möglich. Die Diagnose muß jedoch durch entsprechende Hormonbefunde mit Prüfung der Partialfunktionen des Hypophysenvorderlappens während eines stationären Aufenthaltes gesichert werden (s. Abschnitt Schilddrüse und Nebennierenrinde).

2.1.4. Therapie

Bei der totalen HVL-Insuffizienz müssen immer gleichzeitig Schilddrüsenhormone und Nebennierenrindensteroide ersetzt werden. Ggf. ist auch die Substitution von Keimdrüsenhormonen indiziert. Diese Therapie muß lebenslang fortgesetzt und kontrolliert werden. Die Behandlung der HVL-Insuffizienz durch Substitution der fehlenden Proteohormone (TSH und ACTH oder Gonadotropine) kommt für die Dauertherapie nicht in Betracht.

Die kausale Therapie des Grundleidens darf nicht außer acht gelassen werden (z. B. Operation von Hypophysentumoren)!

Tabelle 84. Dauertherapie der totalen HVL-Insuffizienz

Dauertherapie	Ziel: Substitution der fehlenden peripheren Hormone
1. Nebennierenrindensteroide (Derivat)	Prednisolon (z.B. Decortin-H)5–15 mg/Tag
2. Schilddrüsenhormone	L-Thyroxin „Henning" 150–300 μ g/Tag Novothyral 1–2 Tbl./Tag
3. Sexualhormone	Männer vor dem 60. Lebensjahr Testosteron (250 mg Testoviron-Depot alle 4 Wochen). Frauen Östrogensubstitution bzw. kombinierte Östrogen- und Gestagentherapie.

2.2. Akromegalie

2.2.1. Definition und Ursache

Die Überproduktion von Wachstumshormon (STH) führt vor der Pubertät zum Riesenwuchs (Gigantismus) und nach Abschluß des Körperwachstums zur Akromegalie. Ursache der vermehrten STH-Produktion ist ein eosinophiles Hypophysenadenom.

2.2.2. Symptomatik

Bei der Akromegalie vergrößern sich in charakteristischer Weise langsam zunehmend Hände, Füße, Unterkiefer, Nase, Ohren und supraorbitale Wülste. Die Patienten klagen über Müdigkeit, Kopfschmerzen (häufigstes Symptom!), Sehstörungen, Abnahme von Libido und Potenz bzw. sekundäre Amenorrhoe. In etwa 20% der Fälle besteht ein manifester, in 10% ein latenter Diabetes mellitus. Am allgemeinen Wachstum nehmen auch die inneren Organe teil (Splanchnomegalie).

2.2.3. Diagnose

Eine ausgeprägte Akromegalie ist bereits durch „Blickdiagnose" zu erkennen. Laborchemisch sind erhöhte Wachstumshormonspiegel im Serum zu fordern, die nicht hemmbar sind, z.B. durch Glucosebelastung. Indirekt kann ein erhöhtes Serumphosphat auf das gesteigerte Knochenwachstum hinweisen. Röntgenologisch ist eine vergrößerte oder destruierte Sella turcica typisch. Ophthalmologisch muß auf eine Einschränkung des Gesichtsfeldes (meist bitemporal) im Rahmen eines sog. Chiasma-Syndroms geachtet werden.

2.2.4. Therapie

Therapeutisch ist die Operation (transsphenoidale Hypophysektomie) anzu-
streben. Postoperativ benötigen etwa 80% der Patienten eine Dauersubstitution
mit Hormonen infolge einer Hypophysenvorderlappeninsuffizienz (s. S. 153).

3. Schilddrüse

3.1. Blande Struma

3.1.1. Definition und Ursachen

Der Begriff „blande Struma" umfaßt alle diffusen und/oder knotigen Veränderungen der Schilddrüse mit normaler Schilddrüsenfunktion (euthyreote Stoffwechsellage) ohne maligne oder entzündliche Veränderungen. Die blande
Struma ist die häufigste endokrine Erkrankung.
Die vergrößerte Schilddrüse ist Ausdruck der Kompensation eines relativen
Mangels an Schilddrüsenhormon. Die kompensatorische Hyperplasie kommt
durch vermehrte TSH-Sekretion zustande.

Tabelle 85. Ätiologische Faktoren einer blanden Struma

1. Exogener Jodmangel
2. Lebensperioden mit gesteigertem Schilddrüsenhormonbedarf (z.B. Pubertät,
   Gravidität)
3. Medikamente, welche die Schilddrüsenhormonbiosynthese hemmen
4. Störungen der Schilddrüsenhormonbiosynthese (angeboren)
5. Strumigene Substanzen in Nahrung oder Trinkwasser

Die Einteilung blander Strumen erfolgt zweckmäßigerweise in:
A. Strumen im Halsbereich (ggf. substernal)
1. diffus
2. einknotig oder mehrknotig (Cyste, Blutung, Adenom)
B. Strumen, dystop
1. mediastinal, pulmonal
2. Struma ovarii
3. Zungengrundstruma.

3.1.2. Symptomatik

Die klinische Symptomatik ist meist spärlich. Klagen über Druck und Enge im
Halsbereich, Schluckbeschwerden, Atemnot bei Belastung sowie Neigung zu
Bronchitiden lassen sich auf lokale Komplikationen zurückführen. Schwan-

kungen der Größe der Schilddrüse (z.B. prämenstruelles Anschwellen) sind harmlos, beunruhigen den Patienten jedoch häufig. Die chronische Belastung der Atmung kann zum Cor pulmonale führen ("Kropfherz"). Druck auf den Halssympathicus verursacht gelegentlich kardiovasculäre Sensationen. Darüber hinaus können sehr große Strumen auch zur Hornerschen Trias führen.

3.1.3. Diagnose

Die Untersuchung gliedert sich in die Beurteilung:
a) von Sitz und Beschaffenheit der Struma
b) der Schilddrüsenfunktion
c) von Strumakomplikationen.
Durch Inspektion und Palpation wird die Größe der Schilddrüse beurteilt und festgestellt, ob der Kropf diffus, ein- oder mehrknotig ist.

▶ Tabelle 86. Größeneinteilung der Schilddrüse

I   DieSchilddrüse ist vergrößert tastbar,sichtbar aber nur beiDorsalflexion desHalses. II Die Schilddrüse ist tastbar und sichtbar deutlich vergrößert. III Sehr große und mit Komplikationen einhergehende Strumen   (auch substernaler Drüsenanteil).

Ferner ist die Verschieblichkeit der Struma zu prüfen, die sich typischerweise beim Schlucken anhebt. Bei größeren Strumen, Knotenstrumen und solchen mit substernalem Anteil ist eine Röntgenuntersuchung der Trachea (mit Saug- und Preßversuch) erforderlich, um eine Einengung oder Tracheomalacie zu erkennen. Knotenstrumen müssen grundsätzlich szintigraphisch (mit Technetium) weiter abgeklärt werden. Radiologisch "kalte Knoten" (solitär oder multipel) können bedingt sein durch:
— regressive Prozesse in knotigen Schilddrüsenpartien
— Colloidcysten
— Blutungscysten
— inaktive Adenome
— lokalisierte Entzündungsprozesse
— Narben nach Thyreoiditiden oder nach Strahlentherapie eines autonomen Adenoms
— Carcinome und Sarkome.
Davon sind Prozesse abzugrenzen, die nicht der Schilddrüse angehören z.B.
— Lymphome
— Metastasen anderer Tumoren
— Halscysten
— Nebenschilddrüsenadenome bzw. -carcinome.
Ein radiologisch kalter Knoten sollte ggf. durch eine Nadelaspirationsbiopsie näher untersucht werden. Bestehen nur die geringsten klinischen Hinweise auf

156

Malignität (rasches Wachstum, harte Konsistenz, Schmerzen) ist die sofortige operative Therapie indiziert.

Zur Beurteilung der Funktion der blanden Struma ist das Ergebnis der einfachen körperlichen Untersuchung nicht ausreichend. Es müssen Schilddrüsenhormonparameter bestimmt werden: das Gesamtthyroxin (T_4-Test) und die T_3-Bindungskapazität (T_3-Test) oder das proteingebundene Jod (PBJ). Zu beachten sind *Fehlerquellen*. Beim T_4-Test ergeben z. B. eine Gravidität, Östrogene und Kontrazeptiva fälschlich erhöhte, beim T_3-Test erniedrigte Werte. Anorganisches Jod und die meisten organischen Jodverbindungen beeinflussen dagegen diese Teste nicht. Die Bestimmung des proteingebundenen Jod wird durch exogene Jodzufuhr (jodhaltige Medikamente und Kontrastmittel) so verfälscht, daß ein erhöhter Thyroxingehalt vorgetäuscht wird.

3.1.4. Therapie

Zur Behandlung der blanden Struma stehen zur Verfügung:

a) die Langzeitmedikation von Schilddrüsenhormonen

b) die Operation

c) die Radiojodtherapie.

Ein Therapieversuch mit Schilddrüsenhormon ist grundsätzlich bei allen blanden Strumen indiziert. Die Erfolgsprognose ist bei diffusen und mehrknotigen Strumen gut, bei Solitärknoten deutlich geringer.

Zu Beginn der Schilddrüsenhormontherapie sollten 0,05 mg L-Thyroxin (z. B. L-Thyroxin „Henning" oder Euthyrox) einmalig morgens verabreicht werden. Die Thyroxindosis kann in 4wöchentlichen Abständen um 0,05 mg erhöht werden. In den meisten Fällen ist die Tagesdosis zwischen 0,10–0,20 mg Thyroxin zur Behandlung der euthyreoten Struma ausreichend. Diese Therapie ist konsequent und ohne Unterbrechung (auch in der Gravidität) über Jahre durchzuführen.

Nur bei Jugendlichen mit endogenem Jodmangel ist die Langzeitmedikation mit Thyreoidea siccata zu erwägen, da diese Präparate neben den Schilddrüsenhormonen auch relativ viel Jod enthalten.

Nebenwirkungen der konservativen Schilddrüsenhormontherapie sind nur bei Überdosierung zu erwarten (Unruhegefühl, Reizbarkeit, Schlaflosigkeit, Durchfälle, ansteigende Pulsfrequenz und ggf. stenokardische Beschwerden).

Eine operative Therapie ist bei Strumen der Größe III oder bei solitären Knoten, die unter der Medikation von Schilddrüsenhormonen nicht kleiner werden, indiziert. Eine Radiojodtherapie ist zu erwägen, wenn ältere Patienten nicht operiert werden können oder eine Operation ablehnen. Im Anschluß an eine subtotale Schilddrüsenresektion oder Radiojodtherapie ist prinzipiell eine Substitutionsbehandlung mit Schilddrüsenhormonen für die Dauer von mindestens 2 Jahren zur Rezidivprophylaxe erforderlich.

3.1.5. Prophylaxe der endemischen Struma

Ein nutritiver Jodmangel kann als wesentliche Ursache bei der Entstehung der
endemischen Struma angesehen werden. Der minimale Jodbedarf des Menschen ist durch Zufuhr von 150 µg Jod täglich gewährleistet. Unter Berücksichtigung des Mehrbedarfs im Wachstumsalter und während Schwangerschaften
wird ein Gesamtbedarf von 200 µg Jod/Tag angesetzt. Um diese Menge zu
sichern hat sich die Jodierung des Kochsalzes bewährt. In der BRD wird Vollsalz
mit 6,5 mg Jod/kg angeboten. Zur effektiven Strumaprophylaxe ist es dem
Meersalz mit undefinierter Jodmenge vorzuziehen. Den besten Erfolg einer
Kropfprophylaxe mit Jod verspricht eine möglichst frühzeitige Anwendung
bereits in der Schwangerschaft.

3.2. Hypothyreose

3.2.1. Definition und Ursachen

Die Hypothyreose beruht auf einer unzureichenden Produktion von Schilddrüsenhormonen entweder infolge Schädigung der Schilddrüse selbst (primäre
Hypothyreose) oder verminderter bzw. fehlender Stimulation durch den Hypo-
physenvorderlappen (sekundäre Hypothyreose).

Tabelle 87. Häufige Ursachen der primären Hypothyreose

```
I    angeboren
     1. Störung der Schilddrüsenentwicklung
        Athyreose und Dystopien
     2. angeborene Biosynthesestörung der Schilddrüsenhormone
II   erworben
     1. idiopathische Hypothyreose
     2. nach Thyreoiditis
     3. thyreopriv nach Operation, Bestrahlung oder Thyreostatica
```

3.2.2. Symptomatik

Die Krankheit entwickelt sich ausgesprochen langsam und schleichend, das
Anfangsstadium ist immer oligosymptomatisch. Insbesondere bei älteren Patienten wird eine starke Verlangsamung und Lethargie oft nicht als Folge einer
Hypothyreose erkannt. Das Auftreten hypothyreoter Symptome wird fast nie
vom Patienten selbst bemerkt, sondern viel eher von seiner Umgebung.

Antriebsmangel und körperliche Leistungsminderung
Müdigkeit und Trägheit
Myxödem
Anämie
Bradykardie
trockene, schuppende und blasse Haut sowie struppige Haare
rauhe, tiefe Stimme, Makroglossie
Kälteintoleranz
depressive Verstimmung
Gewichtszunahme
Obstipation
Hypothermie
Hypotonie
im EKG Niedervoltage

3.2.3. Diagnose

Um die Verdachtsdiagnose Hypothyreose zu sichern und zwischen primärer oder sekundärer Form zu unterscheiden, ist eine Reihe von Parametern zur Definition einer eingeschränkten Schilddrüsenfunktion erforderlich.

1. Schilddrüsenfunktionsteste:
Bestimmung der Schilddrüsenhormonkonzentration im Plasma, die bei der primären und sekundären Hypothyreose herabgesetzt ist. Gesamtthyroxin = T_4-Test, T_3-Bindungskapazität = T_3-Test, proteingebundenes Jod = PBJ. Schilddrüsenszintigramm mit 99 mTc.

2. Hypothalamisch-hypophysäre Funktion:
Konzentration von TSH im Serum
Stimulation von TSH durch Thyreotropin-Releasing-Hormon (TRH).

3. Antikörper gegen Thyreoglobulin.

4. Indirekte Parameter:
Achillessehnen-Relaxationszeit (verlängert)
Serumcholesterin (erhöht)
typische EKG-Veränderungen (Bradykardie und Niedervoltage).

3.2.4. Therapie

Die Behandlung der primären Hypothyreose erfolgt durch Dauersubstitution mit Schilddrüsenhormon. Grundsätzlich muß die Initialdosis klein gewählt werden (z. B. 0,05 mg L-Thyroxin/Tag). Die Erhaltungsdosis ist dann schrittweise aufzubauen. Zu rasche Steigerung der Hormondosis kann zu Stenokardien und ggf. sogar zum Herzinfarkt führen! Die Schilddrüsenhormonbehandlung ist lebenslang – bei regelmäßiger Kontrolle – ohne Unterbrechung durchzuführen.

● Tabelle 89. Schilddrüsenhormone zur Substitution

	Mittlere volle Substitutions-dosis (pro Tag)	Wirkungs-eintritt (nach Tagen)	Wirkungs-dauer (Tage)
Na-l-Thyroxin	200–400 µg	4	10
Na-l-Trijodthyronin	60–120 µg	0,25–3	5
Thyreoidea sicc.	60–180 mg	4	10 (nach Oberdisse)

Äquivalente Dosen

150 µg	L-Thyroxin (T$_4$)
60 µg	L-Trijodthyronin (T$_3$)
100–150 mg	Gl. Thyreoidea siccata

Die Substitutionsbehandlung der *sekundären* Hypothyreose mit Schilddrüsen-hormon erfolgt wie bei der primären Form. Gleichzeitig ist aber eine Behandlung der Nebennierenrindeninsuffizienz mit Cortisolderivaten unbedingt erforderlich (s. S. 154).
Verhalten bei Verdacht auf hypothyreotes Koma s. S. 186.

3.3. Hyperthyreose

3.3.1. Definition und Einteilung

Die Hyperthyreose (M. Basedow, Hyperthyreoidismus, Thyreotoxikose) ist durch eine gesteigerte Produktion der Schilddrüsenhormone Thyroxin und (oder) Trijodthyronin bedingt. Unabhängig vom erhöhten Schilddrüsenhormonspiegel bestehen in vielen Fällen Augensymptome im Sinne einer endokrinen Ophthalmopathie. Folgende Einteilung der Hyperthyreose hat sich klinisch bewährt:
1. Hyperthyreose mit diffuser Struma (meist Patienten zwischen dem 20.–40. Lebensjahr; endokrine Ophthalmopathie häufig; oft schwerer Verlauf).
2. Hyperthyreose mit Knotenstruma (meist Patienten zwischen dem 40.–60. Lebensjahr; endokrine Ophthalmopathie selten; maskierte Formen, bei denen kardiale Erscheinungen im Vordergrund stehen; oligosymptomatische Formen sind zu beachten!).
3. Hyperthyreose ohne Struma (endokrine Augensymptome können vorhanden sein; wird oft erst spät diagnostiziert).
Hyperthyreosen nach früherer Schilddrüsenoperation sowie postoperative, persistierende Hyperthyreosen ohne Strumarezidiv.

160

4. Hyperthyreosis factitia infolge langandauernder Zufuhr von Schilddrüsenhormon; (meist Hypermetabolismus; endokrine Augensymptome fehlen
immer).
5. Toxisches Adenom (endokrine Augensymptome fehlen immer; häufig kardiale Symptome wie absolute Arrhythmie; oligosymptomatisch).

3.3.2. Symptomatik

▶ Tabelle 90. Leitsymptome der Hyperthyreose

– warme, feuchte Hände – Wärmeintoleranz – Dauertachykardie – schnelle Gewichtsabnahme bei gutem Appetit – Schwirren über der Schilddrüse

Die Patienten klagen über Unruhe, Konzentrationsschwäche, erhöhte Reizbarkeit, Schlafstörungen und Leistungsunfähigkeit. Beschwerden am Herz-Kreis-
lauf-System äußern sich in Herzklopfen oder Herzjagen, ggf. Rhythmusunregel-
mäßigkeiten (absolute Arrhythmie bei älteren Patienten mit Vorhofflimmern!).
Wesentlich sind auch Angaben über Gewichtsabnahme trotz Appetitsteigerung,
oft sogar Heißhunger. Neigung zu Durchfällen ist dagegen kein konstantes
Symptom. Sehr viel häufiger wird über Muskelschwäche geklagt (hyperthyreote
Myopathie) mit Adynamie und schmerzhaftem Spannungsgefühl im Bereich des
Schulter- und Beckengürtels.
Bei der Untersuchung fällt die warme, meist feuchte Haut der Patienten auf;
häufig sind Lidflattern und gesteigerte Sehnenreflexe.
Eine Struma ist nur in 80% der Hyperthyreose-Patienten vorhanden. Die lokalen Komplikationen sind die gleichen, wie bei der blanden Struma beschrie-
ben.
Augensymptome, die durch Sympathicotonie im Rahmen der Hyperthyreose
auftreten, wie Glanzauge, Konvergenzschwäche, seltener Lidschlag und Zu-
rückbleiben des Oberlides, sind nicht zu verwechseln mit der *endokrinen Ophthalmopathie* mit Protrusio bulbi, Lidödem und Augenmuskelparesen.
Bei den klinischen Symptomen des *toxischen Adenoms* steht oligosymptomatisch die Übererregbarkeit des Herzens mit Neigung zur Flimmerarrhythmie im
Vordergrund.
Thyreotoxische Krise s. S. 185.

3.3.3. Diagnose

Es ist unerläßlich, die klinische Verdachtsdiagnose Hyperthyreose vor einer
Therapie durch entsprechende Laborbefunde zu sichern. Dazu gehören:

1. Schilddrüsenhormonspiegel im Serum

PBJ; Gesamtthyroxin = T_4-Test, über die Norm erhöht ggf. radioimmunologische Bestimmung von Trijodthyronin (T_3-Hyperthyreose!)

2. TRH-Test mit radioimmunologischer Bestimmung von TSH

3. Szintigraphische Lokalisationsdiagnostik mit Technetium (99 mTc)

ggf. TSH-Stimulationstest

T_3 Suppressionstest bei Verdacht auf autonomes Adenom!

Übersteuertes Tc-Szintigramm

Indirekte Parameter wie z. B. Grundumsatz oder ASR-Zeit können die Diagnose nicht sichern.

3.3.4. Therapie

1. Allgemeine Maßnahmen: Patienten mit Hyperthyreose sind arbeitsunfähig. In schweren Fällen ist Bettruhe erforderlich.

Sedierung mit Barbituraten oder Tranquilizern. Calorien-, eiweiß- und vitaminreiche Kost sind zu empfehlen.

2. Spezifische Maßnahmen:

   1. Antithyreoidale, medikamentöse Therapie

   2. Subtotale Strumaresektion

   3. Radiojodtherapie.

Die Indikation für die verschiedenen Behandlungsmaßnahmen bei Hyperthyreose geht aus Tabelle 91 hervor.

● Tabelle 91. Behandlungsmaßnahmen bei Hyperthyreose

	Subtotale Resektion	Radiojod	Antithyreoidale Substanzen
Operationsvorbereitung		−	+ (+ Jod)
Kinder und Jugendliche	−	−	+
Pubertät und Klimakterium	−	−	+
Hohes Alter		+	(+)
Gravidität	(+)	−	+ (ab Mens IV)
Endokrine Ophthalmopathie		+	(+)
Große diffuse Struma	+	(+)	−
Kleine diffuse Struma	(+)	+	+
Toxisches Adenom	+	(+)	−
Mehrknotige Struma	+		−
Substernale Struma	+	(+)	−
Rezidiv nach:			
Subtotaler Resektion	−	+	(+)
Antithyreoidale Substanzen	(+)	+	+

+ indiziert (+) bedingt indiziert − kontraindiziert bzw. nicht erfolgversprechend (nach Oberdisse)

Bei der Anwendung von Thyreostatica sollte der Patient darauf aufmerksam gemacht werden, daß die Therapie für mindestens 1¹/₂ bis 2 Jahre durchzuführen ist.

● Tabelle 92. Beispiele von Präparaten, Initial- und Erhaltungsdosis

Präparat	Therapeutische Aktivität etwa	Initial-Therapie (Tagesdosis in mg)	Dauer-Therapie
Thiourazil	1,0	400–600	50–200
Propylthiourazil *	1,5	150–400	25–150
Methylmerkapto-** imidazol	30	20– 80	10– 20
Dimethylolmerkapto-*** benzimidazol		250	25– 75
* Propycil ** Favistan *** Thyreocordon			(nach Oberdisse)

Die völlige Blockade der endogenen Schilddrüsenhormonproduktion erfordert eine zusätzliche Verabreichung von kleinen Dosen Schilddrüsenhormon (0,05–0,1 mg L-Thyroxin), um das Schilddrüsenwachstum zu hemmen.
Als Nebenwirkungen sind allergische Komplikationen und die Neigung zur Leukopenie (Cave: Agranulocytose!) zu beachten.
Die operative Resektion der Schilddrüse ist durch eine Reihe von Risiken belastet, so daß die Indikation zu diesem Eingriff nur nach vorhergehender internistisch-endokrinologischer Untersuchung verantwortungsvoll gestellt werden sollte. Auch die medikamentöse Vorbereitung muß stationär erfolgen.
Die Behandlung mit Radiojod führt erst nach mehreren Wochen bis Monaten zur euthyreoten Stoffwechsellage. In vielen Fällen ist deshalb eine medikamentöse Behandlung mit Thyreostatica etwa 10 Tage nach der Verabfolgung der therapeutischen Radiojoddosis einzuleiten und etwa für die Dauer von 12 Wochen beizubehalten.

3.3.5. Hyperthyreose in der Gravidität

Einer hyperthyreoten Frau im reproduktionsfähigen Alter sollte bis zur Beendigung einer Hyperthyreose-Therapie ein Ovulationshemmer verordnet werden. Wird eine Behandlung bei bestehender Gravidität notwendig, ist nur in ganz schweren Formen die operative Resektion nach entsprechender Vorbehandlung zu empfehlen. Eine antithyreoidale medikamentöse Therapie ist nur mit größter Vorsicht unter internistisch klinischer Einstellung durchzuführen (Ab Mens IV).

3.3.6. Therapie der endokrinen Ophthalmopathie bei Hyperthyreose

Die Therapie ist vom Funktionszustand der Schilddrüse sowie vom Schweregrad und vom bisherigen Verlauf der Augenveränderungen abhängig. Ziel muß sein, die gestörte Schilddrüsenfunktion langsam und vorsichtig, dabei kontinuierlich durch Verabreichung von kleinen Dosen Thyreostatica in Kombination mit Schilddrüsenhormonen zu normalisieren, ohne daß es zu einer hypothyreoten Stoffwechsellage kommt (Einstellung in der Klinik!). Außerdem muß versucht werden, die retrobulbäre Gewebsproliferation rückgängig zu machen (Therapie mit Corticoiden; retrobulbäre Röntgenbestrahlung) und durch lokale Maßnahmen entzündliche oder mechanische ernsthafte Komplikationen, wie eine Erblindung, zu vermeiden. Auch eine fraktionierte Radiojodtherapie mit Intervallbehandlung kann in Erwägung gezogen werden, während die Strumektomie in der Regel kontraindiziert ist.

3.3.7. Das autonome Adenom der Schilddrüse

Das radiologisch kompensierte autonome Adenom bedarf keiner sofortigen Therapie, jedoch der ärztlichen Kontrolle.

Beim radiologisch dekompensierten autonomen Adenom mit Schilddrüsenüberfunktion ist die Entfernung des gutartigen Schilddrüsentumors unter Belassung der restlichen Schilddrüse Ziel der Therapie. Dies ist möglich entweder durch operative Enucleation des Adenoms oder bei älteren Patienten (über 40 Jahre) durch Radiojodtherapie.

Thyreotoxische Krise s. S. 185.

3.4. Schilddrüsenentzündungen

3.4.1. Definition und Einteilung

Die Ätiologie der Schilddrüsenentzündungen ist mit Ausnahme der seltenen eitrigen Formen unbekannt. Die Einteilung erfolgt deshalb im wesentlichen nach klinischen Gesichtspunkten

1. die akute fokale Thyreoditis
   (viral oder bakteriell bedingt)
2. die subakute, vorwiegend diffuse Thyreoiditis
   (viral oder physikalisch chemisch bedingt)
3. die chronische, vorwiegend diffuse Thyreoiditis
   (Immunthyreoiditis Hashimoto; Riedelsche Struma).

3.4.2. Symptomatik

Bei der akuten Thyreoiditis ist ein plötzliches schmerzhaftes Anschwellen der Schilddrüse mit Fieber infolge einer hämatogenen bakteriellen Infektion im Rahmen einer Allgemeininfektion charakteristisch. Die subakute Thyreoiditis dagegen zeigt eine wesentlich weniger schmerzhafte Anschwellung, meist ist die

Körpertemperatur nur gering erhöht und das Allgemeinbefinden weniger gestört als bei der akuten.

Die chronisch-lymphocytäre Thyreoiditis vom Typ Hashimoto geht in der Regel mit einer indolenten Schwellung der Schilddrüse einher, die sich über Jahre entwickelt. Nur ausnahmsweise bestehen Schmerzen, die in den Nacken oder in die Ohrregion ausstrahlen. Meist sind die Kranken allgemein wenig beeinträchtigt, es sei denn, die Schwellung führt zur Verlagerung von Trachea oder Oesophagus mit Schluck- und Atembeschwerden sowie Heiserkeit.

Auch die Riedelsche Thyreoiditis („eisenharte Struma") beginnt unmerklich und schleichend. Allgemeinerscheinungen gehören nicht zum Krankheitsbild. Der Beschwerdekomplex ergibt sich im weiteren Verlauf durch den invasiven Charakter und die Verdrängungserscheinungen.

Bei beiden chronischen Thyreoiditisformen kann es zur Hypothyreose mit den entsprechenden Symptomen kommen.

3.4.3. Diagnose

Neben den allgemeinen, unspezifischen Zeichen der Entzündung, wie Leukocytose und beschleunigte Blutsenkung, ist bei der chronischen lymphocytären Thyreoiditis (Hashimoto) der Nachweis von Thyreoglobulinantikörpern von Bedeutung.

Der Ausschluß einer bösartigen Erkrankung der Schilddrüse ist obligat!

3.4.4. Therapie

Die akute und subakute Thyreoiditis ist mit einem Breitbandantibioticum zu behandeln. Außerdem sind Analgetica und entzündungshemmende Pyrazolonderivate zu empfehlen. In schweren Fällen kann auch die Verabreichung von Corticoiden (z. B. 20–30 mg Decortin-H/Tag) indiziert sein.

Bei der chronischen Thyreoiditis Hashimoto ist eine Suppressions- und Substitutionstherapie zur Ausschaltung der Thyreotropinwirkung indiziert (Substitution wie bei der Hypothyreose, s. S. 160). Im Verlauf der Erkrankung können akute Schübe eintreten, die eine zusätzliche Verabreichung von Corticoiden erforderlich machen.

3.5. Schilddrüsencarcinom

3.5.1. Einteilung und Häufigkeit

Für die Klinik ist von Bedeutung, daß zwischen dem morphologischen Befund und dem Verlauf sowie der Prognose Zusammenhänge bestehen, die eine praxisnahe einfache Einteilung rechtfertigen:
1. differenzierte Adenocarcinome
2. undifferenzierte und anaplastische Carcinome
3. Sarkome.

Die Malignität nimmt von 1 bis 3 zu, während die Radiojodaufnahme mit dem Grad der Entdifferenzierung abnimmt.

Schilddrüsenmalignome sind relativ selten (0,5% aller Carcinomerkrankungen, Morbidität 0,01 bis 0,03‰). Diese Angaben stehen gewissermaßen in Gegensatz zu Befunden, die in radiologisch kalten Schilddrüsenknoten bis zu 30% maligne Veränderungen fanden. (Regional kann aber die Häufigkeit von kalten Knoten bei Strumaträgern bis zu 40% betragen!)

Wesentlich ist, daß bei Frühdiagnose das Schilddrüsenmalignom eine relativ gute Prognose besitzt, vor allem wenn die Tumorzellen noch Schilddrüsenhormone synthetisieren können. Aus dem Gesagten ergibt sich, daß radiologisch kalte Schilddrüsenknoten, einer sorgfältigen Abklärung bedürfen (besonders Solitärknoten).

3.5.2. Symptomatik

Die klinische Symptomatik ist uncharakteristisch. Sie setzt sich aus den Auswirkungen der lokalen Wachstumsprozesse, dem Funktionszustand der Schilddrüse, den allgemeinen Tumorsymptomen und schließlich den Beschwerden durch Fernmetastasen zusammen.

▶ Tabelle 93. Symptome des Schilddrüsencarcinoms

Frühsymptome
- rasch wachsender solitärer Knoten, besonders bei Jugendlichen
- rasch wachsende Struma (unter Schilddrüsenhormontherapie)
- derbe Konsistenz von Knoten oder Struma (noch verschieblich)
- sehr rasch wachsendes Strumarezidiv
- rasch wachsende dystope Struma

Spätsymptome
- derbe, höckrige, schlecht abgrenzbare, unverschiebliche Struma (oder Knoten), fehlende Schluckverschieblichkeit
- fixierte Haut
- Lymphknotenschwellungen, cervical und supraclaviculär
- Hals-, Ohren-, Hinterhauptschmerz (ausstrahlend)
- Heiserkeit und Stridor
- Schluckbeschwerden
- Einflußstauung
- Fernsymptome durch Metastasen

3.5.3. Diagnose

Die Frühdiagnose ist immer schwierig; über 60% der Fälle werden im Rahmen der Operation erkannt, ein hoher Prozentsatz wird erst im fortgeschrittenen Stadium diagnostiziert.

An speziellen Untersuchungen ist eine Funktionsanalyse mit Radiojod einschließlich Szintigraphie (Ganzkörperszintigraphie!) erforderlich. Im Rahmen

166

der allgemeinen Laboruntersuchungen sollte die Bestimmung des Calciums nicht fehlen. Neben den röntgenologischen Untersuchungen der Trachea, des Thorax (substernale Anteile, Metastasen) und des Skeletts (Metastasen) ist ein Hals-Nasen-Ohrenärztlicher Befund obligat.

3.5.4. Therapie

Die Therapie der Strumamalignome besteht aus einer Kombination von Operation, Strahlentherapie (Radiojodtherapie, externe Röntgenbestrahlung) und Schilddrüsenhormonbehandlung. Sie muß im einzelnen dem Internisten, Chirurgen und Radiologen vorbehalten bleiben. Lebenslang ist jedoch eine Schilddrüsenhormontherapie nur mit Trijodthyronin (Thybon) durchzuführen und zu kontrollieren, um die endogene Sekretion von Thyreotropin maximal zu hemmen. Darüber hinaus besteht die Nachsorge in szintigraphischer Kontrolle, Beachtung von lokalen Rezidiven und Fernmetastasen.

4. Epithelkörperchen

4.1. Hypoparathyreoidismus

4.1.1. Definition und Ursachen

Eine verminderte oder fehlende Parathormonsekretion der Epithelkörperchen führt zum Hypoparathyreoidismus mit Hypocalcämie. Häufigste Ursache ist die Entfernung oder Schädigung gesunder Epithelkörperchen bei Schilddrüsenoperationen (besonders Rezidivstrumen). Auch nach Entfernung eines Epithelkörperchen-Adenoms oder hyperplastischer Epithelkörperchen im Rahmen der Therapie eines primären Hyperparathyreoidismus muß mit einer Unterfunktion der verbliebenen Drüsenanteile gerechnet werden. Der „idiopathische" Hypoparathyreoidismus ist eine extrem seltene, offenbar hereditäre Erkrankung.

4.1.2. Symptomatik

Die klassische Symptomatik des Hypoparathyreodismus beruht auf einer neuromuskulären Übererregbarkeit, die durch die Hypocalcämie (herabgesetzte Konzentration des ionisierten Calciums) bedingt ist. Sie führt zum tetanischen Anfall, epileptiformen Anfall oder zur latenten Tetanie.
Im *tetanischen Anfall* ist das Sensorium frei, die Pupillenreaktion intakt. Der tonische Krampf geht mit Pfötchenhaltung der Hände, Fischmaulstellung, Stimmritzenkrampf und Engegefühl auf der Brust einher. Häufig sind auch Spasmen der glatten Muskulatur von Cardia, Gallenblase, Enddarm und Blase. Die *latente Tetanie* äußert sich in einer Anfallsbereitschaft mit allgemeiner neurovegetativer Labilität, wobei uncharakteristische psychische Symptome mit Affektlabilität, Reizbarkeit, Ängstlichkeit und depressive Verstimmung im Vordergrund stehen.

4.1.3. Diagnose

Der wichtigste Befund ist die Hypocalcämie. Daneben besteht eine Hyperphosphatämie und Hypocalciurie.

Eine latente Tetanie ist klinisch durch das Chvosteksche Zeichen (alle drei Äste des Facialisstammes!), das Trousseausche Zeichen sowie im Hyperventilationsversuch zu objektivieren.

Trophische Störungen ektodermaler Gewebe sind Schmelzdefekte an den Zähnen sowie trockene, rissige Haut und Haarausfall. Nicht selten kommt es auch am Auge zur Linsentrübung. Im Elektrokardiogramm ist eine Verlängerung der QT-Zeit für die Hypocalcämie typisch.

4.1.4. Therapie

Der hypocalcämische tetanische Anfall wird durch langsame intravenöse Verabreichung von 40 ml 10%iger Calciumgluconatlösung behandelt (Wirkungsdauer etwa 8 Std). Der therapeutische Erfolg dieser Calciumbehandlung läßt keinen Schluß auf die Ursache einer Tetanie zu!

Die Behandlung des chronischen Hypoparathyreoidismus sollte zunächst mit oraler Calciumgabe (1–3 g/Tag) sowie calciumreicher Diät (Milch, Käse) versucht werden. Eine erforderliche medikamentöse Therapie kann mit Dihydrotachysterol (A. T. 10 5–30 Tropf. der 0,1%igen Lösung) oder Vitamin-D_3 (1–4 mg/Tag) behandelt werden. Die individuell notwendige Dosierung richtet sich nach dem Serum-Calciumspiegel, der im Beginn der Therapie jede Woche, später in Abständen von 4 Wochen kontrolliert werden muß.

4.1.5. Normocalcämische Tetanie

Die normcalcämische, alkalotische Tetanie bei respiratorischer oder metabolischer Alkalose ist relativ häufig.

Das bekannteste Krankheitsbild ist die Hyperventilationstetanie, bei der es infolge einer gesteigerten Abatmung von CO_2 zur Alkalose und dadurch zu tetanischen Symptomen kommt.

Eine metabolische Alkalose kann bei langdauerndem Erbrechen durch Salzsäureverlust entstehen. In beiden Fällen findet man normale Calcium- und Phosphatwerte im Serum.

Therapeutisch ist ohne gesicherte normale Calciumwerte eine einmalige i.v. Calciumgabe gerechtfertigt. Ist eine normocalcämische Tetanie (Hyperventilationstetanie) gesichert, sollte neben der allgemeinen Beruhigung des Patienten bei den ersten Anzeichen eines Anfalls die Rückatmung aus einem Plastikbeutel (Wiederaufnahme des abgeatmeten CO_2 zur Kompensation der Alkalose) erfolgen.

Die Behandlung einer normocalcämischen Tetanie mit Vitamin D_3 oder A. T. 10 ist absolut kontraindiziert!

4.2. Hyperparathyreoidismus

4.2.1. Definition und Ursachen

Dem *primären* Hyperparathyreoidismus liegt eine autonom gesteigerte Parathormonsekretion der Nebenschilddrüsen zugrunde. Ursache sind meist ein oder mehrere Adenome der Epithelkörperchen, selten eine Hyperplasie oder ein Carcinom.

Im Gegensatz zum primären ist der *sekundäre* Hyperparathyreoidismus eine gegenregulatorische Anpassung an eine Hypocalcämie (z.B. bei chronischer Niereninsuffizienz, Malabsorption). Sie führt zu gesteigerter Parathormonsekretion und zur Hyperplasie der Epithelkörperchen. Übergang in eine autonome Hormonproduktion ist möglich.

▶ Tabelle 94. Symptomatologie bei Hyperparathyreoidismus

Organ	Befund	Häufigkeit	Symptome
Niere	Nephrolithiasis Nephrocalcinose	60–80%	Polyurie Polydipsie Hämaturie Koliken
Knochen	Osteodystrophia fibrosa cystica generalisata Osteoporose „Osteomalacie" „Gicht" Synovitis, Tendovaginitis	10–30%	Knochenschmerzen Gelenkbeschwerden
Verdauungstrakt	Ulcus duodeni Pankreatitis	6–20%	Oberbauchbeschwerden Erbrechen Anorexie Dyspepsie
	Hypercalcämie-syndrom	50%	Adynamie Atonie Asthenie Polydipsie Psychosyndrom: Apathie Depression Verwirrung

4.2.2. Symptomatik

Typisch ist, daß der Hyperparathyreoidismus lange Zeit ausgesprochen symptomarm verläuft. Die Beschwerden, wie Müdigkeit, Appetitlosigkeit, Reizbarkeit und Durst, erscheinen uncharakteristisch. Im weiteren Verlauf ist die Symptomatologie außerordentlich vielfältig (s. Tabelle 94).

4.2.3. Diagnose

Der wichtigste und konstanteste Befund ist die Hypercalcämie. Routinemäßig sollte bei Verdacht auf Hyperparathyreoidismus (z. B. rezidivierende Nephrolithiasis) wiederholt Calcium in Abständen von einigen Tagen bestimmt werden. Weitere Parameter sind:
1. erniedrigte Phosphatkonzentration im Serum
2. Hypercalcurie
3. erhöhte alkalische Phosphatase.

Bei renaler Manifestation kommt es zu Calcium-Phosphat- und Calcium-Oxalatsteinen in den ableitenden Harnwegen, ggf. zur Nephrocalcinose. Bei ausgeprägter Skelettmanifestation entstehen Knochencysten oder eine ausgeprägte Osteoporose.

Die spezielle Diagnostik, wie radioimmunologische Parathormonbestimmung, Calciumbelastungstest mit Bestimmung der Phosphatclearance und Knochenbiopsie, muß stationär durchgeführt werden, ebenso wie ggf. die Lokalisationsdiagnostik von Epithelkörperchentumoren.

4.2.4. Therapie

Die erfolgreiche Behandlung des primären Hyperparathyreoidismus ist nur chirurgisch möglich. Postoperativ muß mit einem Hypoparathyreoidismus mit Hypocalcämie gerechnet werden, der ggf. durch Dauersubstitution mit A. T. 10 oder Vitamin D behandelt werden muß (s. S. 168).
Maßnahmen beim akuten Hypercalcämiesyndrom s. S. 186.

4.3. Sekundärer Hyperparathyreoidismus

Kommt es bei chronischer Niereninsuffizienz oder bei Malabsorption zu einer Hypocalcämie, wird von den Epithelkörperchen vermehrt Parathormon sezerniert, was zum Knochenabbau mit Calciumfreisetzung führt.
Um das Entstehen oder Fortschreiten einer renalen Osteodystrophie zu verhindern, sollte man bei bestehender Hypocalcämie und Hyperphosphatämie als Phosphatbinder oral Aluminiumhydroxid (z. B. Aludrox-Tbl. 5–10 g/Tag zu den Mahlzeiten) verabreichen. Persistiert trotz Normalisierung des Serum-Phosphats die Hypocalcämie, kann A. T. 10 oder Vitamin D verabreicht werden. Die Dosis ist jeweils individuell auszutesten. Gefahr einer Überdosierung beachten!
Bei gastrointestinalen Erkrankungen ist eine entsprechend gezielte Dauersubstitution mit Vitamin D und gleichzeitige Calciumverabreichung in der Regel erfolgreich.

5. Pankreas

5.1. Insulinom

5.1.1. Definition

B-Inselzelltumoren führen infolge dauernder, ungeregelter Insulinausschüttung (organischer Hyperinsulinismus) zur Hypoglykämie.

5.1.2. Symptomatik

Die hypoglykämischen Anfälle äußern sich in Schweißausbruch, Zittern, Heißhunger, Gefühl der Schwäche sowie Herzklopfen. In der corticalen Phase der cerebralen Funktionsstörung, die lediglich mit einer allgemeinen Verlangsamung und Benommenheit einhergeht, kann es bereits zu psychischen Veränderungen und psychotischen Zuständen kommen. Der Übergang in Bewußtlosigkeit und Coma mit tonischen Krämpfen oder Torsionsspasmen ist fließend. Alle Erscheinungen sind von dem Stadium der Hypoglykämie abhängig, das durch die Schnelligkeit des Blutzuckerabfalls, durch seine Dauer und sein Ausmaß bestimmt wird.

Die Patienten haben oft unbewußt gelernt, daß sie bei häufiger Nahrungszufuhr in kleinen Intervallen ihre Beschwerden mildern können. In der Folge kommt es häufig zur Adipositas, bei deren Behandlung mit Reduktionskost dann wiederum – besonders in den frühen Morgenstunden – hypoglykämische Symptome aufzutreten pflegen.

5.1.3. Diagnose

Entscheidend für die Diagnose ist der Nachweis eines Blutzuckerwertes unter 30 mg%. Grundsätzlich sollte bei unklaren Zuständen und Anfällen mit neurovegetativen Symptomen stets sofort Blut entnommen werden, auch wenn eine unmittelbare Blutzuckerbestimmung nicht durchgeführt werden kann. Grundsätzlich sollte bei jedem unklaren komatösen Zustand an die Möglichkeit der Hypoglykämie gedacht und ggf. eine probatorische Glucosegabe versucht werden.

Die endgültige Diagnose muß bei einem stationären Aufenthalt durch Spezialuntersuchungen erfolgen: Insulinbestimmung mit Funktionstesten, Tumorlokalisation durch selektive Angiographie.

5.1.4. Therapie

Die Methode der Wahl ist die operative Entfernung des Inselzelltumors. Ist dieser inoperabel, wird eine medikamentöse Behandlung mit Diazoxid durchgeführt. Prophylaktisch ist auch eine eiweißreiche Kost mit schwer resorbierbaren Kohlenhydraten zu empfehlen. Am besten sind häufige, kleine Mahlzeiten, um die Insulinproduktion ohne Spitzenwerte relativ niedrig zu halten.

6. Nebennierenrinde

6.1. Nebennierenrindeninsuffizienz

6.1.1. Definition und Ursachen

Der primären Nebennierenrindeninsuffizienz (M. Addison) liegt eine anatomische Läsion der Nebennieren zugrunde. Folge ist eine verminderte Sekretion von Gluco- und Mineralocorticosteroiden (bes. Cortisol und Aldosteron).

Die sekundäre Nebennierenrindeninsuffizienz entsteht dagegen bei Unterfunktion des HVL oder übergeordneter Zentren mit herabgesetzter Inkretion von ACTH und CRF. Folge ist eine verminderte Cortisolsekretion.

Ursache der primären Insuffizienz ist bei der akuten Verlaufsform meist eine hämorrhagische Infarzierung der Nebennieren (z. B. bei Sepsis oder Antikoagulantientherapie). Ursachen der chronischen Verlaufsform sind eine Tuberkulose der Nebennieren, Metastasen von malignen Tumoren (Mamma-, Bronchialcarcinom) in den Nebennieren oder eine Atrophie der Nebennierenrinde, vermutlich im Rahmen eines autoimmunologischen Prozesses.

Ursachen der sekundären Nebennierenrindeninsuffizienz s. S. 152.

Am häufigsten ist eine iatrogene funktionelle Störung der ACTH-Sekretion nach Absetzen einer Therapie mit Cortisolderivaten.

6.1.2. Symptomatik

Allgemein klagen die Patienten über Müdigkeit, Appetitlosigkeit und Gewichtsabnahme. Bereits im Anfangsstadium kann eine auffällige *Hyperpigmentierung* der Haut und Schleimhäute als Leitsymptom einen wesentlichen diagnostischen Hinweis geben. Im fortgeschrittenen Stadium der Erkrankung besteht immer eine schwere, muskuläre Adynamie. Obligat ist dann auch eine ausgeprägte Hypotonie und Orthostase. Dazu kommen gastrointestinale Symptome wie Nausea, Erbrechen, Schmerzen im Abdomen sowie Diarrhoen. Typisch ist auch die Neigung zur Hypoglykämie, die mit den üblichen subjektiven Beschwerden (Hungergefühl, Schweißausbruch, Schwäche bis zur Bewußtlosigkeit) einhergehen kann. Auch psychische Störungen im Sinne eines endokrinen Psychosyndroms mit Apathie oder auch gesteigerter Reizbarkeit werden selten vermißt.

Bei der absoluten Insuffizienz der Nebennierenrinde führt der Mineralocorticoidmangel zur Hyponatriämie und infolge des gleichzeitigen Wasserverlustes zur Hämokonzentration und zum Kreislaufschock. Gleichzeitig ist die renale Kaliumelimination herabgesetzt, so daß es zur Hyperkaliämie kommt.

Die *sekundäre* Nebennierenrindenunterfunktion tritt im Rahmen einer Hypophysenvorderlappeninsuffizienz auf und ist deshalb mit den Symptomen der Hypothyreose und des Hypogonadismus kombiniert. Ein charakteristisches Unterscheidungsmerkmal der sekundären gegenüber der primären NNR-Insuffizienz ist der auffallende *Pigmentmangel* der meist zarten, trockenen und unbehaarten Haut.

Patienten, die über längere Zeit mit Corticoiden (z.B. > 15 mg Prednisolon täglich) behandelt werden, entwickeln infolge der Hemmwirkung auf die ACTH-Sekretion eine partielle, sekundäre Nebennierenrindenunterfunktion. Diese wird nach Absetzen der Therapie meist erst unter Streßbedingungen manifest.

6.1.3. Diagnose

Zur Sicherung der Diagnose einer Nebennierenrindenunterfunktion sind – vorausgesetzt, der Patient ist nicht durch eine drohende Krise akut gefährdet – gezielte Hormonuntersuchungen unerläßlich. Die Bestimmung der Basal- bzw. Ausgangswerte von Cortisol im Blut oder der 17-Hydroxycorticosteroidausscheidung im Urin hat sich in vielen Fällen als unzureichend erwiesen. Die zuverlässigste Methode zur Bestimmung der Funktion der Nebennierenrinde ist der ACTH-Test, mit dem eine frühzeitige Diagnose bei nur teilweise ausgeprägter Symptomatik möglich ist. Als Suchtest hat sich der sog. ACTH-Kurztest bewährt, bei dem nach i.m. Injektion (0,25 mg) des synthetischen β 1–24 Corticotropin (Synacthen) Cortisol im Plasma vor und 60 min nach der Hormongabe bestimmt wird.

6.1.4. Therapie

Bei der primären NNR-Insuffizienz müssen Gluco- und Mineralocorticoide substituiert werden. Zur Dauertherapie dient am besten Cortisol (z.B. Hydrocortison „Hoechst" 15–30 mg/Tag). Um den Elektrolythaushalt auszugleichen empfiehlt sich eine perorale Substitution mit dem 5α-Fluorderivat von Hydrocortison (Fludrocortison), tägl. 0,05–0,2 mg. Dafür kann auch in Abständen von etwa 3 Wochen 50 mg Desoxycorticosteron in Depotform (z.B. Cortiron-Depot) i. m. injiziert werden.

Die Behandlung der sekundären NNR-Insuffizienz ergibt sich aus den Angaben auf S. 153, 154.

Um eine partielle NNR-Insuffizienz mit ACTH-Mangel nach langfristiger Corticoidtherapie zu vermeiden, ist ein langsamer, schrittweiser Abbau der Steroiddosis innerhalb von 2–4 Wochen zweckmäßig.

Bei der Therapie des M. Addison ist der Patient vor allem durch eine Unterdosierung des Glucocorticoids gefährdet. Nebenwirkungen treten aber auch bei Überdosierung des Mineralocorticoids auf, erkennbar an rascher Gewichtszunahme infolge gesteigerter Natrium- und damit Wasserretention. Es kann dann zur Ödembildung, zur Hypertonie und im weiteren Verlauf zur Herzinsuffizienz und sogar zum Lungenödem kommen. Daher sollten bei der Überwachung des Patienten regelmäßig das Körpergewicht und der Blutdruck kontrolliert sowie das Serum-Kalium bestimmt werden, da die Überdosierung von Mineralocorticoiden auch zur Hypokaliämie führt.

Außerdem ist jeder Patient mit Unterfunktion der Nebennieren bereits durch leichte interkurrente Erkrankungen gefährdet, da akut ein Hormonmangel und damit eine Addison-Krise auftreten kann. Um diese lebensbedrohliche Komplikation zu vermeiden, ist bei jedem fieberhaften Infekt, auch bei kleineren operativen Eingriffen (z.B. Zahnextraktion) oder bei stärkeren körperlichen Belastungen besonders im Hochsommer, vorübergehend eine Erhöhung der Glucocorticoiddosis auf das Doppelte bis 5fache der Basalsubstitution notwendig. Über diese Anpassung der Hormonzufuhr muß der Patient immer wieder eingehend aufgeklärt werden.

Die Erfahrung zeigt, daß trotz aller Vorsichtsmaßnahmen kaum ein Patient mit M. Addison von einer Krise verschont bleibt. Dann muß unverzüglich und gezielt gehandelt werden (s. S. 187). Jeder Patient, der mit Corticoiden therapiert oder substituiert wird, sollte einen Steroid-Paß besitzen!

6.2. Primärer Aldosteronismus (Conn-Syndrom)

6.2.1. Definition und Ursachen

Das Conn-Syndrom ist durch eine autonom gesteigerte Aldosteronsekretion eines in der Regel solitären Nebennierenrindenadenoms bedingt. Im Gegensatz dazu erfolgt beim *sekundären* Aldosteronismus eine vermehrte Aldosteronproduktion durch extraadrenale Ursachen z.B. infolge renaler, hepatischer oder kardialer Ödeme.

6.2.2. Symptomatik

Die Beschwerden beim primären Hyperaldosteronismus sind auf die arterielle Hypertonie und die Störungen im Elektrolyt- und Säurebasenhaushalt infolge der Mineralocorticoidwirkung des Hormons zurückzuführen.

▶ Tabelle 95. Befunde und Symptome des primären Hyperaldosteronismus

```
1. Hypokaliämie
   Muskulär:   Muskelschwäche, intermittierende Lähmungen,
               Muskelschmerzen, Müdigkeit, EKG-Veränderungen,
               Obstipation
   Neural:     Parästhesien
   Renal:      Hyposthenurie, Isosthenurie, Proteinurie,
               Polyurie, Nykturie, Polydipsie
2. Hypernatriämie
   Hypertonie (benigne), Kopfschmerzen, Retinopathie, Sehstörungen, Kardio-
   megalie, Ödeme
3. Alkalose
   Parästhesien, Tetanie
```

Leitsymptom der Erkrankung ist die *hypokaliämische Hypertonie.*

6.2.3. Diagnose

Die Diagnose eines Aldosteronismus darf bei einem Patienten mit Hypertonie und Hypokaliämie, der ohne Kaliumsubstitution pro Tag mehr als 50 mval Kalium im Urin ausscheidet, fast mit Sicherheit gestellt werden. Ein weiterer Suchtest beruht auf der Tatsache, daß der Aldosteronantagonist Spironolacton beim primären Aldosteronismus sowohl die arterielle Hypertonie als auch die Elektrolytveränderungen verbessert, während beim sekundären Hyperaldosteronismus im Rahmen von Hochdruckkrankheiten meist nur Serum-Elektrolyte normalisiert werden. Bei diesem Test wird Spironolacton (Aldactone) in einer Dosierung von 200–400 mg/Tag über 3–5 Wochen gegeben.
Während die Untersuchungen der Elektrolyte nur Hinweise auf einen Aldosteronismus geben, sichern die Bestimmungen von Aldosteron und Renin die Diagnose des Conn-Syndroms und lassen gleichzeitig eine Differenzierung zwischen primärem und sekundärem Aldosteronismus zu. Diese speziellen Untersuchungen sind stationär durchzuführen.

6.2.4. Therapie

Die Therapie der Wahl ist die operative Entfernung eines Aldosteronoms. Ist kein sicherer Tumor nachweisbar oder die Operation aus verschiedensten Gründen nicht durchführbar, dann ist auch eine medikamentöse Therapie möglich. Sie erfolgt mit dem Aldosteronantagonisten Spironolacton in einer Dosis von 200–400 mg täglich. Die Therapie senkt innerhalb eines Monats den Blutdruck deutlich. Auf die möglichen Nebenwirkungen bei langfristiger Therapie wie Gynäkomastie, Libidoverminderung und Impotenz bzw. Menstruationsstörungen sind die Patienten aufmerksam zu machen.

6.3. Cushing-Syndrom

6.3.1. Definition und Ursachen

Das Cushing-Syndrom ist durch eine gesteigerte Glucocorticoidproduktion der Nebennierenrinde, vorwiegend von Cortisol, bedingt. Daneben kann auch die Sekretion von Androgenen, Mineralocorticoiden oder (seltener) von Östrogenen vermehrt sein.
Der gesteigerten Hormonsekretion liegt entweder eine beidseitige Nebennierenrindenhyperplasie infolge einer hypothalamisch-hypophysären Störung oder ein Tumor der Nebenniere (Adenom oder Carcinom) zugrunde. Selten kann auch eine ektopische ACTH-Produktion durch maligne Tumoren (z. B. Bronchialcarcinom) zu einem paraneoplastischen Cushing-Syndrom führen.
Iatrogen entwickelt sich häufig ein Cushing-Syndrom bei Patienten, die über längere Zeit hochdosiert mit Cortisolderivaten (oder ACTH) behandelt werden.

6.3.2. Symptomatik

Müdigkeit und Nachlassen der körperlichen Leistungsfähigkeit stehen im Vordergrund der Klagen. Häufig werden auch Schmerzen in der Wirbelsäule angegeben. Im Beginn der Erkrankung ist eine Appetitsteigerung, verbunden mit Gewichtszunahme, charakteristisch; nicht selten sind psychische Störungen.

▶ Tabelle 96. Hauptsymptome des Cushing-Syndroms

- Vollmondgesicht
- Stammfettsucht
- Muskelschwäche
- Hypertonus
- sekundäre Amenorrhoe
- Plethora
- Hirsutismus und Akne
- Striae
- Blutungsneigung
- Osteoporose
- Steroiddiabetes
- Psychische Veränderungen

6.3.3. Diagnose

Das Erscheinungsbild des Cushing-Patienten ist in ausgeprägten, fortgeschrittenen Fällen so charakteristisch wie bei kaum einer anderen Erkrankung. Im Beginn dagegen ist die Diagnose des Cushing-Syndroms oft außerordentlich schwierig, vor allem wenn differentialdiagnostisch eine sich relativ rasch entwickelnde Fettsucht mit Hypertonus und Diabetes mellitus abgegrenzt werden soll.

Entscheidend für die Sicherung der Diagnose des Cushing-Syndroms ist der Nachweis eines erhöhten Cortisolspiegels im Blut und einer vermehrten Ausscheidung von Cortisol und seinen Metaboliten (17-Hydroxycorticosteroide) im Urin. Die Tagesrhythmik der Cortisolsekretion ist aufgehoben, d.h. die Konzentration von Cortisol im Plasma fällt nicht wie bei Gesunden am Abend und in den späten Nachtstunden ab, sondern ist während des ganzen Tages erhöht. Die Ausscheidung der 17-Ketosteroide (Androgene der NNR) ist dagegen beim Cushing-Syndrom in der Regel nur bei Tumoren der Nebennierenrinde stark gesteigert und von diagnostischer Bedeutung. Funktionsteste (ACTH-Test, Dexamethason-Hemmtest) dienen beim Cushing-Syndrom in erster Linie zur Differenzierung zwischen Nebennierenrindenhyperplasie und Tumor. Die Lokalisation eines Nebennierenrindentumors erfolgt am besten radiologisch mittels Angiographie. Alle genannten speziellen Untersuchungen können nicht ambulant, sondern müssen stationär durchgeführt werden.

6.3.4. Therapie

Die Methode der Wahl bei der Behandlung des Cushing-Syndroms ist die
Operation (Entfernung des Tumors oder totale Adrenalektomie bei beidseitiger
Nebennierenrindenhyperplasie). Nur bei nachgewiesenem Hypophysentumor
ist eine Hypophysektomie indiziert. Eine Röntgenbestrahlung der Hypophyse
ist nur noch dann zu empfehlen, wenn ein operativer Eingriff ein zu großes
Risiko darstellen würde.

6.4. Adrenogenitales Syndrom (AGS)

Das adrenogenitale Syndrom wird durch eine Überfunktion der Nebennierenrinde mit vermehrter Sekretion von androgenen Hormonen hervorgerufen. Drei
Hauptformen werden unterschieden:
1. das hereditäre AGS mit kongenitaler Nebennierenrindenhyperplasie
2. das postpuberale AGS bei „erworbener" Nebennierenrindenhyperplasie
3. das AGS bei Tumoren der Nebennierenrinde.

6.4.1. Hereditäres AGS

Der hereditären Form des AGS liegt ursächlich ein Enzymdefekt der Steroid-
biosynthese der Nebennierenrinde mit verminderter Cortisolproduktion zugrunde. Erst die gesteigerte ACTH-Stimulierung der Nebennierenrinde führt
dann zur vermehrten Androgenproduktion.

6.4.1.1. Symptomatik. Die Androgenüberproduktion führt bei Mädchen zu
einer Entwicklungsstörung des äußeren Genitale im Sinne des Pseudoherma-
phroditismus femininus; außerdem erfolgt eine progrediente Virilisierung:
männlicher Behaarungstyp mit Akne, vermehrte Talgdrüsensekretion, Stimmbruch, typisch männliche Entwicklung der Muskulatur. Bei Knaben ist das
Genitale nach der Geburt meist nicht auffällig verändert, erst später kommt es
zur Makrogenitosomie.
Bei allen Patienten mit kongenitalem AGS ist der Wachstumsverlauf besonders
charakteristisch. Die Kinder sind bis etwa zum 10. Lebensjahr größer als ihre
Altersgenossen, nach dem 13. Lebensjahr dagegen kleiner, da sich die Wachs-
tumsfugen unter der Androgenwirkung vorzeitig schließen (Pseudopubertas
praecox).
Bei Mädchen besteht eine primäre Amenorrhoe, bei Knaben eine Azoospermie.

6.4.1.2. Diagnose. Die gesteigerte Androgenproduktion führt zu einer stark
erhöhten Ausscheidung der 17-Ketosteroide im Urin (Abbauprodukte vor
NNR-Androgenen). Weitere Differenzierung der Androgene ist nur in Spezial-
laboratorien möglich.

6.4.1.3. Therapie. Die Kausalbehandlung aller Formen des AGS mit kongenitaler Hyperplasie der Nebennierenrinde besteht in einer Dauerbehandlung mit Cortisol bzw. einem seiner Derivate, um das Glucocorticoid-Defizit zu ersetzen und damit die gesteigerte ACTH-Sekretion als Ursache des Androgenüberschusses zu bremsen. Die Einstellung auf die erforderliche Dosis muß sich nach den Hormonbefunden der 17-Ketosteroide richten. Die Therapie führt, wenn sie frühzeitig begonnen wird, zu normaler Entwicklung und Reifung. Genitale Mißbildungen erfordern eine chirurgisch-plastische Korrektur.

6.4.2. Erworbenes AGS mit NNR-Hyperplasie

Im Gegensatz zum angeborenen AGS manifestiert sich die vermehrte Androgensekretion bei der sog. *erworbenen Form mit Nebennierenrindenhyperplasie* erst zwischen dem 16. und 20. Lebensjahr. Mißbildungen am äußeren Genitale fehlen.

6.4.2.1. Symptomatik. Obligat ist der männliche Behaarungstyp (Hirsutismus) mit Akne; häufig Störungen des Cyclus (Oligo-Hypomenorrhoe).

6.4.2.2. Therapie. Operative Maßnahmen sind beim erworbenen AGS mit Nebennierenhyperplasie *nicht* indiziert. Im Vordergrund steht die Behandlung mit Cortisolderivaten (z. B. Fortecortin), welche die endogene ACTH-Sekretion und damit die gesteigerte adrenale Androgenbildung hemmen.

6.4.3. Nebennierenrindentumoren

Das Ausmaß der Virilisierung bei Frauen mit Nebennierenrindentumoren ist sehr variabel. Bei Männern ist naturgemäß die Symptomatik unauffällig. Maligne Geschwülste, die neben Androgenen auch Östrogene bilden, verursachen häufig eine echte Gynäkomastie, während Tumoren mit gleichzeitig gesteigerter Cortisolproduktion zur Cushingisierung führen.

6.4.3.1. Diagnose. Meist besteht eine erhöhte Ausscheidung verschiedener Nebennierenrindensteroide. Besonders das Androgen DHEA = Dehydroepiandrosteron, ein 17-Ketosteroid ist häufig vermehrt. Im Funktionstest mit Dexamethason läßt sich die vermehrte Androgenproduktion nicht hemmen.

6.4.3.2. Therapie. Methode der Wahl ist die operative Entfernung des Tumors.

6.4.4. Hirsutismus

Eine verstärkte Sexual-, Körper- und Gesichtsbehaarung vom männlichen Typ bei Frauen ohne Virilisierung kann konstitutionell bedingt oder Ausdruck einer leichten Form des erworbenen, andrenogenitalen Syndroms sein. Meist ist dann auch die Ausscheidung von androgenen Hormonen gering erhöht. Cyclusstörungen sind häufig. Eine Therapie mit Cortisolderivaten (oder mit Antiandrogenen) ist nur dann indiziert, wenn eine gesteigerte *adrenale* Androgenbildung nachgewiesen ist.

Immer ist eine ovarielle Androgenproduktion (polycystische Ovarien, Ovarialtumoren) auszuschließen.

Eine kausale Behandlung des „idiopathischen" Hirsutismus bei Frauen ohne nachweisbare hormonelle Störung ist nicht möglich. Die einzige, wenn auch häufig nicht befriedigende Therapie besteht in der Epilation.

7. Nebennierenmark

7.1. Phäochromocytom

7.1.1. Definition

Das Phäochromocytom ist ein meist benigner Tumor, ausgehend vom Nebennierenmark oder von Ganglien des sympathischen Nervensystems (etwa 10%), der vermehrt Adrenalin und/oder Noradrenalin sezerniert.

7.1.2. Symptomatik

Die vermehrt produzierten Katecholamine führen über eine Vasoconstriction zur Hypertonie. Bei überwiegender Adrenalinproduktion steht die *anfallsweise Hypertonie* mit Tachykardie im Vordergrund. Wird dagegen mehr Noradrenalin produziert, besteht eher eine *Dauerhypertonie;* Hypertoniekrisen können dabei zusätzlich vorkommen.

▶ Tabelle 97. Katecholaminwirkungen

```
– Tachykardie (Noradrenalin + Adrenalin)
– Bradykardie (nur Noradrenalin)
– diffuse Schweißausbrüche
– Blutzuckeranstieg
– Hypermetabolismus (überwiegend Adrenalin)
```

Die hypertonen Krisen werden häufig durch Druck auf den Tumor ausgelöst (z.B. beim Bücken, Erhöhung des intraabdominellen Druckes bei der Defäkation) oder auch durch starken Kältereiz. Im anfallsfreien Intervall sind die Symptome häufig uncharakteristisch und können sich lediglich in Kopfschmerzen, Nervosität und allgemeiner Schwäche mit Gewichtsverlust manifestieren.

7.1.3. Diagnose

Nach den klinischen Symptomen läßt sich die Diagnose Phäochromocytom nur vermuten. Allein der Verdacht rechtfertigt eine Klinikeinweisung zur Abklärung, insbesondere bei jugendlichen Hypertonikern.

Die Diagnose wird allein gesichert durch den chemischen Nachweis einer gesteigerten Katecholaminausschüttung (Adrenalin, Noradrenalin). Als Suchtest dient der Nachweis einer vermehrten Ausscheidung der Vanillinmandelsäure, ein Abbauprodukt dieser beiden Hormone im Urin (α-Methyldopa-haltige Medikamente müssen abgesetzt sein!). Spezielle Provokationsteste (z. B. Glucagontest) müssen der Klinik vorbehalten bleiben. Erst nach biochemischer Sicherung der Diagnose kann versucht werden, den Tumor zu lokalisieren (Angiographie); dabei ist eine medikamentöse Vorbehandlung mit Dibenzyline wegen der Gefahr einer Hochdruckkrise während des diagnostischen Eingriffs unumgänglich!

7.1.4. Therapie

Ziel der Behandlung von Patienten mit Katecholamin-produzierenden Tumoren ist immer die totale operative Entfernung des Tumors. Eine medikamentöse Therapie ist indiziert:
1. zur Operationsvorbereitung (sie muß stationär erfolgen)
2. bei Kranken, die wegen ihres schlechten Allgemeinzustandes nicht, oder nicht sofort operiert werden können
3. als Dauertherapie bei Tumoren, die aufgrund ihrer Lokalisation inoperabel sind.

Die Behandlung einer Blutdruckkrise erfolgt am besten mit Phentolamin (Regitin). Es empfiehlt sich zunächst 5 mg Regitin i. m. zu verabreichen, dann bei ungenügender Wirksamkeit nach 5 min dieselbe Dosis i. v. zu injizieren. Im weiteren Verlauf kann es erforderlich sein, bei sorgfältiger Überwachung, die Dosis auf 10 mg i. v. zu erhöhen.

Die Einstellung auf eine medikamentöse Dauerbehandlung mit Dibenzyline (Phenoxybenzamin „Röhm u. Haas") muß immer während eines stationären Aufenthaltes erfolgen, da die erforderliche Dosis erheblich schwankt (zwischen 20 und 200 mg/Tag).

8. Gonaden

8.1. Hypogonadismus

8.1.1. Definition und Einteilung

Zwei Hauptgruppen des männlichen Hypogonadismus werden unterschieden:
1. der primäre Hypogonadismus mit vermehrter Gonadotropinproduktion,
2. der sekundäre Hypogonadismus mit herabgesetzter oder völlig fehlender Produktion von Gonadotropinen.
Bei beiden Formen kann die Spermatogenese (Tubulusfunktion) und gleichzeitig die Testosteronproduktion (Funktion der interstitiellen Zellen) geschädigt sein. Außerdem kommt auch eine isolierte tubuläre bzw. interstitielle Insuffizienz vor.

8.1.2. Symptomatik

Die klassischen Symptome des Eunuchoidismus (angeborene oder erworbene Insuffizienz der Testes) sind besonders ausgeprägt, wenn die Testosteronproduktion bereits von frühester Jugend an fehlt.

▶ Tabelle 98. Klassische Symptome des Eunuchoidismus

- eunuchoide Körperproportion (z. B. Quotient Spannweite: Körpergröße < 1)
- unterentwickelte, hypotone Muskulatur
- weibliche Fettverteilung
- fehlender Stimmbruch
- spärliche oder fehlende Bart-, Körper- und Pubesbehaarung
- unterentwickeltes Genitale (kleiner Penis, kleines Scrotum, unterentwickelte oder fehlende Testes)
- endokrines Psychosyndrom (Passivität, Verstimmungen, Launenhaftigkeit)

8.1.3. Diagnose

Jede eingehende Diagnostik erfordert spezielle *Hormonbestimmungen.* Genauere Aussagen über die inkretorische Funktion der Leydigschen Zwischenzellen sind nur durch eine Bestimmung von *Testosteron* im Plasma oder im Urin möglich. Darüber hinaus ist die Bestimmung des gonadotropen Hormons LH empfehlenswert und ggf. ein HCG-Stimulationstest notwendig.
Das Ergebnis einer *Spermaanalyse* gibt Auskunft über die exkretorische Hodenfunktion (Untersuchung des Ejaculats nach einer Karenz von 5 Tagen).
Bei Patienten mit primärem Hypogonadismus ist auch eine *genetische Untersuchung* erforderlich. Als Suchtest genügt es, die Epithelien der Mundschleimhautzellen auf Chromatinkörperchen zu untersuchen. Bei 2%₀ der männlichen Bevölkerung enthalten die Zellen ein überzähliges X-Chromosom (47, XXY).

Das Kerngeschlecht ist dann entsprechend dem weiblichen Chromosomensatz positiv und es liegt ein Klinefelter-Syndrom vor. *Röntgenaufnahmen* des Skeletts ergänzen den speziellen Status. Bei Jugendlichen ergeben Aufnahmen der Hand Aufschluß über das Knochenalter (offene Epiphysenfugen?). Bei älteren, unbehandelten Hypogonaden ist eine Osteoporose und Osteochondrose vor allem an Brust- und Lendenwirbelsäule obligat.

Spezielle Probleme des *sekundären* Hypogonadismus im Rahmen einer Hypophyseninsuffizienz s. S. 153.

8.1.4. Therapie

Bei jeder weit fortgeschrittenen isolierten Schädigung der Tubuli seminiferi ist eine Hormontherapie fehl am Platz, da die Prognose hinsichtlich der Fertilität infaust ist und ein Testosteronmangel nicht besteht.

Bei jedem *sekundären* Hypogonadismus ist eine Therapie mit gonadotropen Hormonen prinzipiell zu erwägen und besonders beim hypogonadotropen Eunuchoidismus Jugendlicher indiziert. Es ist ratsam, eine so differenzierte Therapie einem Spezialisten zu übertragen.

Bei allen Formen des *primären* Hypogonadismus, die mit einer Leydig-Zell-Insuffizienz einhergehen, sollte man sich zu einer Dauertherapie mit Testosteron entschließen. Die Substitutionsdosis beträgt etwa 250 mg Testoviron-Depot i.m. in Abständen von 3–4 Wochen. Im höheren Alter sollte man auf ein anaboles Hormon ausweichen (z. B. Primobolan-Depot 50 mg in Abständen von 14 Tagen).

Die perorale Androgentherapie ist beim ausgeprägten Hypogonadismus zur Substitutionstherapie weniger geeignet.

Die Nebenwirkungen der Androgene sind gering, wenn man von einer leichten Neigung zur Ödembildung absieht. Streng kontraindiziert ist eine Testosterontherapie beim Prostatacarcinom.

8.2. Kryptorchismus

Retinierte Hoden bleiben in der Regel in der Größenentwicklung zurück, da sie entweder primär hypoplastisch sind oder alsbald sekundär atrophieren. Die Entscheidung hinsichtlich des Behandlungsplanes – hormonell oder chirurgisch – muß so frühzeitig wie möglich erfolgen. Welches Vorgehen indiziert ist, entscheidet der Kinderendokrinologe.

8.3. Hormonproduzierende Hodentumoren

Hormonproduzierende Hodentumoren sind immer maligne. Der geringste Verdacht sollte zur Überweisung an einen Urologen Anlaß geben.

Tabelle 99. Leitsymptome im Prädilektionsalter (18.–40. Lebensjahr)

> – schmerzlose, derbe Schwellung des Hodens
> – Nachlassen von Libido und Potenz
> – echte Gynäkomastie

Chorionepitheliome und Teratome mit Anteilen dieser Tumorart bilden Choriongonadotropin (HCG), das im Urin mit dem Schwangerschaftstest bei ausreichender Konzentration (> 1000 E/ml) nachweisbar ist.

8.4. „Climacterium virile"

Im Vergleich zur Altersinvolution des Ovars erstreckt sich die des Hodens über einen wesentlich längeren Zeitraum. Beim Mann ist deshalb a priori die gleiche ausgeprägte Symptomatik wie bei der Frau im Klimakterium nicht zu erwarten. Tritt sie trotzdem auf, und klagen Männer im entsprechenden Alter über Hitzewallungen, Schlafstörungen, Konzentrations- und Gedächtnisschwäche sowie depressive Verstimmung, müssen strengere Kriterien als das Alter und die subjektiven Beschwerden allein für die Annahme eines männlichen Klimakteriums herangezogen werden. Auch sollte nicht mehr wie früher die Diagnose einer insuffizienten Testosteronsekretion ex juvantibus durch einen Therapieversuch gestellt werden. Zu fordern wäre der Befund einer eindeutig unter die Altersnorm herabgesetzten Testosteronausscheidung im Urin oder Testosteronkonzentration im Plasma. Sicher empfiehlt es sich, bei dem genannten Beschwerdekomplex aber auch eine andere organische Erkrankung oder ein psychisches Leiden auszuschließen.
Die Hormonsubstitution kann – wenn erforderlich – mit Testosteron-Depot-Präparaten (z.B. im Beginn der Behandlung mit Testoviron 2mal wöchentlich 25 mg i.m., im weiteren Verlauf Testoviron-Depot in 4-wöchentlichen Abständen 100 mg i.m.) erfolgen.

9. Endokrine Notfälle

Notfallsituationen in der Endokrinologie sind immer akut lebensbedrohliche Stoffwechselentgleisungen mit ernster Prognose. Da für ausgedehnte diagnostische Maßnahmen mit Hormonbestimmungen keine Zeit bleibt, muß die Diagnose klinisch gestellt werden. Eine bereits bekannte endokrine Erkrankung erleichtert es, die Ursache eines Komas zu erkennen. Die notwendigen raschen und gezielten Sofortmaßnahmen sind aber auch dann möglich, wenn Fremdanamnese sowie charakteristische äußere Veränderungen und Befunde am Patienten die Verdachtsdiagnose eines endokrinen Komas nahelegen.

Eine sofortige Klinikeinweisung ist immer notwendig. Bis dahin und während eines verschieden langen Krankentransports sind erste therapeutische Maßnahmen zu treffen, die u. U. das Leben des Patienten retten können.

Vor der Gabe von Medikamenten sollten 20 ml Blut (+ Heparin) zur späteren klinisch-chemischen Analyse (z. B. Hormone) abgenommen werden.

9.1. Hypophysäres Koma

Fremdanamnese
- Frühere Operationen oder Bestrahlung im Hypophysenbereich
- Sekundäre Amenorrhoe nach Geburt mit schwerem Blutverlust (Sheehan-Syndrom)
- Kopfschmerzen, Sehstörungen
- Anämie.

Auslösende Ursachen: Häufig banale Infekte, Erbrechen und Diarrhoen, strikter Kochsalzentzug, Traumen, Operationen, kalte Jahreszeit (sekundäre Hypothyreose!).

Aspekt
- schläfrig-stuporöser Zustand bis komatös
- fahlblasse, kühle und trockene Haut
- *mangelnde sekundäre Körperbehaarung* (Achsel- und Pubeshaare).

Tabelle 100. Symptome des hypophysären Comas

TSH	Mangel an:	ACTH
Bradykardie Hypothermie Reflexverlangsamung (spez. ASR)		Hypoglykämie Hypotonie

Therapie in der Praxis

1. Horizontale Lagerung in warmen Decken (keine Aufwärmung); Atemwege freihalten.

2. 50 mg wasserlösliches Prednisolon i. v. (z. B. Solu-Decortin-H).

3. Flüssigkeitszufuhr für den Transport mit 1000 ml physiologischer Kochsalzlösung + 50 g Glucose (z. B. 250 ml Glucose 20%ig). Bei Schocksyndrom 500 ml Macrodex.

4. Schilddrüsenhormonsubstitution (z.B. Trijodthyronin i.v.) ist bis zur Klinikaufnahme *nicht* erforderlich.

9.2. Thyreotoxische Krise

Vorbestehende Hyperthyreose ist obligat.

Fremdanamnese
- rasche Gewichtsabnahme
- Schweißneigung
- motorische Unruhe, Nervosität
- Schlaflosigkeit
- Durchfälle
- „Herzjagen".

Auslösende Ursachen: Akute Infektionen (besonders der oberen Luftwege,
Pneumonien); Operationen; jodhaltige Medikamente (z.B. Mexaform S).

Aspekt
- extreme Unruhe mit starker Erregbarkeit, Schlaflosigkeit
- feuchtwarme Haut bei peripherer Vasodilatation
- meist Struma
- evtl. Exophthalmus
- Muskelschwäche (Mimik).

Symptome
- *Tachykardie* (bis 200/min), häufig tachykardes Vorhofflimmern
- anfänglich Hypertonie mit großer Blutdruckamplitude (60 mmHg)
- *Hyperthermie*
- Diarrhoe
- Myopathie (mimische Starre, Dysarthrie, Schluckstörung)
- endokrines Psychosyndrom.

Therapie in der Praxis
1. Sedierung (z.B. mit 25–50 mg Atosil i.m.)
2. Flüssigkeitszufuhr mit 500 ml physiologischer Kochsalzlösung + 5%ige
Glucose
3. Symptomatische Beeinflussung der Tachykardie mit Reserpin (z.B. 1 mg
Serpasil i.m.); Vorsicht mit β-Rezeptorenblockern wegen der Gefahr der akuten Herzinsuffizienz (negativ inotrope Wirkung) und des schweren Bronchospasmus. Glykoside nur bei manifester Herzinsuffizienz
4. Thyreostatica und Jodtherapie erst stationär erforderlich.

9.3. Myxödem Coma

Fremdanamnese
- Strumektomie
- Absetzen einer Substitutionstherapie mit Schilddrüsenhormonen.

Auslösende Ursachen: Jahreszeit mit niedriger Außentemperatur, Infekte, Traumen.

Aspekt
- Apathie und ausgeprägte Schläfrigkeit
- blasse, pastöse, kühle und trockene Haut
- struppiges, trockenes Kopfhaar
- Makroglossie.

Symptome
- Hypothermie (Körpertemperatur bis 30 °C)
  Leitsymptom des Myxödem-Komas!
- Bradykardie (Frequenz ~ 50/min)
- Bradypnoe (Atemfrequenz ~ 4/min)
- Hypotonie.

Therapie in der Praxis
Medikamentöse Sofortmaßnahmen sind in der Praxis nicht möglich. Folgende Fehler sollten vermieden werden:
1. Verabreichung von Barbituraten
2. Zeitverluste bei der Klinikeinweisung
3. unzureichende Hormonsubstitution mit ungeeigneter Applikation.

9.4. Hypercalcämie-Syndrom

Fremdanamnese
- zunehmende psychische Veränderung bis zur Verwirrtheit (endokrines Psychosyndrom)
- Übelkeit, Erbrechen
- starker Durst
- bekannter malignomer Tumor mit oder ohne Knochenmetastasen (besonders Mamma- und Bronchialcarcinom), Plasmocytom, Leukose
- primärer Hyperparathyreoidismus
- vorangegangene Vitamin D- oder A. T. 10-Therapie; Hormontherapie bei Mamma- oder Prostatacarcinom.

Aspekt
– uncharakteristisch!

Symptome
– Psychose
– Exsikkose
– Polyurie bis zur Oligurie-Anurie
– paralytischer Ileus
– Bradykardie, Arrhythmie
– Hypo-Areflexie.

Therapie in der Praxis
Steigerung der Urincalciumausscheidung durch:
1. Ingangbringen der Diurese mit physiologischer Kochsalzlösung
2. Verabreichung von Furosemid i.v. (Lasix – bis zu 80 mg in 2-stündlichen Abständen).

9.5. Akute Nebennierenrindeninsuffizienz (Addison-Krise)

Fremdanamnese
– bekannter Morbus Addison oder Hypophysenvorderlappeninsuffizienz
– langdauernde, hochdosierte Behandlung mit Glucocorticoiden, die abgesetzt
  wurde.

Auslösende Ursachen: Infektionen, Operationen, Erbrechen und Durchfälle, starkes Schwitzen bei hoher Außentemperatur, Salzrestriktion, medikamentös forcierte Diurese; Blutung in die Nebenniere infolge Sepsis oder hämorrhagischer Diathese (Antikoagulantientherapie!).

Aspekt
bei *chronischer* NNR-Insuffizienz
– Hyperpigmentation (Handinnenlinien, Areolen der Mamillen, Druckstellen,
  ältere Narben, Mundschleimhaut)
bei *akuter* NNR-Insuffizienz
– keine Hyperpigmentation
– Exsikkose
– ggf. Hautblutungen.

Symptome
– *Adynamie,* Somnolenz
– Hypotonie (Kreislaufkollaps)
  Oberbauchschmerzen mit Übelkeit und Erbrechen sowie Durchfälle; „Pseudo-Peritonitis" (Cave: chirurgischer Eingriff!)

– Exsikkose
– Oligurie
Laborbefunde: Hypoglykämie, Hyponatriämie, Hyperkaliämie.

Therapie in der Praxis

1. 50 mg wasserlösliches Prednisolon i. v. (z. B. Solu-Decortin-H).
2. 0,5 mg Aldocorten i. v.
3. Flüssigkeitszufuhr für den Transport mit 500 ml physiologische NaCl-Lösung
   + 50 g Glucose (z. B. 250 ml 20%ige Glucose)

Kontraindiziert sind: ACTH-Präparate, Morphin oder Barbiturate.

9.6. Hypoglykämischer Schock

Bei Diabetikern:
– Überdosierung von Insulin oder oralen Antidiabetica
– verminderte Nahrungszufuhr, Erbrechen, Durchfälle, übermäßige körperliche Anstrengung, Alkoholabusus.

Bei Nichtdiabetikern:
– Insulinom
– primäre und sekundäre NNR-Insuffizienz
– schwere Nieren- und/oder Leberinsuffizienz
– Tumorhypoglykämie.

Fremdanamnese
– bekannter Diabetiker oder Nichtdiabetiker
– Tumorerkrankung
– Heißhunger, Besserung der Beschwerden nach Nahrungsaufnahme
– Schweißneigung
– epileptiforme Anfälle, Alkoholrausch-ähnliche Zustände
– abnorme Reizbarkeit, Agitiertheit.

Aspekt
– Schweißnasse, kalte, blasse Haut
– Zittern
– keine Exsikkose
– normale Atemfrequenz.

Symptome
– Gedankenabbruch, Konzentrationsschwäche
– Schwitzen, Hitzewallungen
– Müdigkeit und Schwäche
– Puls- und Blutdruckanstieg

– cerebrale Störungen: psychische Veränderungen und motorische Reizerscheinungen (schnalzen und schmecken!)
– tonische Krämpfe und Spasmen.

Therapie in der Praxis
Ernste Prognose bei länger als 30 min bestehender Hypoglykämie!
1. Glucose i. v., 20–30 g (= 50–75 ml Glucose 40%ig), anschließend Glucose-Infusion 500 ml 10%ig.
2. Sobald Bewußtsein klarer, orale Glucosezufuhr, da Rezidivgefahr.
3. Bei Hypoglykämie infolge primärer oder sekundärer NNR-Insuffizienz neben Glucose- auch Natriumchloridzufuhr sowie Hormonsubstitution mit Corticoiden.

Weiterführende Literatur

Jores, A., Nowakowski, H.: Praktische Endokrinologie. Stuttgart: Thieme 1960.
Labhart, A.: Klinik der inneren Sekretion. Berlin-Heidelberg-New York: Springer 1971
Oberdisse, K., Klein, E.: Die Krankheiten der Schilddrüse. Stuttgart: Thieme 1967

Erläuterungen zu den Nährwert-Tabellen

Die Zusammenstellung der folgenden Nährwerttabellen gibt die in der derzeitigen Diätetik wichtigsten Daten, neben dem Energiegehalt der Nahrung nicht nur deren Gehalt an Eiweiß, Kohlenhydraten und Fett, sondern auch den Gehalt an Purinen und Cholesterin. Diese Auswahl geht davon aus, daß durch eine gemischte Kost der Bedarf an Vitaminen, Mineralstoffen und Spurenelementen gedeckt wird, entsprechende Angaben also in der Praxis nicht gebraucht werden, während Purin- und Cholesteringehalte für die Diätberatung bei Hyperuricämie und Hyperlipidämien benötigt werden. Für die Hyperlipidämien ist außerdem die Zusammensetzung der Fette aufgeführt; die Zahlen (in Prozenten) beziehen sich auf die im Fett enthaltenen Gesamtfettsäuren. Der Anteil der einfach ungesättigten Fettsäuren ist gleich der Differenz aus Hundert und der Summe der gesättigten und mehrfach ungesättigten Fettsäuren.

Zahlen in Nährwerttabellen sind immer Näherungswerte. Abweichungen sind die Regel und können bei Lebensmitteln mit wechselndem Gehalt an Wasser (z. B. Obst oder Gemüse) oder Fett (z. B. Fleisch oder Wurst) erheblich sein. Auf die Dauer mitteln sich die Abweichungen aber hinaus. Wo dies nicht der Fall ist, liegen Rechenfehler, Irrtümer oder Täuschungsversuche vor. Dies gilt vor allem für die Energieaufnahme. (Bei ihr sollte die Bedarfsdeckung ohnedies mit der Personenwaage kontrolliert werden.)

Die angegebenen Werte beziehen sich auf den nutzbaren Teil der Lebensmittel, der Abfallanteil eingekaufter Ware ist bereits abgezogen (mit Ausnahme der Fische, wo die Unterschiede so groß sind, daß Brutto- und Nettowerte angegeben sind). Kochverluste (wie bei Vitaminen) treten bei den aufgeführten Nährstoffen nicht in nennenswertem Maße auf, dagegen ist die Purinresorption nicht immer vollständig.

Die Zahlen wurden den folgenden Tabellenwerken entnommen; gelegentlich geringe Differenzen wurden ausgeglichen. Die Werte für die aus den Purinen maximal entstehender Harnsäure wurden von uns berechnet.

Schall, H. sen. und Schall, H. jun.: Nahrungsmitteltabelle. Johann Ambrosius Barth, Leipzig 1967

Watt, B. K. and Merrill, A. L.: Composition of Foods. Agriculture Handbook Nr. 8, United States Department of Agriculture, Washington, D. C. 1963

Mc Cance, R. A. and Widdowson, E. M.: The Composition of Foods. Her Majesty's Stationery Office, London 1960

Nährwertbroschüre der Union Deutsche Lebensmittelwerke GMBH, Hamburg 1973

Deutsche Gesellschaft für Ernährung E. V.: Kleine Nährwerttabelle. Umschau-Verlag, Frankfurt a. M. 1973

Zöllner, N.: Diät bei Gicht und Harnsäuresteinleiden. Thienemanns-Verlag, Stuttgart 1975

Fleisch

| Lebensmittel 100 g eßbarer Anteil | Energie | | Eiweiß | Kohlen-hydrate | Fett | Fettsäuren | | Chol. | Purin-N | Harnsäure |
| | Calorien | Joule | | | | gesättigt | mehrfach-unge-sättigt | | | |
	kcal	kJ	g	g	g	%	%	mg	mg	mg
Rindfleisch, gekocht	218	912	21	+	13	51	3	70	50	120
Rindsfilet	126	527	19	+	4	51	3	70	50	120
Roastbeef, Rose	254	1063	16	+	19	51	3	70	50	120
Tartar	128	536	21	+	4	51	3	70	50	120
Schweinefleisch, gekocht	202	845	25	+	10	46	10	70	54	130
Schweinsfilet	176	736	19	+	10	46	10	70	54	130
Schweinskotelett	358	1498	15	+	31	46	10	70	49	118
Schweineschnitzel	168	703	21	+	8	46	10	70	49	118
Kalbsfilet	105	439	21	+	1	48	12	90	52	125
Kalbshaxe	107	448	21	+	2	48	12	90	52	125
Kalbsschnitzel	108	452	21	+	2	48	12	90	52	125
Kalbskotelett	125	523	21	+	4	48	12	90	52	125
Hammellende	207	866	19	+	13	59	3	65	62	150
Hammelkotelett	370	1548	15	+	32	59	3	65	62	150
Hackfleisch, gemischt	316	1322	19	+	25	46	10	70	53	127

Zeichenerklärung: + = Spur; ● = nicht bestimmt.

| Lebensmittel 100 g eßbarer Anteil | Energie | | Eiweiß | Kohlen-hydrate | Fett | Fettsäuren | | Chol. | Purin-N | Harnsäure |
| | Calorien | Joule | | | | gesättigt | mehrfach unge-sättigt | | | |
	kcal	kJ	g	g	g	%	%	mg	mg	mg
Hase	124	519	22	+	3	66	3	110	46	110
Hirsch	123	515	21	+	3	66	3	110	●	●
Reh	106	444	21	+	1	66	3	110	46	110
Gans	364	1523	16	+	31	31	22	75	42	100
Ente	243	1017	18	+	17	31	22	75	33	80
Truthahn	230	962	20	+	15	34	22	75	71	170
Huhn, gekocht	144	602	25	+	4	34	22	75	45,8	110
Brathuhn	144	602	21	+	6	34	22	75	45,8	110
Huhn, Brust	109	456	23	+	1	34	22	75	73	175
Huhn, Keule	120	502	21	+	3	34	22	75	45,8	110
Hühnerleber	144	602	22	3	5	34	19	185	93	279
Leber (andere Schlachttiere)	144	602	22	3	5	44	15	250	100	240
Herz (Rind, Kalb)	128	536	15	1	6	49	2	140	174	418
Niere	132	552	17	+	3	34	5	350	100	240
Hirn (Rind, Kalb)	128	536	10	1	9	34	4	3150	42	100
Bries	108	452	17	+	3	34	5	300	454	1090

Zeichenerklärung: + = Spur; ● = nicht bestimmt.

Wurstwaren, Speck, Schinken

| Lebensmittel 100 g | Energie | | Eiweiß | Kohlen-hydrate | Fett | Fettsäuren | | Chol. | Purin-N | Harnsäure |
| | Calorien | Joule | | | | gesättigt | mehrfach unge-sättigt | | | |
	kcal	kJ	g	g	g	%	%	mg	mg	mg
Bierschinken	250	1046	16	+	19	46	10	85	0–38	0–114
Blutwurst	425	1778	13	+	39	46	10	85	0–38	0–114
Cervelatwurst	484	2025	17	+	43	46	10	85	0–38	0–114
Fleischwurst	315	1318	13	+	27	46	10	85	0–38	0–114
Jagdwurst	346	1448	16	+	29	46	10	85	0–38	0–114
Leberkäse	270	1130	13	+	23	46	10	85	0–38	0–114
Leberpastete	334	1397	14	+	29	46	10	85	0–38	0–114
Leberwurst	450	1883	12	1	41	46	10	85	0–38	0–114
Mortadella	367	1536	12	+	33	46	10	85	0–38	0–114
Bratwurst (Kalb)	343	1435	10	+	31	48	2	100	0–38	0–114
Frankfurter Würstchen	256	1071	13	+	21	33	11	100	0–38	0–114
Weißwurst	255	1067	11	+	22	46	10	100	0–38	0–114
Speck	855	3577	2	0	89	46	10	100	31	75
Schinken, gekocht	282	1180	20	+	21	46	10	62	47	118
Schinken, roh	395	1653	18	+	33	46	10	80	29	70

Zeichenerklärung: + = Spur; ● = nicht bestimmt.

Fisch und Fleischprodukte

Lebensmittel 100 g netto = eßbarer Anteile		Energie		Eiweiß	Kohlenhydrate	Fett	Fettsäuren		Chol.	Purin-N	Harnsäure
		Calorien	Joule				gesättigt	mehrfach ungesättigt			
		kcal	kJ	g	g	g	%	%	mg	mg	mg
Forelle	brutto	52	218	10	+	1			25		
	netto	104	435	19		2	29	40	50	71	170
Scholle	brutto	47	197	10	+	1					
	netto	83	347	17		1	28	34		42	100
Seelachs	brutto	57	239	12	+	1			21		
	netto	88	368	18		1	43	41	33	70	168
Hering	brutto	161	674	11	+	12			38		
	netto	255	1067	17		19	38	23	60	87	210
Rotbarsch	brutto	61	255	10	+	2			20		
	netto	112	469	19		3	31	28	38		
Kabeljau	brutto	44	184	10	+	+			18		
	netto	78	326	17			43	41	30	50	120
Schellfisch	brutto	46	193	10	+	+			18		
	netto	80	335	18			36	44	31	46	110
Heilbutt	brutto	98	410	14	+	4			22		
	netto	131	548	19		5	23	54	29	49	120
Karpfen		83	347	10	+	4	●	●	●	62	150
Aal, geräuchert		337	1410	19	+	26	●	●	70	33	80

Zeichenerklärung: + = Spur; ● = nicht bestimmt.

Bückling	232	971	22	+	14	38	23	70	46	110
Hering in Tomatensauce	217	907	15	2	15	38	23	42	•	•
Hering in Gelee	176	736	13	+	13	38	23	36	•	•
Ölsardinen	240	1005	24	1	14	35	30	70	146	350
Krabben (Dose)	84	352	18	+	1	•	•	150	72	173

Zeichenerklärung: + = Spur; • = nicht bestimmt.

Milch und Milchprodukte

Lebensmittel 100 g	Energie Calorien	Joule	Eiweiß	Kohlen-hydrate	Fett	Fettsäuren gesättigt	mehrfach unge-sättigt	Chol.	Purin-N Harn-säure
	kcal	kJ	g	g	g	%	%	mg	mg
Trinkmilch	66	276	3	5	3,5	61	3	12	0
Magermilch	35	147	4	5	+	+	+	+	0
Buttermilch	35	147	4	4	0,5	+	+	+	0
Schlagsahne, 30%	300	1255	2	3	30	61	3	102	0
Saure Sahne	121	506	3	4	10	61	3	34	0
Kondensmilch 10%	183	766	9	13	10	61	3	34	0
Joghurt aus Trinkmilch	74	310	5	6	3	61	3	10	0
Fruchtjoghurt	94	393	3	14	3	61	3	10	+
Magermilchjoghurt	43	180	5	6	+	+	+	+	0
Magermilchfruchtjoghurt	67	280	3	14	+	+	+	+	+
Speisequark 40%	158	661	12	3	11	61	3	37	0
Speisequark 20%	110	460	14	3	4	61	3	14	0
Magerquark	72	301	15	4	+	+	+	+	0

Zeichenerklärung: + = Spur; ● = nicht bestimmt.

Lebensmittel 100 g	Calorien kcal	Joule kJ	Eiweiß g	Kohlen-hydrate g	Fett g	gesättigt %	mehrfach unge- %	Chol. mg	Purin-N Harnsäure mg
60% Fett i. Tr. Doppelrahm-Frischkäse	354	1481	15	2	31	61	3	105	0
50% Fett i. Tr. Butterkäse	361	1510	21	1	29	61	3	99	0
Edelpilzkäse	413	1728	23	2	33	61	3	112	0
Brie	368	1540	23	3	28	61	3	95	0
Camembert 50%	328	1372	18	2	26	61	3	88	0
45% Fett i. Tr. Emmentaler	417	1745	27	3	31	61	3	105	0
Gouda	401	1678	26	5	29	61	3	99	0
Tilsiter	374	1565	26	1	28	61	3	95	0
40% Fett i. Tr. Edamer	340	1423	26	4	24	61	3	82	0
Limburger	289	1209	22	2	20	61	3	68	0
30% Fett i. Tr. Edamer	280	1172	26	4	16	61	3	54	0
20% Fett i. Tr. Romadur	195	816	24	1	9	61	3	31	0
unter 10% Fett i. Tr. Harzer	140	586	29	+	2	61	3	7	0
Schmelzkäse 45%	305	1277	14	6	24	61	3	82	0
Schmelzkäse 20%	209	875	25	1	11	61	3	31	0

Zeichenerklärung: + = Spur; ● = nicht bestimmt.

Fette, Speiseöle, Ei

| Lebensmittel 100 g | Energie | | Eiweiß | Kohlen-hydrate | Fett | Fettsäuren | | Chol. | Purin-N Harnsäure |
| | Calorien | Joule | | | | gesättigt | mehrfach unge-sättigt | | |
	kcal	kJ	g	g	g	%	%	mg	mg
Butter	755	3159	1	1	82	60	4	280	0
Butterschmalz	930	3891	+	+	100	60	4	340	0
Schweineschmalz	930	3891	+	0	100	46	10	100	0
Gänseschmalz	930	3891	+	0	100	31	22	75	0
Margarine, Flora soft	750	3138	1	+	80	25	31	0	0
Margarine, SB	750	3138	1	+	80	18	31	0	0
Margarine, becel	750	3138	1	+	80	25	55	0	0
Kokosfett	925	3870	+	0	100	92	2	0	0
Olivenöl	930	3891	0	0	100	20	7	0	0
Erdnußöl	930	3891	0	0	100	19	31	0	0
Maiskeimöl	930	3891	0	0	100	14	60	0	0
becel-Öl	930	3891	0	0	100	11	70	0	0
Mayonnaise 80%	758	3171	2	2	80	14	61	142	0
1 Ei, ca 60 g	88	368	7	+	6	35	20	280	0,5 (1)

Zeichenerklärung: + = Spur; ● = nicht bestimmt.

Brot, Backwaren

Lebensmittel 100 g	Energie		Eiweiß	Kohlen-hydrate	Fett	Fettsäuren		Chol.	Purin-N	Harn-säure
	Calorien	Joule				gesättigt	mehrfach unge-sättigt			
	kcal	kJ	g	g	g	%	%	mg	mg	mg
Weizenmehl	370	1549	12	71	2	+	+	0	13	21
Brötchen	280	1172	7	58	1	+	+	0	8	19
Graubrot	250	1046	6	51	1	+	+	0	15	36
Vollkornbrot	240	1004	7	46	1	+	+	0	17	40
Weißbrot	260	1088	8	50	1	+	+	0	8	19
Knäckebrot	380	1591	10	77	1	+	+	0	25	60
Pumpernickel	247	1033	7	49	1	+	+	0	●	●
Zwieback	396	1657	11	71	1	+	+	●	12	29
Butterkeks	463	1937	15	70	11	61	3	37	6	14
Salzstangen	364	1523	10	75	1	+	+	+	●	●
Lebkuchen	407	1703	9	80	4	●	●	●	●	●
Spekulatius	495	2071	9	73	12	●	●	●	●	●
Stollen	404	1690	8	47	19	●	●	●	●	●
Blätterteig, Tiefkühlkost	410	1715	4	30	28	49	22	●	●	●
Hefeteig, Tiefkühlkost	288	1205	7	47	6	49	22	●	●	●

Zeichenerklärung: + = Spur; ● = nicht bestimmt.

Kartoffeln, Gemüse, Pilze

| Lebensmittel 100 mg | Energie | | Eiweiß | Kohlen-hydrate | Fett | Fettsäuren | | Chol. | Purin-N | Harnsäure |
| | Calorien | Joule | | | | gesättigt | mehrfach unge-sättigt | | | |
	kcal	kJ	g	g	g	%	%	mg	mg	mg
Kartoffeln	85	356	2	19	+				2.1	5
Tomaten	19	80	1	3	+				4,2	10
Zwiebel	45	188	1	10	+				1	2,4
Porree	38	159	2	6	+				12	28
Spinat	23	96	2	2	+				29	70
Rosenkohl	52	218	4	7	1				5,5	15
Schwarzwurzeln	74	310	1	16	+				1,9	5
Sellerie	38	159	2	7	+				10,3	30
Spargel	20	84	2	3	+				14	34
Rote Beete	37	155	2	8	+				5,3	15
Radieschen, Rettich	19	80	1	4	+				5,6	15
Sauerkraut	26	109	2	4	+				5	15
Champignons	24	101	3	3	+				8	20
Steinpilze	34	142	3	5	+				21	50
Pfifferlinge	23	96	2	3	1				11	25

Gemüse, Hülsenfrüchte, Salate

Lebensmittel 100 g	Energie		Eiweiß	Kohlen-hydrate	Fett	Fettsäuren		Chol.	Purin-N	Harn-säure
	Calorien	Joule				gesättigt	mehrfach unge-sättigt			
	kcal	kJ	g	g	g	%	%	mg	mg	mg
Blumenkohl	28	117	2	12	+				10,2	25
Kohlrabi	14	59	2	2	+				4,7	11,2
Karotten	35	146	1	7	+				10,4	25
Chicoree	16	67	1	2	+				●	●
Broccoli	33	138	3	4	+				●	●
Gurken	10	42	1	1	+				3,3	7,9
Paprikaschoten	28	117	1	5	+				+	●
Artischocken	60	251	2	12	+				●	●
Kopfsalat, Feldsalat	14	59	1	2	+				4,1/19	10/45
Erbsen, grün	93	389	7	14	1				34	80
Erbsen, gelb, trocken	370	1550	23	61	1				19	45
Bohnen, grün	33	138	2	5	+				20,8	50
Bohnen, weiß	352	1473	21	58	2				18,3	44
Linsen	354	1481	24	56	1				77	185
Endivien	17	71	2	2	+				8	20

Zeichenerklärung: + = Spur; ● = nicht bestimmt.

Obst (1)

Lebensmittel 100 g	Energie Calorien	Joule	Eiweiß	Kohlen-hydrate	Fett	Fettsäuren gesättigt	mehrfach unge-sättigt	Chol.	Purin-N	Harnsäure
	kcal	kJ	g	g	g	%	%	mg	mg	mg
Äpfel	52	218	+	12	+				0,9	2
Birnen	59	247	1	13	+				(0,9)	2
Orangen, geschält	54	226	1	9	+				1,4	3,3
Aprikosen m. Stein	50	209	1	12	+				0	
Aprikosen (in Dosen)	93	389	1	23	+				●	
Aprikosen, getrocknet	300	1255	5	68	+				5,8	14
Erdbeeren, Himbeeren	39	163	1	8	+				5,1	12
Erdbeeren, gezuckert tiefgekühlt	109	456	1	26	+				5,1	12
Johannisbeeren, rot	37	155	1	8	+					
Johannisbeeren, schwarz	46	192	1	10	+				●	●
Bananen ohne Schale	90	377	1	21	+				+	+
Heidelbeeren	60	251	1	13	1				1,9	4,6
Ananas	57	239	1	13	+				0	0
Datteln, getrocknet	305	1276	2	73	1				5	12
Avocado	240	1004	2	3	24	27	14		0	0

Zeichenerklärung: + = Spur; ● = nicht bestimmt.

Obst (2)

Lebensmittel 100 g	Energie		Eiweiß	Kohlen-hydrate	Fett	Fettsäuren		Chol.	Purin-N	Harn-säure
	Calorien	Joule				gesättigt	mehrfach unge-sättigt			
	kcal	kJ	g	g	g	%	%	mg	mg	mg
Kirschen m. Stein	57	239	1	13	+	+	+		0	
Mandarinen, geschält	36	151	1	8	+				0	
Mandarinen (Dose)	87	364	1	21	+				.	
Melone	24	100	1	5	+				0	
Pampelmuse	32	134	1	10	+				0	
Pfirsich	46	192	1	11	+				0	
Pfirsich (Dose)	79	331	1	19	+				0	
Pflaumen m. Stein	50	209	1	13	+				0	
Preiselbeeren (Dose)	195	816	1	48	1	+	+		1,4	3,3
Rhabarber	20	84	1	4	+				4,2	10
Stachelbeeren	44	184	1	9	+				0	
Weintrauben	74	310	1	17	1	+	+		0	
Rosinen	270	1130	2	64	1	+	+		0	

| Lebensmittel 100 g eßbarer Anteil | Energie | | Eiweiß | Kohlen-hydrate | Fett | Fettsäuren | | Chol. | Purin-N | Harn-säure |
| | Calorien | Joule | | | | gesättigt | mehrfach unge-sättigt | | | |
	kcal	kJ	g	g	g	%	%	mg	mg	mg
Zucker	394	1648	0	100	0	0	0	0	0	0
Honig	305	1276	0	81	0	0	0	0	3,2	8
Marmelade	257	1075	1	64	+	+	+	0	0	
Schokolade	563	2356	9	55	33	●	●	●	270	0
Marzipan	457	1912	8	64	18	●	●	●	4,5	11
Fruchtbonbons	400	1673	+	97	+	+	+	0	0	●
Sahnebonbons	440	1891	3	78	13	●	●	●	●	●
Sahnespeiseeis	205	857	4	20	12	61	3	41	●	●
Fruchtspeiseeis	138	577	2	29	2	61	3	7	●	●
Erdnüsse, geschält	631	2640	27	19	47	16	32	0	42	100
Haselnüsse, geschält	690	2887	14	13	62	16	32	0	12,5	30
Mandeln, geschält	651	2724	18	17	54	9	21	0	12,5	30
Walnüsse, ohne Schale	705	2950	15	14	63	6	31	0	11	25
Paranüsse, ohne Schale	714	2987	14	7	67	19	56	0	●	●

Zeichenerklärung: + = Spur; ● = nicht bestimmt.

Nährmittel

Lebensmittel 100 g	Energie		Eiweiß	Kohlen-hydrate	Fett	Fettsäuren		Chol.	Purin-N	Harn-säure
	Calorien	Joule				gesättigt	mehrfach unge-sättigt			
	kcal	kJ	g	g	g	%	%	mg	mg	mg
Reis, poliert	368	1540	7	79	1	+	+	0	0	0
Eierteigwaren	390	1633	13	72	3	35	20	140	16	38
Weizengrieß	370	1549	10	75	1	+	+	0	23	55
Haferflocken	402	1682	14	66	7	14	60	0	30	72
Cornflakes	388	1624	8	83	1	●	●	0	4	10
Kartoffelstärkemehl	361	1511	1	83	+	+	+	0	0	0
Knödelpulver Rohe-Klöße-Pulver	355	1485	6	77	+	+	+	+	●	●
Pürreepulver, Kartoffel-flocken, Kartoffelpuffer	360	1506	6	79	+	+	+	+	5.8	14
Paniermehl	352	1473	13	72	1	●	●	●	●	●
Kakaopulver	472	1976	20	38	25	●	●	●	410	0
Puddingpulver	366	1532	5	80	2	●	●	●	0	0

Zeichenerklärung: + = Spur; ● = nicht bestimmt.

Lebensmittel 100 g	Energie		Eiweiß	Kohlen-hydrate	Fett	Fettsäuren			Chol.	Purin-N	Harn-säure
	Calorien	Joule				gesättigt	mehrfach unge-sättigt				
	kcal	kJ	g	g	g	%	%		mg	mg	mg
						Alkohol	Extrakt				
Bier, Vollbier	48	201	1	4	0	3,6	4,8		0	6,4	16
Malz-Nährbier	56	234	1	9	0	1,3	10,9		0	6,4	16
Weißwein, leicht	70	293	+	+	0	8,4	2,6		0	+	
Rotwein, leicht	66	276	+	+	0	7,8	2,4		0	+	
Sekt	84	351	0	3	0	8,9	5,1		0	+	
Klare Schnäpse, 32 Vol%	185	774	.	.	0	26,4			0	+	
Whisky	240	1046	.	.	0	35,2	0,1		0	0	
Cola-Getränke Limonaden, Apfelsaft	44	184	0	11	0	0	0		0	0	
Traubensaft	74	390	+	18	0	0	0		0	0	
Himbeersirup	271	1134	+	69	0	0	0		0	0	
Tomatensaft	22	92	1	4	+	+	+		0	0	
Kaffee, Tee	0	0	0	0	0	0	0		0	+	0

Zeichenerklärung: + = Spur; ● = nicht bestimmt.

I. Tagesbeispiel für Diabetes-Diät mit 12 Broteinheiten und 50 g Fett (ca. 1400 Kcal.)

			BE	Fett (g)
1. *Frühstück: 2 BE*				
Kaffee oder Tee mit Süßstoff u. etwas Milch				
50 g	1½ Sch.	Mischbrot	2	
30 g	2 Eßl.	Magerquark		
20 g	2 Teel.	Diabetikermarmelade		
2. *Frühstück: 2 BE*				
Milchmixgetränk aus:				
240 g	¼ l	Magermilch 1,5% Fett	1	5
120 g		Orangensaft oder Grapefruit-		
		saft (ohne Zuckerzusatz)	1	
Mittagessen: 2 BE				
Fleischbrühe mit Eigelb, Tellerfleisch mit frischem Meerrettich, Kartoffeln, Salat				
1 Tasse		entfettete Fleischbrühe		
1 Stck.		Eigelb		5
		Schnittlauch, Gewürze		
125 g		Rinderschulter		10
		Grünzeug		
30 g	1 Eßl.	frisch geriebenen Meerrettich		
120 g		Kartoffeln	2	
1 Portion		Kopfsalat		
2 g	1 Teel.	Öl		2
		Essig/Zitrone, Gewürze		
1. *Zwischenmahlzeit: 2 BE*				
Kaffee oder Tee mit Süßstoff u. etwas Milch				
1 Stck.		Semmel	2	
10 g		Butter oder Margarine		10
20 g	1 Teel.	Diabetikermarmelade		
2. *Zwischenmahlzeit: 1 BE*				
100 g	1 Stck.	Apfel	1	
Abendessen: 2 BE				
Schinkenröllchen, gemischter Salat, Vollkornbrot				
60 g	2 Sch.	mag. gekochten Schinken		15
50 g	2 Eßl.	Magerquark		
50 g	1 Stck.	Gewürzgurke (i. Würfel geschn.)	Fülle	
		Schnittlauch, Dill, Senf		
1 Portion		Kopfsalat		
100 g		Salatgurke		
		Kresse, Petersilie		
2 g	1 Teel.	Öl		2
		Essig/Zitrone, Gewürze		
50 g	1½ Sch.	Vollkornbrot	2	
Spätmahlzeit: 1 BE				
170 g	1 Stck.	Grapefruit (m. Schale)	1	
			12	**49**

II. Tagesbeispiel für Diabetes-Diät mit 12 Broteinheiten und 50 g Fett (ca. 1400 Kcal.)

			BE	Fett (g)
1. Frühstück: 2 BE				
Kaffee oder Tee mit Süßstoff und etwas Milch				
50 g	2 Sch.	Toast	2	
60 g	1 Ecke	Schmelzkäse 20% Fett i. Tr.		5
2. Frühstück: 2 BE				
50 g	1½ Sch.	Mischbrot	2	
50 g		Lachsschinken		5
30 g	1 Stck.	Tomate		
Mittagessen: 2 BE				
Truthahnschnitzel, Reis, frisches Champignongemüse, Salat				
125 g		Truthahnschnitzel		
5 g	1 Eßl.	Öl		5
		Gewürze		
30 g	2 Eßl.	Reis (Rohgewicht)	2	
250 g		Champignons		
10 g		Butter oder Margarine		10
		Petersilie, Gewürze		
1 Portion		Kopfsalat		
5 g	1 Eßl.	Öl		5
		Essig/Zitrone, Gewürze		
1. Zwischenmahlzeit: 2 BE				
300 g		Buttermilch	1	
ca. 5 Stck.		Diabetikerkekse		
		(= Vollkornkekse)	1	
2. Zwischenmahlzeit: 1 BE				
170 g	1 Stck.	(Orange mit Schale)	1	
Abendessen: 2 BE				
Kalte Zunge, Vollkornbrot, Butter, Senfgurke u. Tomate				
80 g		Zunge		10
10 g		Butter oder Margarine		10
50 g	1 Sch.	Vollkornbrot	2	
50 g		Senfgurke		
50 g	1 Stck.	Tomate		
Spätmahlzeit: 1 BE				
100 g	1 Stck.	Apfel	1	
			12	**50**

I. Tagesbeispiel für Diabetes-Diät mit 15 Broteinheiten und 60 g Fett (ca. 1700 Kcal.)

			BE	Fett (g)
1. Frühstück: 2 BE				
		Kaffee oder Tee mit Süßstoff u. etwas Milch		
240 g	¼ l	Magermilch 1,5% Fett	1	5
14 g	½ Tasse	Cornflakes ungezuckert	1	
2. Frühstück: 2 BE				
50 g	1½ Sch.	Bauernbrot	2	
30 g	1 Sch.	Edamer Käse 30% Fett i. Tr.		5
Mittagessen: 3 BE				
Gedünstetes Kalbsherz, Bohnengemüse, Kartoffelbrei				
125 g		Kalbsherz		10
5 g	1 Eßl.	Öl		5
		Grünzeug, Gewürze		
200 g		Bohnen		
50 g	½ Stck.	Zwiebel		
		Bohnenkraut, Gewürze		
2 g	1 Teel.	Öl		2
180 g		Kartoffeln	3	
		etwas Magermilch, Salz		
1. Zwischenmahlzeit: 2 BE				
		Kaffee oder Tee mit Süßstoff u. etwas Milch		
1 Stck.		Semmel	2	
10 g		Butter oder Margarine		10
20 g	2 Teel.	Diabetikermarmelade		
2. Zwischenmahlzeit: 1 BE				
100 g	1 Stck.	Apfel	1	
Abendessen: 3 BE:				
Rührei mit Schinken, Toast, Feldsalat in Joghurtsauce, Heidelbeergelee mit Eischnee				
2 Stck.		Eier		13
		etwas Magermilch		
50 g		mageren, gekochten Schinken		10
50 g	2 Sch.	Toast	2	
1 Portion		Feldsalat		
75 g	½ Stck.	Magermilchjoghurt		
		Essig/Zitronensaft, Gewürze		
90 g		Heidelbeerkompott ungezuckert	1	
2 g	1 Blatt	Gelantine		
1 Stck.		Eiweiß		
		Süßstoff		
Spätmahlzeit: 2 BE				
Milchmixgetränk aus:				
300 g		Buttermilch	1	
120 g		Orangensaft ohne Zuckerzusatz	1	
			15	60

II. Tagesbeispiel für Diabetes-Diät mit 15 Broteinheiten und 60 g Fett (ca. 1700 Kcal.)

			BE	Fett (g)
1. Frühstück: 2 BE				
		Kaffee oder Tee mit Süßstoff u. etwas Milch		
30 g	3 Sch.	Knäckebrot	$1^{1}/_{2}$	
10 g		Butter oder Margarine		10
30 g	3 Teel.	Diabetikermarmelade		
150 g	1 Stck.	Magermilchjoghurt	$^{1}/_{2}$	
2. Frühstück: 2 BE				
1 Stck.		Breze	2	
100 g	$^{1}/_{2}$ Stck.	Hüttenkäse 20% Fett i. Tr.		5
Mittagessen: 3 BE				
Kabeljaufilet in Alufolie, Rahmspinat, Kartoffeln				
250 g		Kabeljaufilet		
		Kräuter, Gewürze, Zitronensaft		
300 g		Spinat		
50 g	$^{1}/_{2}$ Stck.	Zwiebel		
5 g	1 Eßl.	Öl		5
30 g	2 Eßl.	Sauerrahm		5
		Gewürze		
180 g		Kartoffeln	3	
1. Zwischenmahlzeit: 2 BE				
		Bananenquark		
125 g	$^{1}/_{2}$ Pck.	Magerquark		
		etwas Buttermilch		
180 g	1 Stck.	Banane (mit Schale)	2	
		Süßstoff, Zitronensaft		
2. Zwischenmahlzeit: 1 BE				
		Kaffee oder Tee mit Süßstoff u. etwas Milch		
25 g	1 Sch.	Toast	1	
10 g		Butter oder Margarine		10
20 g	2 Teel.	Diabetikermarmelade		
Abendessen: 3 BE				
Wurstsalat aus Geflügelwurst, Brot mit Butter				
125 g		Geflügelmortadella		10
50 g	1 Stck.	Gewürzgurke		
50 g	$^{1}/_{2}$ Stck.	Paprikaschote		
50 g	$^{1}/_{2}$ Stck.	Zwiebel		
50 g	1 Stck.	Tomate		
5 g	1 Eßl.	Öl		5
75 g	2 Sch.	Mischbrot	3	
10 g		Butter oder Margarine		10
Spätmahlzeit: 2 BE				
180 g	1 Stck.	Birne	2	
			15	60

210

Sachverzeichnis

Auf den *kursiv* gesetzten Seiten wird das Stichwort ausführlich abgehandelt.